翟桂荣 主编

备孕怀孕
生孩子坐月子
（环保安心版）

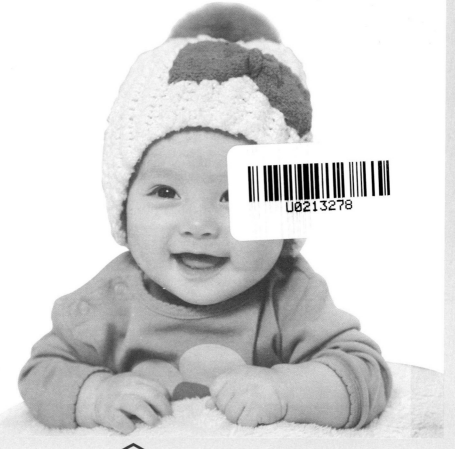

U0213278

化学工业出版社
·北京·

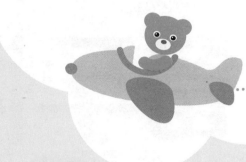

前 言

从备孕、怀孕到分娩、坐月子，再到养育新生儿，每对夫妇都会经历人生最为特殊和美妙的一段时光。从二人世界的甜蜜跨入三口之家的温馨，其中需要科学的孕育知识，为你们的孕育之旅保驾护航。从备孕开始，你们的每一个举动都可能会对宝宝产生至关重要的影响。整个怀孕过程中，母体发生着万千神奇变化，很多女性都是第一次怀孕，会对这个神奇的过程既期待又担心。只要认真学习科学的方法，从验孕、确认怀孕直到宝宝降生将会是非常顺利的过程。希望本书能为处在迷茫期的准爸妈们答疑解惑，为你们的孕育全程提供简明又实用的指导，帮助你们顺利拥有健康聪明的宝宝。

本书图文并茂，从备孕、怀孕、生孩子、坐月子和新生儿几方面对准爸妈们进行全面详细的指导，且专门独辟章节介绍准妈妈的孕期心态调整和准爸爸应对攻略，从心理和夫妻的角度，对整个孕育过程提供指导性的建议，能有效帮助准妈妈缓解在此过程中产生的焦躁情绪。本书还安排了大量篇幅阐释孕育过程中会出现的特殊困难和应对策略，譬如不育的治疗、妊娠并发症、特殊分娩。这部分内容的编写，就是为了让新手爸妈们能全方位地了解孕育知识，避免因无知而产生的忧虑。

编者谨以最诚挚的心，祝愿读了本书的夫妻们能早日拥有爱情的结晶！

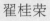

翟桂荣

目 录
MULU

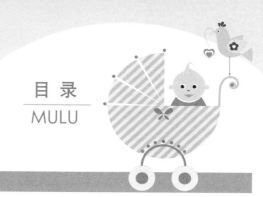

第一章

宝宝，我们准备好了

第二章

孕1月，悄悄的"落地发芽"

第三章

孕2月，甜蜜的"害喜"

孕3月，初具人形的小人儿

第五章

孕4月，感受胎宝宝的水中游戏

第六章

孕5月，世界上最美的胎动声

孕6月，感受小运动健将的活力

第八章

孕7月，储备营养的黄金七月

第九章

孕8月,胎宝宝性格形成的关键期

第十章

孕9月，轻舟已过万重山

孕10月，第一声喜悦的啼哭

第十二章

十月怀胎，一朝分娩

♥ 好"分娩"缘于快乐的心态 ⋯⋯⋯⋯⋯⋯⋯⋯⋯⋯⋯⋯⋯⋯⋯⋯⋯⋯ 274

♥ 权衡最佳的分娩方案 ⋯⋯⋯⋯⋯⋯⋯⋯⋯⋯⋯⋯⋯⋯⋯⋯⋯⋯⋯ 275

♥ 分娩前后异常状况的应对 ⋯⋯⋯⋯⋯⋯⋯⋯⋯⋯⋯⋯⋯⋯⋯⋯⋯ 280

♥ 学习分娩技巧，早日见到宝宝 ⋯⋯⋯⋯⋯⋯⋯⋯⋯⋯⋯⋯⋯⋯ 283

♥ 准爸爸更爱妻 ⋯⋯⋯⋯⋯⋯⋯⋯⋯⋯⋯⋯⋯⋯⋯⋯⋯⋯⋯⋯⋯⋯ 287

坐好月子，健康妈妈更美丽

第十四章

新生宝宝，最美的天使

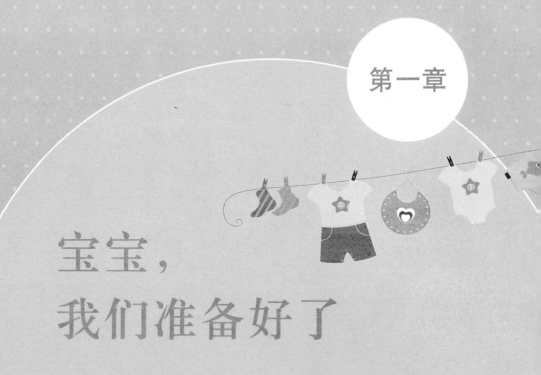

第一章

宝宝，
我们准备好了

宝宝，是甜蜜爱情的结晶，是幸福生活的见证，是父母生命的延续。为了他的到来，你需要做很多很多。就像收获之前的播种，就像凯旋之前的征战。精心地准备，科学、合理地安排生活，使双方的身体和精神都做好充足的准备，为养育一个优质宝宝而共同努力！

孕前了解：结合的秘密

新生命是如何产生的

卵子诞生于卵泡，卵泡成熟时，里面的卵细胞会成为卵子，卵子从卵泡里破壳而出，输卵管末端吸入输卵管，慢慢移到输卵管管腔最大的壶腹部，等待精子的到来。

为了和卵子相遇，精子们开始战斗。

1 一次射精出来的精液量，大概在1～6毫升，其中精子数量为1亿～2亿，个体的大小在0.5毫米左右。它们在射精的一瞬间就本能地知道了自己的命运。进入了女性的阴道后，精子们立即开始了长时间的游泳，从阴道游到子宫的入口。顺利通过"关卡"的精子大约是射精时的千分之一。这以后，他们以每分钟2～3毫米的速度往前游，这在人类看来是何等的悠闲啊，但是精子已经是竭尽全力"飞"速前进了。坚持到最后的精子，数目还不到200。

2 在精子中，有型号为X染色体的X精子，以及型号为Y染色体的Y精子。虽然有Y精子的速度比较快的说法，但是射精后，能够生存得更长久的是X精子。究竟哪一个更容易和卵子结合，尚不清楚。快要游到输卵管壶腹部时，看见卵子的精子们，为了和就在眼前的卵子结合，分散着拼命前进。那个时候，卵子被一种透明的壳包围，透明壳又被叫作卵丘细胞的细胞群围着。精子要突破卵丘细胞，把包围着卵子的透明壳融化才行。最早突破透明壳的，就能和卵子结合。

3 就这样，从阴道到子宫，再到输卵管，大约花了100分钟的时间，最快、最强的精子得到了卵子。从此十月怀胎之旅开始了。

探秘宝宝的十月温床

子宫是产生月经和孕育胎宝宝的器官，位于骨盆腔中央，在膀胱与直肠之间。子宫大小与年龄及生育有关，未生育者的子宫长约7.5厘米、宽约5厘米、厚约3厘米，子宫分为底、体与颈三个部分。宫腔呈倒置三角形，深约6厘米，上方两角为"子宫角"，通向输卵管。下端狭窄为"峡部"，长约1厘米。峡部在孕期逐渐扩展，临产时形成子宫下段。宫体与宫颈比例因年龄而异，婴儿期为1∶2，青春期为1∶1，生育期为2∶1。子宫正常稍向前弯曲，前壁俯贴于膀胱上，与阴道几乎成直角，位置可随膀胱直肠充盈程度的不同而改变。子宫壁由外向内为浆膜、肌层及黏膜（即内膜）三层。

优秀卵子的诞生

卵细胞包裹在原始卵泡中，在性激素的影响下，每月只有一个原始卵泡成熟，成熟的卵子从卵巢排出，到达输卵管壶腹部。一个卵子排出后约可存活48小时，在这48小时内等待着与精子相遇、结合。若卵子排出后由于多

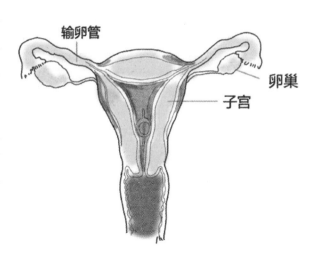

种原因不能与精子相遇形成受精卵，便在48～72小时后自然死亡，这个月，女性会照旧来月经，这也是因为没有受精卵着床，导致子宫内膜的变化所致。

失去这次受精的机会，就要等到1个月后另一个卵子成熟并被排出，重复同样的过程。左右两个卵巢通常是轮流排卵，少数情况下能同时排出2个或2个以上的卵子。如果分别与精子相结合，就出现了双卵双胞胎和多卵多胞胎。

胎盘，能量源源不断

胎盘是女性怀孕以后胎宝宝通过它向母体索取生长发育所需营养物质的重要器官。胎盘的大小，直接决定着胎宝宝能否吸收到足够的营养，发育成长为一个聪明健康的孩子。女性分娩后，胎盘随着胎儿娩出，它的使命也至此完成。

胎盘是胎宝宝和母体进行物质交换的重要器官。也就是说，胎宝宝在子宫成长发育的10个月中所需的营养物质都是通过胎盘来传递的。当准妈妈的血液流经胎盘时，这些物质就通过胎盘供给胎宝宝了。而胎宝宝在得到这些物质时也将自己产生的代谢废物通过胎盘交给妈妈，再由准妈妈通过自己的呼吸、泌尿系统将废物排出体外。

脐带，传输营养的通道

脐带是连接胎宝宝和胎盘的管状结构，是由羊膜包卷着卵黄囊和尿膜的柄状伸长部而形成的。脐带中通过尿膜的血管是脐动脉和脐静脉，通过卵黄囊的血管是脐肠系膜动脉及脐肠系膜静脉。当卵黄囊及其血管退化时，脐动脉和脐静脉就发达起来。

在子宫中，子宫动脉在胎盘的母体部分的毛细血管，与胎盘的子体部胎宝宝毛细血管靠近，在此处母体和胎宝宝的血液间进行二氧化碳和氧气的交换，同时进行代谢产物（即代谢废物）和营养物质的交换。脐动脉将胎宝宝排出的废物运送至胎盘，脐静脉将氧气和营养物质从胎盘运送给胎宝宝。最后由子宫静脉将来自胎宝宝的代谢废物运走。某种激素和抗体等也通过脐带从母体移交给胎宝宝。

特别提示

一旦脐带受到压迫，血流受阻，就有可能威胁到胎宝宝的生命安全。

羊水，胎宝宝的保护膜

羊水是指怀孕时子宫羊膜腔内的液体。在整个怀孕过程中，它是维持胎宝宝生命所不可缺少的重要成分。在胎宝宝的不同发育阶段，羊水的来源也各不相同。在孕早期，羊水主要来自胚胎的血浆成分；之后，随着胚胎的器官开始成熟发育，其他诸如胎宝宝的尿液、呼吸系统、胃肠道、脐带、胎盘表面等，也都成为了羊水的来源。

对于胎宝宝而言，羊水具有重要的作用，比如，缓冲外界的冲击，呵护皮肤，刺激胎宝宝的呼吸系统、消化系统和泌尿系统的发育，等等。

活力十足的"小蝌蚪"

精子泛指男性或其他雄性生物的生殖细胞，如动物有性生殖过程中的雄性细胞，雄性动物的生殖细胞，异配生殖中的雄配子，由精子器产生的单倍体生殖细胞。本书所称的精子是指男性成熟的生殖细胞，在男性生殖系统中的睾丸里形成。

精子的奇异之旅

睾丸中的精曲小管产生精子，精子经精曲小管到精直小管进入附睾中，再从附睾头的输精管出来往上行走到输精管壶腹，再到射精管进入前列腺部，由尿道排出。

卵子由卵巢产生，在输卵管里如果遇到精子就会发生受精作用，然后进入子宫"着床"，进而发育成新个体。

所以说，男性的精子要遇到卵子，需要有极好的体力和耐力，还有机遇也很重要，最终成功进入卵子的那一个才是胜利者。

决定精子好坏的因素

男性精子是相当敏感又脆弱的，来自外在或是内在的各种刺激，都可能降低它的活力，甚至扼杀它的生命力。

◎ 精子不耐高温高热，"低温环境"是精子的最佳生存空间，高温对精子来说是生存的残酷考验。

◎ 情绪低落、精神状态不佳会对人体内分泌产生不良影响，男性睾丸的生产精子功能也会因而发生混乱，精子数量可能因此锐减。

◎ 香烟中的尼古丁成分会伤害精子，造成男性精液中的含精量降低，也会增加畸形精子的数量；另外，酒精则会导致生殖功能趋弱，引起染色体异常，进一步可能引发胎宝宝畸形或是发育不良。

◎ 精子的制造与生长都需要人体源源不断地补充营养，若是男性有偏食的习惯，会造成营养摄取不均，让精子饿肚子，当然会引起精子虚弱、衰竭，甚至死亡，对男性的性欲及性功能也会产生不良影响。

◎ 药物中的镇静药、催眠药、抗癌药物、激素类药等有碍于精子的生长，因此男性应尽量避免长期、大量接触这类有害物质。另外，放射线照射亦可能引起精子染色体的畸形病变，绝对应该避免滥用。

◎ 居住环境会影响精子：所居住的环境如果污染严重，也会影响精子的质量。特别需要注意的是住房环境的装修污染。住房装修一定要用环保材料，而且装修完后最好等一段时间再入住。

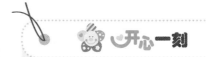

开心一刻

音乐课上，老师问蒙蒙："世界上最古老的乐器是什么？"

蒙蒙："是手风琴。"

老师不解地问："为什么是手风琴呢？"

蒙蒙："您没看到它一身的皱纹吗？"

◎ 有些食物中含有影响精子发育的成分，常吃这些食物也会影响精子的数量和质量。有报道说常喝可乐可能导致男性不育。

优生优育：不可忽视的环境影响

谈之色变的空气污染

吸烟污染会导致准妈妈被动吸烟，使胎宝宝的血氧含量减少。而缺氧会损害胎宝宝的脑干，容易导致生出痴呆儿、低能儿或器官先天缺损的宝宝。

空气污染，准妈妈吸入二氧化硫、一氧化碳和氮氧化物等浑浊空气，会导致胎宝宝畸形或死胎。

亚硝胺、联苯胺和黄曲霉素等40余种化学致癌物质，可通过食物经胎盘诱发癌症。新生命对大多数致癌物的敏感性比成人高，被准妈妈吸入体内的有害化合物，可造成胎宝宝先天性缺陷、畸形。

准妈妈食用了含有残留农药的粮食、蔬果，或农村准妈妈喷洒农药时吸入了挥发在空气中的农药颗粒，均可使胎宝宝出现畸形，如多指(趾)、头小等畸形。

城市中工厂或交通运输工具等产生的较大噪声，都会对胎宝宝的生长发育产生直接的影响，严重的可使胎宝宝畸形，甚至死于母腹之中。

铅污染，宝宝智力杀手

铅污染会对胎宝宝在母体里的发育带来不利影响，会导致神经系统发育畸形等。铅污染的来源有：

◎ 铅作业行业排出大量含铅的废气。

◎ 从汽车尾气中排出的含铅废气。

◎ 通过家居环境污染，家庭墙壁装饰所用的含铅涂料和油漆，可造成居室内铅污染。

◎ 被空气中的铅污染过的植物或动物性食物，都可以使含铅量增高。

家有宠物，警惕感染

猫、狗等宠物很可能使女性感染上"弓形虫病"，弓形虫可通过母体的血液、胎盘等途径直接传染给胎宝宝，使胎宝宝畸形。因此，准备怀孕的女性要高度重视。由于感染弓形虫后一般没有什么症状，难以识别。养有宠物的女性，在怀孕前应当去医院进行咨询检查。千万不可隐瞒家有宠物的事实，以免造成无法挽回的可怕后果，尤其是当准妈妈被宠物抓伤之后，一定要立即就医，防患于未然，为孕育一个健康聪明的胎宝宝做好各方面的准备。

职业环境对生育的影响

有些工种的女性应在考虑受孕时暂时调换工作岗位。有些岗位接触的毒害物质在体内的残留期可长达1年以上，即使离开此类岗位，也不宜马上受孕，否则易致畸胎。以下工种的女性应调离工作岗位：

◎ 接触电离辐射的工种：可严重损害胎宝宝，甚至会造成畸胎、先天愚型和死胎。

◎ 某些特殊工种：经常接触铅、镉、汞等重金属，会增加女性流产和死胎的可能性，其中甲基汞可致畸胎，铅可引起宝宝智力低下；二硫化碳、二甲苯、苯、汽油等有机物，可使流产率增高；氯乙烯可使宝宝先天痴呆率增高。

◎ 高温作业、振动作业和噪声过大的工种：研究表明，工作环境温度过高，或振动甚剧，或噪声过大，均可对胎宝宝的生长发育造成不良影响。

医师问答

可以大量摄入维生素A吗？

孕前不可以大量摄入维生素A，因为维生素A过量会降低细胞膜和溶酶体膜的稳定性，导致细胞膜受损，组织酶释放，引起皮肤、骨骼、脑、肝等多种脏器组织病变。

停服避孕药后不宜马上受孕

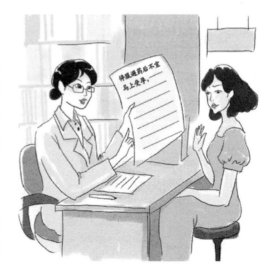

避孕药具有抑制排卵、干扰子宫内膜受精卵着床环境的作用。长期口服避孕药的女性，至少在停药2个月后才可受孕。放置避孕环的女性在取环后，最好等来过2~3次正常月经后再受孕。这样可使子宫内膜和排卵功能有一个恢复适应的过程，有利于受精卵生长发育。

此外，早产、流产后子宫内膜有不同程度的创伤，立即受孕容易再度流产而形成习惯性流产，所以首次流产或早产后至少要过半年后再受孕，这样让子宫内环境有一个完全恢复的过程。

乱吃药，害处大

女性在准备怀孕的阶段切忌乱服药物，如果感到身体有些不适，应该去医院咨询医生如何用药，而且在就诊的过程中，一定要告诉医生自己准备怀孕，医生在开处方的时候才会依据你的特殊情况用药，不会让你服用对胎宝宝有不良影响的药物。要是在服含有孕激素的避孕药时怀上了宝宝，可以咨询医生，医生会根据你的具体受孕情况分析处理。

女性怀孕前需先戒除催眠药物。催眠药对男女双方的生理功能和生殖功能均有损害。如地西泮（安定）、氯氮䓬（利眠宁）、丙米嗪等，都可作用于脑部，影响脑垂体促性腺激素的分泌。男性服用催眠药可使睾丸酮生成减少，导致阳痿、遗精及性欲减退等，从而影响生育能力。女性服用催眠药则可影响下丘脑功能，引起性激素浓度的改变，造成月经紊乱或闭经，并引起生殖功能障碍，从而影响受孕能力，造成暂时性不孕。

遗传性因素：先天和后天都有影响

奇妙的体貌遗传

◎肤色：宝宝的肤色一般都遵循"相加后平均"的原则，是介于父母肤色之间的中间色，不会比白的更白，也不会比黑的更黑。

◎身高：身高受遗传因素的影响比较大，有70%取决于父母，但不会向更极端的方向发展，而是向中间的标准靠拢。也就是说父母都比较高的话，后代成年后一般不会比父母更高，父母比较矮的话，子女成年后也不会比父母更矮，他们总是会达到一个更平衡的高度。

◎肥胖：如果父母都肥胖的话，子女肥胖的概率是50%，如果父母有一方是肥胖的，子女肥胖的概率为40%。

◎双眼皮：如果父母一方是双眼皮，那么子女双眼皮的概率要远远大于单眼皮，如果父母都是单眼皮，那么子女很可能是单眼皮。

性格和智商也能"遗传"

家庭环境对宝宝的性格养成起到一定作用，此外，妈妈的智商会对宝宝的智商有一定的遗传影响，当然爸爸在其中也起到一定的作用。性格和智商除了受先天的影响之外，后天的塑造也非常关键，所以父母在平时的生活中要先做好表率。

宝宝性别谁来定

性别是由性染色体决定的。在染色体方面妈妈是22对染色体再加上一对性染色体，两条性染色体都是X。爸爸同样是22对染色体，再加上一对性染色体，但是性染色体一条为X，一条为Y。卵子和精子都只含一半的染色体，如果卵子同含有X染色体的精子结合，宝宝就是女孩，如果与含有Y染色体的精子结合就是男孩。因此，生男、生女是由爸爸决定的。

孕前检查：我们想要最好的"你"

不可不做的孕前检查

孕前检查是指夫妻准备生育之前到医院进行身体检查，以保证生育出健康的宝宝，男女双方都需做孕前检查，以确保正常怀孕和生育健康宝宝。

早晨空腹检查最好，检查有以下项目：

◎ 血常规（血型）：及早发现贫血等血液系统疾病，如果准妈妈贫血，会对胎宝宝和母体自身产生不利影响。

◎ 尿常规：有助于肾脏疾患的早期诊断。10个月的孕期对于女性的肾脏系统是一个巨大的考验，身体的代谢增加，会使肾脏的负担加重。

◎ 肝肾功能及传染病：各型肝炎、肝脏损伤诊断。如果女性在怀孕前是病毒性肝炎患者，没有及时发现，怀孕后会造成非常严重的后果，肝炎病毒还可通过胎盘垂直传播给胎宝宝。

◎ X线胸透：结核病等肺部疾病诊断。活动性肺结核常会因为产后的劳累而加重病情，并有传染给胎宝宝的危险。

◎ 妇科内分泌全套：月经不调等卵巢疾病诊断，例如患有卵巢肿瘤的女性，即使肿瘤为良性，怀孕后常常也会因为子宫的增大，影响了对肿瘤的观察，甚至导致流产、早产。

◎ 白带常规：筛查滴虫、霉菌、细菌的感染，如果患有性传播疾病，最好是先彻底治疗，然后再怀孕。

◎ 甲状腺功能检查：甲状腺功能严重低下的患者可能会生出低智力的宝宝。

◎ 血糖的检查：血糖高可能造成巨大胎儿或宝宝畸形。

◎ 致胎儿畸形微生物检查：如弓形虫、风疹病毒、疱疹病毒、巨细胞病毒。如检查结果为正在感染期，则不能怀孕，待检查正常后才可以受孕。

◎ 全身体格检查：全身检查及生育能力评估。

高龄女性孕前特殊检查

◎全身及妇科检查。全面了解高龄女性的既往病史，对分娩过缺陷儿者，详细了解其发生、发展及治疗经过，母体有无内外科疾病、孕期感染、不适当用药、孕期并发症、遗传因素及产科质量因素等。全面了解当前健康情况，包括营养、发育、有无贫血、高血压病、肾炎、肝炎、糖尿病等。这是对高龄孕妇有很大好处的。

◎对遗传性疾病的细致检查。如高龄女性曾经生产过某些智残的胎儿，再次怀孕会有一定的再现率，如21三体染色体异常(又称唐氏综合征或先天愚型，多见于高龄产妇)，再次怀孕仍有1%~2%的复发率，对高龄产妇这个比率还要大。如上情况再次怀孕一定要做进一步的检查，以利于优生，夫妻双方应做染色体检查；如怀疑新生儿溶血病，应对夫妻二人进行血型分析；必要时女方应进行甲状腺功能、糖耐量试验，以排除内分泌疾患。高龄孕妇可能会出现一定的危险，但是只要做好充分的孕前检查工作，就能够对这些危险进行防范。

性激素六项检查

女性如果经期不规则，将很难算出受孕时间段，所以这类女性除了要做基础体温测定外，还应做性激素六项测定(促卵泡激素、促黄体素、雌激素和孕激素、泌乳素、雄激素等六项性激素)，了解月经不调的原因，确认是否得多囊卵巢综合征，卵子能否正常排出。必要时做甲状腺功能检查。只有将这些因素排除之后，将月经调整得较为规律，才能较为准确地算出受孕时间，利于受孕的顺利进行。

开心一刻

妈妈领着豆豆去小餐馆吃饭。忽然，妈妈对着盘子里的一片青菜叶发出一声尖叫："一只死苍蝇。"豆豆不慌不忙地安慰妈妈："妈妈，别怕别怕！是只死苍蝇，它不咬人的……"

宫颈刮片，为宝宝保驾护航

宫颈刮片是指从子宫颈部取少量的细胞样品，放在玻璃片上，然后在显微镜下观察是否异常。宫颈刮片是目前检查子宫颈癌最简便有效的诊断方法。它使子宫颈癌的死亡率至少降低了70%。任何有3年以上性行为或21岁以上有性行为的女性应该开始定期做宫颈癌的筛查，早婚早育、有流产史、有性病史的女性，都是宫颈癌的高发人群。

在充分暴露子宫颈外口后，将刮片在子宫颈外口处旋转一周即360度，轻轻刮取该处的黏膜及分泌物。然后将取下的分泌物均匀地涂在已编号的玻片上，立即固定于95%的乙醇内15分钟，取出后用巴氏染色法染色。

如何选择孕前检查项目

如果夫妻双方从来没有做过体检，包括婚前检查，建议做全面体检，包括常见的血常规、尿常规、凝血、肝肾功能等。女性的妇科检查比较特殊，像宫颈的防癌检查，已婚、有性生活的女性，建议每年应该做1次宫颈刮片检查。这是一定要做的。另外还要做一个妇科超声检查，可以了解基础疾患，有没有合并子宫肌瘤，有没有合并卵巢

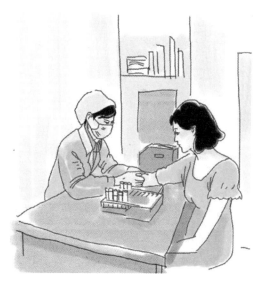

囊肿，怀孕以后会不会由于这些因素导致怀孕的不良反应。检查有没有生殖道的炎症，比如阴道炎、宫颈炎、盆腔炎等。

如果有每年参加体检的经历，这些正常体检通常都列入常规检查，还有肝肾功能检查、超声、腹部B超、肝胆一体B超，这些都在常规体检范围之内。

"小蝌蚪"健康大检查

孕前检查不仅仅是妻子的任务，丈夫也有必要做相关的检查，比如：

1 染色体异常：孕前检查除了要排除有遗传病家族史，比如自己的直系、旁系亲属中，有没有习惯性流产的病史，或是生过畸形儿，根据这些状况判断染色体是否出现平衡异位，以减少生出不正常宝宝的可能性。必要时夫妻俩一起进行染色体检测，排除遗传病。

2 肝功能检查：虽然肝功能不全是否会通过精子传染现在还没有定论，但极容易传染给朝夕相处的爱妻，甚至通过母体传染给宝宝。为了保险起见，做一个全面的肝功能检查也是丈夫的责任所在。

3 生殖系统：泌尿生殖系统的健康对宝宝也很重要，这项检查是孕前体检必不可少的。生殖系统是否健全是孕育宝宝的前提，除了排除生殖系统不健全因素外，还要考虑传染病，特别是梅毒、艾滋病等。

4 精液检查：健康宝宝是健康的精子和卵子结合的结晶，因此准爸爸孕前检查最重要的就是精液检查。3～5天不同房是进行精液检查的最佳时机，通过检查，你可以获知自己精子的状况。一般是检查精子的活力和数量是否达标。

如果精子的活力不够，就应从营养上补充；如果精子过少，则要反省一下自己的不良习惯，戒掉烟酒、不穿过紧的内裤等；如果是无精症，则要分析原因，决定是否采用现代的助孕技术。

特别提示

丈夫自己要积极主动配合孕前检查，及时改变不良的生活习惯，比如晚睡、桑拿、喝酒、吸烟等，共同为怀孕做准备。

女性不孕不育的原因

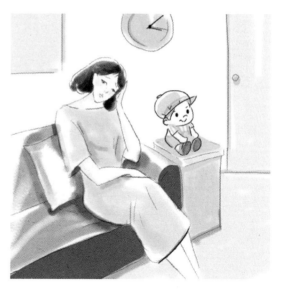

据统计，大约有30%的不孕不育女性病因在于不排卵，50%的病因是输卵管被损害或者被堵塞。除了先天性的生理异常，也有自身保健的问题。

输卵管的损伤可能是盆腔炎症的结果，盆腔炎症常由病原菌感染造成，当感染入侵时，输卵管会受损或者被堵塞。此外，在女性生殖道中，衣原体最常侵犯的部位是子宫颈，可引起局部炎症，并可由此向上蔓延引起子宫内膜炎、输卵管炎等疾病。第三个原因是，子宫发育不全或是先天畸形，子宫内膜的某些病理变化，例如子宫内膜异位症、子宫内膜息肉、子宫腔粘连、子宫内膜结核、过敏体质、化学毒素、营养不良或感染等原因，也都会干扰受精卵正常着床，造成流产或不孕。

此外，人工流产是导致宫内环境恶劣的罪魁祸首，频繁人流还可能会引起宫颈粘连或宫腔粘连以及盆腔炎、输卵管阻塞等病变。

男性不孕不育的原因

◎ 生精障碍。睾丸是生产精子的地方，先天性睾丸发育不全、隐睾症、睾丸结核、睾丸炎、睾丸萎缩（腮腺炎引起）、睾丸肿瘤、精索静脉曲张，锌、钙、磷的缺乏，以及药物或毒物的影响等，均可阻碍睾丸产生精子。

◎ 输精受阻。由附睾、输精管、射精管到尿道，任何一个部位发生炎症引起阻塞，均可影响精子通过。

◎ 射精障碍。如外生殖器畸形和性功能障碍、尿道下裂、早泄、阳痿、不射精和逆行射精等均可引起不孕。

◎ 免疫因素。即自身产生抗精子抗体而致不孕。

健康生活：为孕育生命保驾护航

 量身定制生育计划

如果能制定一个周全的优生计划，幸"孕"降临的日子就不远了。

◎ 保卫卵子、精子，做到不吸烟、不喝酒，起居有常，规律生活，锻炼身体。

◎ 补充相关的营养素，例如叶酸。调整饮食习惯，多吃新鲜的水果蔬菜、多喝水。

◎ 如果孕妇体重超标，会使妊娠并发症的危险性增加。反之，营养不良性消瘦也会出现问题。因此，备孕女性要注意控制和保持正常体重。

◎ 即使你感觉健康状况良好，夫妻俩最好还是在准备怀孕的前半年进行1次孕前体检，而且要对身体的各个脏器，如心脏、肝脏、肾脏等做一次系统的检查。

每天都要"动一动"

女性在怀孕前适当锻炼，可以增强母体体质，同时促进身体代谢，具有协调和完善全身各系统功能的作用。还能提高性功能，提供优质的卵细胞。运动过程中，由于神经系统和垂体功能的调节，各类性激素分泌增加，使得卵巢、子宫、乳房等性器官的功能发生一系列良性变化，为胚胎组织的生长和生育提供良好基础。

 医师问答

什么是反营养物质？

精制食物、人造化学制品、煎炸食品，都是反营养物质，它们能消耗掉我们身体里的矿物质等营养素。

剧烈运动后不宜房事

剧烈运动后，身体会有大量的乳酸堆积，人会觉得十分疲劳，不适合受孕。正确的受孕环境应该是夫妻双方体力较好，休息较好，在适当运动强度后，身心得到舒缓的情况下受孕。

保证优质睡眠时间

良好的睡眠是孕前最重要的保健措施之一，睡眠质量差会对健康造成很大的危害。首先表现在神经系统的过度疲劳，神经衰弱，体力和脑力下降，记忆力减退，可能出现头晕眼花，严重者还会影响到心血管系统、呼吸系统和消化系统的功能。最好每晚10点前就寝，就寝前可以洗个澡，或者用热水泡脚，喝一杯热牛奶等，不要进行过于激烈的运动，或者看恐怖、悲情的影片等。

远离桑拿，远离高温

桑拿属于高温环境，精子喜凉不喜热，过高的温度会影响精子的成活率和活动性，进而影响成功受孕的可能性，所以丈夫要尽量远离桑拿，也要远离高温环境，为孕育优质宝宝作出自己的贡献。

如何进行阴部清洁

阴道微生物菌群主要栖居在阴道侧壁的黏膜、皱褶中，其次在阴道穹窿和宫颈处。健康女性阴道排出物中的活菌数为100～1亿个/毫升。目前公认的阴道正常菌群中最重要的成员是乳酸杆菌，其数量可达8000万个/毫升，其功能主要是保护阴道不受外来菌的侵袭，是阴道的"健康卫士"，所以医学上常以阴道分泌物中乳酸杆菌的数量来确定阴道的清洁度及判断阴道自洁功能的好坏。如果经常使用阴道清洁液冲洗阴道，乳酸杆菌就会减少。女性最好每天用清水进行阴部清洁。

均衡营养：为孕期积攒丰沃"土壤"

孕前营养"面面俱到"

多吃瘦肉、蛋类、鱼、虾、肝脏、豆类及豆制品、海产品、新鲜蔬菜和时令水果等，可以改善精子和卵子的某些缺陷，提高受孕概率。

生活中一定要注意补水，这是因为身体有了充足的水分，可以帮助清除体内各种代谢物质如重金属，增强免疫功能和抗病力。

准备怀孕时及怀孕后，都应注意选用新鲜、无污染的蔬菜、瓜果及野菜，避免食用含食品添加剂、色素、防腐剂的食物。

注意在体内储存钙和铁，在孕前应多食用鱼类、牛奶、奶酪、海藻、牛肉、猪肉、鸡蛋、豆类及绿黄色蔬菜等食物，在体内储存丰富的铁和钙，以免怀孕后发生铁和钙的缺乏。

补太多有害无益

有些夫妻为了补充营养盲目多吃，可能会造成体重增加，影响心血管系统等，最终可能导致脂肪肝等疾病的发生，反而不利于受孕。

不可忽视的维生素

维生素的缺乏会妨碍孕育高质量的宝宝。维生素的补充不能单一化，因为不同的维生素对人体起着不同的作用。适当的维生素补充对人体是非常有益处的，维生素A可以维持正常视力和皮肤健康；维生素D可以促进钙的吸收；维生素E在孕早期有保胎防止流产的作用；维生素C可以保护细胞组织免受氧化损伤，增强免疫力，防止坏血病和牙龈出血；维生素B_1、维生素B_2参与能量代谢，其他B族维生素在孕期还有减轻胃部不适、促进食欲、减少妊娠反应的作用。不仅女性要高度重视维生素的作用，男性也要高度重视维生素的作用。孕前可以服用专门为备孕女性准备的维生素，其中含有叶酸及微量元素，对怀孕是有益的。

"补"对了才有优质精子

对男性生育力具有重要影响的矿物质，日常生活中常见的有锌、硒等，锌、硒参与男性睾酮的合成和运载活动，而且帮助提高精子活动能力以及受精等生殖生理活动。男性缺少硒会减少精子活动所需的能量来源，就会使精子的活动力下降，因此男性应该多吃海带、墨鱼、虾、紫菜等含硒量高的食物。

锌在体内可以调整免疫系统的功能，改善精子的活动能力。如果男性体内锌缺少，会影响精子的数量和质量，引起精子数量减少，而且还会导致畸形精子数量增加，性功能和生殖功能减退，严重的甚至导致不孕。

补血食物，贫血难当妈

女性可多吃一些含铁丰富的食物，如动物肝脏、动物血、瘦肉、豆类等。还要多吃一些富含水溶性维生素的绿叶蔬菜和水果，如番茄、柑橘、萝卜、芹菜、桃等，叶酸与维生素B_{12}配合能增强治疗贫血的效果，可预防恶性贫血，维生素C则能促进铁吸收。

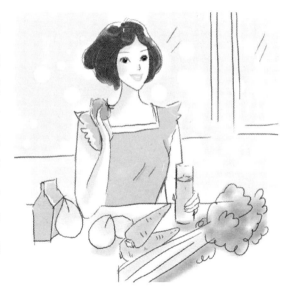

养肾食物，肾亏是大忌

动物肾脏含有丰富的蛋白质、脂肪、多种维生素及某些微量元素，有滋补强壮之功。海参可补肾益精、滋阴壮阳，富含碘、锌等微量元素，能参与调节代谢，降低血脂，所含的黏蛋白及多糖成分有降脂抗凝、促进造血功能、延缓衰老、滋养肌肤、修补组织等作用，可与枸杞子同煮粥食。此外，动物肉类、鸡蛋、动物骨髓、黑芝麻、樱桃、桑葚、山药等也有不同程度的补肾功效。

素炒三鲜

原料

竹笋、芥菜、香菇各150克，植物油、盐、味精、香油各适量。

做法

1. 将竹笋洗净，切丝，焯水，沥干水分；香菇洗净，切丝；芥菜择洗干净，切末待用。

2. 锅加油烧热，将笋丝、香菇丝放入煸炒数下，加少许清水焖煮5分钟，加入芥菜、盐、味精煸炒片刻，淋上香油即可。

推荐理由

可开胃健脾、增强免疫力，是素食备孕妈妈的上佳食谱。

羊腰杜仲五味汤

原料

羊腰1对，杜仲15克，五味子6克，盐、葱、姜片各适量。

做法

将羊腰洗净，去臊腺，切碎，放入砂锅内。杜仲、五味子用纱布包好，与所有调料放入锅内，加水烧沸，改小火炖至熟透。

推荐理由

对备孕夫妇有补肝肾、强筋骨、温阳固精的作用。

玉米面红糖发糕

● **原料**

玉米面500克，红糖100克，小枣150克，面肥75克，食用碱5克。

● **做法**

1．将小枣洗净，放入碗内，加水适量，上屉蒸熟，取出晾凉。

2．将面肥放入盆内，加水，倒入玉米面，和成较软的面团，发酵。待面团发起，加食用碱和红糖搅匀。

3．将屉布浸湿铺好，把面团倒在屉布上，约2厘米厚，用手蘸水抹平；将小枣均匀地摆在上面，用手轻按一下，上笼用大火蒸30分钟即熟。取出扣在案板上，切成菱形小块即成。

● **推荐理由**

此糕是粗粮细做，可为备孕夫妇提供丰富的多种维生素，以及钙、磷、铁、锌等矿物质。

醋烹绿豆芽

● **原料**

绿豆芽250克，花生油、盐、醋、白糖、葱末、花椒各适量。

● **做法**

1．将绿豆芽择洗干净。

2．锅内放入花生油烧热，将花椒炸焦，捞出弃掉，放入葱末煸香，放入绿豆芽翻炒八成熟，加入盐、白糖、醋炒匀，即成。

● **推荐理由**

此菜质地脆嫩，酸咸适度，爽口开胃，富含维生素C。

心理调适：好心情缔造快乐宝宝

解除对怀孕的各种疑虑

尽管很多年轻的女性想当妈妈，但对怀孕却抱有焦虑、恐惧的心理，不少人认为怀孕会使身材和容貌发生变化。这些变化不是绝对的，有些女性怀孕后的容貌反而比以前更加姣好。

有些女性则害怕分娩时的疼痛和没有能力带好孩子。谁也无法做到成为一个完美的母亲，而从孩子的立场来看，那种能够与孩子一起成长的母亲才是好母亲。你可以通过浏览期刊书籍补充养育知识，也可以登录一些比较火热的母婴社区进行交流。

沟通，构筑感情桥梁

当夫妻双方决定要孩子以后，作为妻子，要努力调整自己的情绪，以一种积极、乐观的心态面对生活。在准备怀孕的日子里，要保持轻松愉快的心情，可以多参加一些有趣且有意义的活动，尽量减轻工作和生活所带来的心理压力。

另外，怀孕会使女性在体形、情绪、饮食、生活习惯等方面发生变化，所有这一切的变化都是孕育一个健康小宝宝必经的过程。而且怀孕后，妻子对丈夫的依赖性会增强，这也是理所当然的事情，作为妻子大可不必自责，凡事多与丈夫沟通，在这种特殊时期，丈夫也会更体谅妻子。

转换思维方式考虑问题

不能有太大的心理压力。比如没到下次月经的日子就不断用试纸测，想知道自己是不是怀孕了，因为这时测的不一定准，大家心里也清楚，测出来了不一定信它，而测不出来，只能是测一次心情沮丧一次。分散注意力，让自己忙起来，把自己应该做的事都做好。

幸运降临：排卵期与受孕时节的科学选择

基础体温与排卵日

在人体经较长时间睡眠后醒来（一般在清晨），尚未进行任何活动及说话前，所测得的体温，为基础体温。正常情况下，育龄女性的基础体温，于月经前半期较低，排卵期更低，排卵后24小时至几天内可突然或缓慢上升0.3～0.6℃。

受孕的理想季节

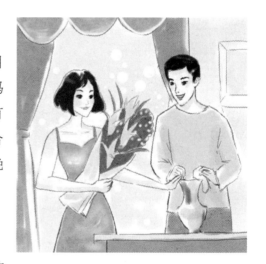

夏秋季怀孕可使胚胎在前3个月避开流行病毒感染，又有利于准妈妈多在室外散步，充分吸收氧气，还有大量的水果蔬菜供应，以保证母子合理的营养结构和营养量；春夏季分娩为准妈妈提供了良好的气候条件。

创造良好的受孕环境

要实现良好受孕，夫妻性生活的质量是非常重要的，其性欲高潮与后代的智商息息相关。女性在达到性高潮时，阴道的分泌物增多，分泌物中的营养物质如氨基酸和糖含量增加，使阴道中精子运动能力增强。

同时，阴道充血，阴道口变紧，阴道深部皱褶伸展变宽，便于储存精液。平时紧闭的子宫颈口也松弛，使精子容易进入，而性快感与性高潮又促进子宫收缩及输卵管蠕动，有助于精子上行，从而达到受精的目的。经过数千万个精子激烈竞争，强壮而优秀的精子与卵子结合，孕育出高素质的后代。

备孕的时间因人而异，有些人一月中标，有些人则可能要经历漫长的几年。不管时间长短，过程如何难熬，都要认真对待这段宝贵的时光。因为，这是你们一起奋斗的岁月，可能你们会经历多次的失败，当验孕试纸上再一次显示一根红线的时候，你们之间该如何互相鼓励，该如何一起想办法，该如何面对亲朋好友的询问？当你们携手走过一个又一个的困难时，你们会发觉，这其中得到的何止是一个孩子，还有更多的理解、尊重、包容和爱。

备孕的过程绝不仅仅是女性一个人的事情，男性在这个阶段中扮演着同样重要的角色，正如本章中所提到，男性的生活习惯、家族遗传等都对备孕产生着至关重要的影响。本章中除了介绍女性在备孕中的注意事项之外，还着重安排了专门的篇幅介绍男性如何保证自己精子的质量，所以，本书同样适合备孕男性阅读。

你们一旦有了怀孕的打算，千万不要把这件事情当成一个任务，而要当成一个甜蜜的向往。不着急，不气馁，不互相埋怨，千万不要陷入希望—失望—希望—再次失望的恶性循环之中。尤其是备孕女性，需要一颗博爱、乐观和开朗的心，要知道，你将要做母亲了哦！这是这个世界上最最伟大的职业！而备孕男性也可以拿起这本书，坐下来，安静地学习如何做一名合格的父亲吧！

即将到来的宝宝，已经在天上的云朵里，观察了你们很久，当他看到你们的努力，看到你们的种种付出，他一定会收拾行囊，踏上征程，来到你们的身边，做你们最最可爱的宝宝！

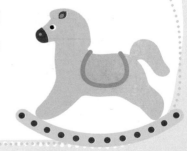

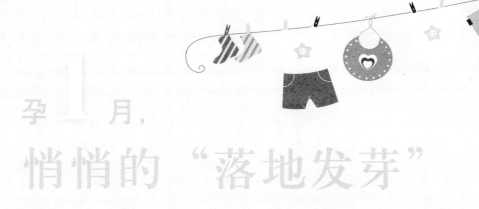

第二章

孕1月，
悄悄的"落地发芽"

期盼着，期盼着，孕1月悄然而至。胎宝宝幸运降临，让准妈妈倍感幸福。为了这份来之不易的惊喜，为了胎宝宝健康幸福的将来，准妈妈该以一种怎样的姿态进入孕期生活呢？不要怕，你拥有最强大的力量，这就是母爱。是的，为了胎宝宝，准妈妈们快点行动起来吧，这本书将一直陪伴着你，直到宝宝顺利降生。

孕1月：我们一起踏上征程

胚胎细胞快速发育

孕1月，受精卵已经形成，大概有0.2毫米大小，重约1.5微克。受精卵在纤毛运动的帮助下，经过3～4天的"旅程"到达子宫腔。在运动的过程中，受精卵不断分裂，逐渐成为一个总体积不变的实心细胞团，这个细胞团被称为桑胚体。

到第4周时，桑胚体的发育更加全面。外胚层会出现神经管道，胎宝宝的大脑、神经和骨干会由此而来。中胚层中，胎宝宝的心脏和循环系统也已现雏形。内层中，胎宝宝的泌尿系统、消化系统和呼吸系统的器官也开始形成。虽然这只是第1个月， 却是胎宝宝非常"忙碌"的1个月。

可能出现孕吐

月经停止来潮是怀孕的第一信号，之后孕早期的症状随之而来。但是孕1月的胎宝宝非常小，对准妈妈身体造成的影响并不大，大多数准妈妈还不会出现孕吐的反应。只有不到一半的准妈妈可能会出现晨起恶心呕吐的现象，而且持续时间不会太长。

疲倦感不约而至

在这个阶段，准妈妈一般不会有特殊的感觉，甚至有些准妈妈丝毫察觉不出自己已经怀孕。有一些准妈妈天生体质比较敏感，可能会出现嗜睡、疲劳和怕冷等症状，类似感冒。如果准妈妈一直在计划怀孕的话，就一定要去医院做相应的检查，千万不要随意用药而影响胎宝宝的发育。

◎ "娇气"的准妈妈

怀孕后，准妈妈会出现很多与平时不一样的表现，变得越来越娇气。而且很多准妈妈还会心存疑虑："我真的怀孕了吗？怎么会一点感觉都没有呢？"准妈妈快来对照以下几点自测一下吧。

◎ 怀孕初期，乳头会变得敏感，不能触碰，甚至内衣接触都会产生疼痛感；乳头和乳晕的颜色会加深，有人会产生第二乳晕。

◎ 未怀孕的女性，到了月经预算期，基础体温会下降。而准妈妈的基础体温会继续升高，若这种高温状态持续3周以上，女性就不可以掉以轻心了。

◎ 随着受精卵的着床，刺激子宫内膜壁，改变子宫环境，白带的分泌量会大量增加。

◎ 怀孕初期，雌激素变化影响人体功能，准妈妈身体极易感到疲劳，激素的这种变化也是为了保护准妈妈。

◎ 受精卵的运动轨迹

卵子受精后，分裂为两个细胞，大约每隔12小时分裂1次。受精卵从输卵管进入子宫时，会不断分泌液体，并膨胀成一个空心球，叫做胚泡。这个空心球在几天之内会变成两层，球内含有微量液体，细胞团堆在球的一侧。受精卵靠输卵管纤毛和肌肉的收缩运动来到子宫。一般在排卵后4天左右

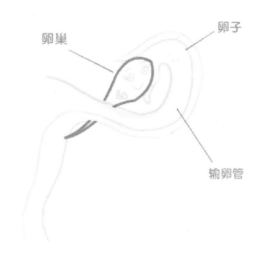

受精卵到达子宫腔，约在受精卵脱离卵泡的第9天，胚胎钻进子宫内膜，发育长大。

好"孕"缘于快乐的心态

焦虑在所难免

大多数准妈妈都是第1次怀孕，面对人生的第1次，准妈妈难免焦虑。有些准妈妈会怀疑自己是否已经做好了成为一个母亲的准备；有些则会怀疑自己能否承受分娩的疼痛；有些还处于不相信自己已经怀孕的阶段。这些焦虑都是正常的，是由于信心不足引起的。准妈妈应该勇敢面对现实，多看、多听、多问，向"过来人"请教，只要心中有数，就不会焦虑了。

了解孕期划分，做到心中有数

孕期是从最后一次月经的第1天算起，到分娩为止。一般在第273～287天会分娩。临床上把孕期分为三个阶段：

1 怀孕头3个月被称为怀孕初期，包括孕1～12周。

2 怀孕中期的4个月被称为怀孕中期，包括孕13～28周。

3 怀孕后期的3个月被称为怀孕晚期，包括孕29～40周。

缔造信心：我会是个好妈妈

胎宝宝之所以会选择你，是因为他们相信你会是一个好妈妈。那么，你怎么能怀疑自己的能力呢？做母亲是女性的天性和本能。准妈妈要时刻提醒自己："我有信心成为一名出色的妈妈，因为我爱我的宝宝！"

 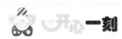

开心一刻

妈妈生了第二个宝宝。从医院回家的那天，大儿子看到妹妹脚上系着的身份卡，他问妈妈："我们现在可以把妹妹的标签剪掉了吗？"

 28 备孕怀孕 + 生孩子坐月子（环保安心版）

均衡饮食，营养全面

补充营养要科学

知道自己怀孕了，准妈妈首先关注的肯定是自己的饮食。很多平时减肥的女性立马开始大量进补肉食。荤菜固然重要，但素菜、水果和主食也一样都不能少。只有荤素搭配、营养全面，才能孕育出健康聪明的宝宝。盲目进补只会造成胎宝宝体重超标，影响准妈妈的身体，也会对产程造成不利的影响。

合理搭配一日三餐

一日三餐合理搭配，能为准妈妈和胎宝宝提供充足而全面的营养。首先早餐是必不可少的一餐，早餐一定要吃好，但不要吃太饱。可选择牛奶、馒头、面条、鸡蛋和蔬菜等；而中餐和晚餐，准妈妈要注意荤素搭配，多吃鱼肉和绿色蔬菜，增加优质蛋白质和维生素的摄

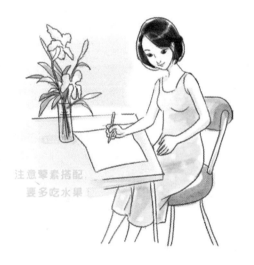

注意荤素搭配，
要多吃水果。

入；在三餐的间隔中，准妈妈一定要多吃水果。准妈妈可多吃山药、土豆、小米、玉米等易消化吸收的食物。

遵循少食多餐的原则

很多准妈妈会出现胃口不好、不愿意吃饭的现象。这时候，家人一定要鼓励准妈妈尽量多吃一点，以保证胎宝宝的营养需求。准妈妈可以采取少食多餐的原则，一旦想吐就立即停止进食，当症状缓解之后，再适当吃一点。这样既可以保证营养摄入量，又可以避免多次呕吐带来的不适。

优质蛋白质的补充

日常食物中含蛋白质的情况一般分为两类：一类为完全蛋白质，这类蛋白质能较全面地为人体提供必需的氨基酸，这类食物有鸡蛋、牛奶、牛肉、家禽、虾、鱼等；另一类为不完全蛋白质，缺乏某种人体必需的氨基酸，这类食物包括如大麦、小麦、稻谷、豌豆、玉米等。准妈妈要有选择地多摄入优质蛋白质，有利于胎宝宝的生长发育。

不可忽视的脂肪

孕期补充营养应该掌握好度，否则容易导致准妈妈体重增加过度，甚至诱发妊娠期糖尿病，年龄偏大、肥胖的女性尤其应该注意。但脂肪是体内不可缺少的营养物质，它能促进脂溶性维生素E的吸收，起着安胎的作用，还可以帮助固定内脏器官的位置，使子宫衡定在盆腔中央，给胚胎发育提供一个安宁的环境。此外，脂肪还有保护皮肤、神经末梢、血管及脏器的作用。亚麻油、花生油、动物油脂是供给脂肪的最好来源，准妈妈在摄入脂肪时最好是动物油、植物油搭配。

不可或缺的碳水化合物

碳水化合物也是胎宝宝生长发育所必需的营养物质，谷物中含量较高，如大米、燕麦、高粱、小麦、玉米等，除此之外，还有香蕉、核桃、胡萝卜、红薯等。准妈妈如果以米饭、馒头或者面条作为主食的话，基本上可以满足孕期对碳水化合物的需求，如果能搭配吃一些粗粮，更是好处多多。但怀孕后碳水化合物不宜摄入太多，也就是说主食要少吃，甚至比孕前还要少吃。

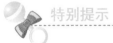 特别提示

提高免疫力的小妙招

鲜榨橙汁：每天喝1～2杯鲜榨橙汁，其中富含的类黄酮能够促进高密度脂蛋白的吸收，并能帮助人体将低密度脂蛋白运送到体外，还能清除体内有害的自由基，提高人体免疫力。

适当补充叶酸

叶酸是一种水溶性维生素，是蛋白质和核酸合成的必需因子，血红蛋白、红细胞和白细胞的产生，氨基酸和长链脂肪酸的代谢都少不了它。它是胎宝宝神经发育的关键营养素，如果准妈妈饮食中缺乏叶酸，可能导致新生儿神经管畸形及其他的先天畸形或早产。叶酸并不是越多越好，过量摄入叶酸可能导致某些进行性的、未知的神经损害。准妈妈一定要在医生的指导下服用，不可盲目自行购买。一般情况下，准妈妈每天补充400～800微克叶酸，就可以满足胎宝宝生长需求和自身需要。多种维生素里含有叶酸，其实服用多种维生素更好。

选择性地吃些零食

怀孕后，准妈妈可以有选择性地吃一些零食。这样既可以缓解准妈妈的口腔不适感，又可以从另一方面补充必要的营养素。准妈妈可以多吃一些坚果类的零食，如板栗、开心果、花生和瓜子等，还可以吃一些红枣和水果干。同一种水果转换不同的制作方法，也能引起准妈妈的食欲。千万不要选择添加剂较多的零食。

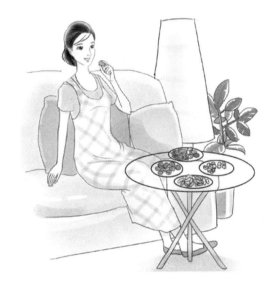

苹果益智健脑

苹果又被称为"水果之王"，是老幼咸宜的水果。苹果中含有较为全面的维生素、矿物质和碳水化合物，这些都是大脑发育必需的营养物质，能促进胎宝宝大脑皮质边缘海马区的发育；苹果中富含胶质和微量元素，能有效降低胆固醇；苹果口味酸甜，能缓解孕吐、促进消化，有利于准妈妈增进食欲。

选择应季水果吃

准妈妈在选择水果时，尽量选择应季水果。应季阶段是水果在生长发育过程中营养价值最高的时候，也是比较安全的食用期。而反季节水果在种植过程中可能使用了激素、农药等，很多都是催熟的。催熟本身是一种化学反应，这种化学反应可能会产生一些不利于胎宝宝生长发育的致畸因素，有些化学反应生成物也会影响准妈妈的身体健康。因此，家人在为准妈妈选择水果时，应该尽量根据时节选择，而不是一味地跟着准妈妈的口味走。

合理选择食用油

准妈妈要选择富含维生素和矿物质的食用油，为胎宝宝提供所需的营养。建议准妈妈们食用富含不饱和脂肪酸的食用油，例如茶油。茶油中还含有丰富的维生素E，有利于胎宝宝的大脑发育和身体健康。

小心农药隐性残留

环境的污染导致农作物病虫害严重，很多农作物在种植期间需要喷洒农药。而准妈妈的新陈代谢很旺盛，对各种物质的吸收能力较强，如果食物表面的残留农药进入准妈妈的体内，则很有可能导致胎宝宝畸形或胎死宫中。给准妈妈吃的水果一定要在正规场所购买，并仔细清洗。

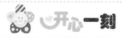

儿子发现家里有一本账本，问："妈妈，这是什么？"当得知这是爸妈当年结婚时记录礼金的账本后，儿子叹了一口气："原来咱们家曾经有过钱啊！"

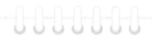

番茄土豆牛腩汤

原料

番茄2个，土豆1个，牛腩400克，油、糖、盐各适量。

做法

1．将土豆、番茄洗净，土豆切成块过油，煸成金黄色。再将牛腩过油捞出。

2．另起锅，下入番茄块翻炒出红汁，加入适量糖和盐调味。

3．加入牛腩和土豆，翻炒几下，加入温水，水量以没过菜一些为好。

4．用大火烧开2～3分钟后改小火，煮45分钟左右即成。

推荐理由

番茄中含有丰富的番茄红素和维生素C，土豆富含淀粉，牛腩的营养全面，汤味道鲜美，口感很好。

板栗烧鸡

原料

板栗150克，仔鸡1只，酱油、盐、料酒、白糖各适量。

做法

1．板栗煮熟，剥去外壳备用。

2．仔鸡洗净，切小块，用料酒、白糖、酱油腌20分钟。

3．将板栗、仔鸡放入锅中，加水至盖过材料，大火煮5分钟后转小火，加盐慢炖40分钟左右即可。

推荐理由

板栗富含叶酸，仔鸡富含优质蛋白质。

日常生活，合理安排

合理工作，防止劳累

怀孕初期，胎宝宝尚不稳定。如果准妈妈过度劳累，可能导致意外流产的发生。因此，准妈妈要依据自身情况合理安排工作强度，不长久站立，不长久伏案，不去辐射地区，尽量减少出远门的次数，以保证胎宝宝顺利度过危险的头3个月。

如果在怀孕初期，准妈妈确实工作任务繁重的话，可以将工作任务拆分成几个小阶段，完成一个阶段休息一下，再进行下一个阶段的任务。在休息的过程中，准妈妈最好离开座位，去空气流通的地方稍微走一走，喝点水，吃点点心，然后休息一小会儿，让身体尽可能放松下来。

改穿宽松衣服

怀孕后，准妈妈要暂时告别紧身裙和高跟鞋。准妈妈要选择纯棉、宽松、透气材质的衣料，这些衣服的透气性、保温性和吸湿性比较好，能让准妈妈的皮肤保持干爽舒适。

此外，准妈妈要开始考虑购买具有承托作用的乳罩了，因为怀孕会使乳房变大。乳罩的背带要宽，窝要稍微深一点，以适合变大的乳房。

需要注意的是，准妈妈千万不要为了图省事，买过于肥大的衣服，可能会造成准妈妈行动不便，引起滑倒或者摔跤。

医师问答

工作期间，准妈妈如何迅速有效缓解疲劳？

办公室内一般不可以躺着休息。但准妈妈可以在午间休息的时候给自己做个小按摩，如双手拇指点压太阳穴，同时，双手食指推抹眉弓10次。

选择舒适的鞋子

对准妈妈而言，一双合适的鞋子显得格外重要。准妈妈的脚长是随着体重的变化而改变的。坐姿与站姿的变化为3~6毫米，站姿与走姿的变化为2～5毫米。这就要求准妈妈的鞋子要格外合脚与舒适。选择孕妇鞋的应该注意以下几个原则。

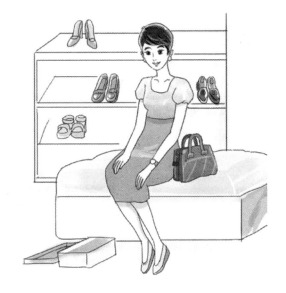

1 挑选鞋的尺码时必须注意坐姿、站姿和走姿之间的延伸量，约比脚长多出10毫米。

2 选择圆头且有一定肥度、鞋面材质软硬适中的。

3 尽量选择不系鞋带、松紧带或者有魔术粘贴的鞋子。

4 要根据脚的变化随时更换鞋子，尤其在孕晚期，准妈妈的脚部可能会有水肿，要尽量选择宽松的鞋子。

5 理想的鞋跟高度为15～30毫米，平跟的鞋子虽然可以接受，但是随着体重的增加及重心后移的影响，在产后往往会有足底筋膜炎等足跟部位的不适。

6 选择鞋底耐磨度好且止滑性较佳的鞋子。

7 多准备几双鞋子替换，换下来的鞋子要及时放在通风处，干燥通风。

8 要准备雨天穿的鞋子，因为准妈妈的脚部如果受潮的话，很有可能引起感冒。

总之，准妈妈孕期的鞋子选择一定要以舒适、实用、方便为原则，暂时告别高跟鞋吧，这一切都是为了胎宝宝和你的安全。

增加睡眠时间

孕早期是胚胎发育的关键期，不良的作息会影响胎宝宝的成长。准妈妈要适当增加睡眠和休息的时间，并保持适当的运动量，不能过度劳累。一般情况下，准妈妈要尽量保证午睡1小时以上，晚上就寝前，准妈妈最好用热水泡脚，这样能缓解疲劳，有助于睡眠质量的提高。

如果准妈妈总是睡不好，最好查找一下原因，比如，被褥是否舒适，床单、被套和枕头是否干净清洁；卧室的空气质量如何，是不是长期不通风。排除了这些因素之后，准妈妈要在自身找原因，看是不是由于身体不适或者心情不好引起。总之，睡眠质量的好坏直接关系到准妈妈的休息效果，进而影响胎宝宝的健康发育。准妈妈应尽量让自己睡得早、睡眠时间充足，保证睡眠质量。

最好不要烫发

烫发剂都是化学品，会影响胎宝宝的正常生长发育，少数准妈妈还会对其产生过敏反应。怀孕后，不但头发非常脆弱，而且极易脱落，若是再用化学冷烫精烫发，更会加剧头发脱落。如果在怀孕前烫发，一方面要选择正规产品，另一方面烫发后间隔一段时间再怀孕，最好间隔3个月再要宝宝，为了保险，可以间隔6个月以上。

特别提示

有助于睡眠的小妙招：不要饮用咖啡、茶或饮料，带刺激性的饮料会影响大脑休息；睡前不要看恐怖片或者喜剧片，以免因情节跌宕而影响情绪；睡前最好不要过于深入地讨论问题，也不要和家人吵架。

洗澡水的温度不宜过高

准妈妈的基础体温比常人高，这是因为其身体的内分泌改变，新陈代谢增强，汗腺和皮脂腺分泌旺盛所致。准妈妈千万不要因为自己"娇贵"了，就懒得洗澡。一定要注意保持个人卫生，且洗浴时水温不宜过高。因为过高的水温会使准妈妈的体温上升，从而阻碍胎宝宝的脑细胞发育，还有可能杀死脑细胞，造成宝宝出生后的智力障碍。准妈妈洗浴时水温最好控制在38℃左右，且最好选择淋浴方式。

尽量远离厨房污染

对于准妈妈而言，厨房也是污染之源。这是因为，厨房中排放的油烟气体中含有一氧化碳、二氧化碳、氮氧化物等物质对人体都有害。此外，食用油加热到270℃左右时会产生油雾凝结物，如果被人体长期吸入，可导致细胞染色体损伤。燃烧的煤气、液化气可释放出有害气体，燃烧过程中释放大量的二氧化硫、二

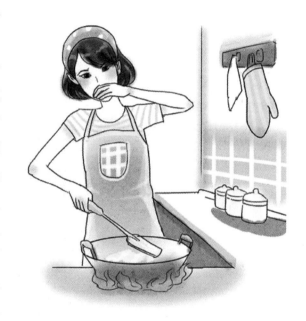

氧化氮、一氧化碳，同时释放大量粉尘，都会对胎宝宝产生影响。

警惕尘螨危害

螨虫主要栖息在家庭环境中，如地毯、床单、床垫、枕套和空调机等处。螨虫是一种过敏原，可能会引起过敏性哮喘、变应性鼻炎等多种疾病。除去螨虫最好的方法就是保持室内整洁干净，定期开窗通风，定期晾晒被褥。

孕期保健与检查

确认怀孕的喜讯

在同房后14天左右，女性可以使用验孕纸从尿液中检测出是否怀孕，这是通过检测尿液中的HCG（人绒毛膜促性腺激素）来判断的。如果使用方法正确的话，准确率可高达95%。正确的使用方法是：用洁净、干燥的容器收集尿液（最好为早晨第1次尿液），将验孕试纸标有箭头的一端浸入装有尿液的容器中，放置3~5秒后取出平放，在30秒到5分钟之内观察结果。如果只显示一条红线，表示没有怀孕；如果显示一深一浅两条红线，表示可能怀孕，可隔天再次检测；如果出现两条很明显的红线，则说明已经怀孕。需要注意的是，有些肿瘤如绒癌、葡萄胎、肾癌和支气管癌等有可能使测试结果呈现阳性。所以，验孕试纸的检测结果只能作为参考，最好还是去医院确定是否怀孕。

此外，基础体温除了可以测量出排卵期外，还能够检验早期怀孕。如果你一直坚持做自己的基础体温测绘，发现高温曲线现象持续18天以上时，则有可能怀孕了，但体温升高受到环境、饮食、心情等各方面因素的影响，因此只能作为参考。

特别提示

孕7周可以去医院进行B超检查。也就是从来月经的第1天算起7周后可以进行B超检查，如见胎心胎芽，准妈妈便可以直观地确认自己怀孕了。此外，B超还有助于检查是否宫外孕，提高安全系数，这是验孕试纸和基础体温都做不到的。

孕早期尽量避免做CT检查

孕期要尽量避免做CT检查，因为CT检查就是电子计算机断层扫描，可将X线穿透人体每个轴层组织，具有极高的分辨率，比普通X线强百倍，可能会引起胚胎停止发育或者畸形。如果准妈妈在孕期必须做CT检查，一定要在腹部放置防X线的装置，尽量避免胎宝宝受影响。

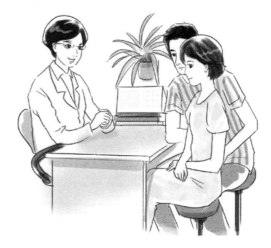

宫外孕，早发现早治疗

宫外孕是非常危险的，准妈妈一定要谨慎对待，一般情况下，宫外孕有以下三个特征：

◎ 闭经显示怀孕的信号。

◎ 少量阴道出血。

◎ 下腹疼痛。如果准妈妈出现下腹剧痛，是非常危险的信号，可能是输卵管破裂出血，血液刺激腹腔所致，应马上将准妈妈送去医院。

在平时，准妈妈要注意卫生习惯，保持身体的清洁，在孕前，要尽量避免不必要的人工流产，以减少子宫内膜的损伤。此外，准妈妈在孕期的妇科检查中，如果发现有慢性炎症，也要先治疗后怀孕。

但是，准妈妈也不要对宫外孕过于恐慌，一般情况下，只要定期产检，一有不适随时就诊，大多数准妈妈不会发生宫外孕。如果准妈妈不幸遇上了这一情况，也不必惊慌，立即就医，能最大程度减轻疼痛，减轻宫外孕对身体带来的损伤。

了解什么是胚胎异常

孕1月，是胚胎异常的高发期，这是由于孕早期各方面都不稳定，容易受到遗传和环境因素的影响，比如胎停育。准妈妈不要过于担心，因为这些异常在早期的检查中都能及时发现，准妈妈需要做的就是最好在同一家医院接受定期检查直至分娩，以便医生更准确及时地了解你的情况。

意外怀孕怎么办

怀孕是天大的喜事。但有些惊喜是计划外的，很多准妈妈在不知道的情况下吃药了、喝酒了、做X线检查了，事后却发现怀孕了。如果准妈妈喝了酒，但只是少量的有限次数的饮酒，一般情况下不会对胎宝宝造成什么影响。如果准妈妈漏服叶酸后，发现自己怀孕了，这没有太大关系，只要以后坚持服用就好，因为食物中也含有叶酸。如果准妈妈不小心吃药了，一定要带着药物说明书去咨询医生，由医生根据你的用药量和时间来判断该药物是否对胎宝宝有影响。

阴道出血经警惕

孕1月如果出现阴道出血的症状，可能是先兆流产、宫颈糜烂、宫外孕或者葡萄胎等，准妈妈一定要及时到医院去做相关检查。此外，过度的性生活也可能引起阴道出血，在孕早期，准妈妈和准爸爸一定要禁止过性生活。

医师问答

孕早期，准妈妈如何注意脚部保暖？

医生提示，脚部保暖也是准妈妈日常生活需要注意的事情。准妈妈一定要穿袜子穿鞋子，尽量避免脚部受凉，特别是那些体质虚寒、容易手足冰凉的准妈妈，暖水袋是冬天必不可少的用品。

关注白带，呵护私密部位

白带是阴道是否有炎症的晴雨表。各种阴道炎对准妈妈和胎宝宝都有极大的危害。如阴道滴虫可能引起泌尿道感染，真菌在阴道黏膜上形成白膜引起新生儿真菌性口腔炎（鹅口疮），淋病可能导致淋菌性眼结膜炎。此外，孕期阴道炎可能引起早产、流产和胎宝宝宫内感染，严重时可能会胎死宫中，因此，孕早期如果发现白带异常，一定要去医院检查。

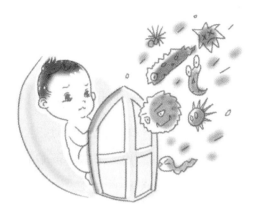

你不可不知的孕期数据

准妈妈最好在孕早期了解一些常规的孕期数据，以便对每次孕检的时间能有所把握。医生会在孕检时询问准妈妈的过往孕史和此次怀孕的相关情况，如果准妈妈自己都记不清楚，医生就会缺乏判断的依据，影响孕检的正常进行。准妈妈可以准备一个笔记本，随时记录孕期的情况，做到心中有数。而医生也非常喜欢思路清晰、条理清楚的准妈妈，两者的默契配合能极大地促进孕检的顺利进行，准妈妈在检查的过程中心情也会非常愉快。

最早验孕的时间	排卵期同房后15天左右
第一次检查时间	受孕后40天左右
最早出现胎心音的时间	怀孕7周左右
最早感觉到胎动的时间	怀孕16～20周
羊水一般深度	3～7厘米
自然流产发生的时间	怀孕12周以内
早产发生的时间	怀孕28～37周
过期妊娠起码的天数	14天

孕1月，
了解与宝宝一起互动的胎教时光

了解胎教，选择合适的胎教方式

良好的胎教，可以帮助你增加与胎宝宝的情感交流。身为准妈妈的你是不是已经开始着手准备胎教了呢？胎宝宝在母体内不仅仅只是一个单纯的营养索取者，他还可以感受到你的情绪变化，感受到你的心跳声，她和你血脉相通，这些共同构成了胎教实现的基础。如何选择合适的胎教成为孕1月准妈妈的必修课。

1 保持愉快的心情是胎教是否成功的前提。

2 胎教不是一个人的事情，准爸爸参与胎教好处多多。

3 胎宝宝更喜欢听准爸爸磁性的男中音，所以准爸爸要多和胎宝宝聊天。

4 准妈妈千万不要因为自己怀孕而宅在家里，去风景优美的公园散步，和不同的人聊天本身就是一种愉悦身心的胎教。

5 不要太过刻意进行胎教，其实胎教无处不在，关键在于准妈妈有没有用心发现，长期的刻意胎教可能让准妈妈产生疲惫心态。

心语馨愿

暂时叫停甜蜜的性生活吧，为了你们共同的宝宝，准爸爸一定要克制自己，多陪准妈妈散步、听歌，用多种多样的交流方式增进感情，共同期待宝宝的降生。

运动胎教，近距离散散步

对胎宝宝的爱是所有胎教的基础，你和老公相互的爱意也可以通过你的神经递质传递给胎宝宝。孕1月时，由于胎宝宝尚不稳定，准妈妈可以在准爸爸的陪伴下近距离地散散步，去自己比较熟悉的、较为安静和安全的环境，这样有利于准妈妈的身体健康和心情的调节。

音乐胎教，控制音量和距离

音乐是世界上最美妙动听的声音，音乐也许创造不了奇迹，但可以通过调节准妈妈的身心给胎宝宝带来良性刺激，激发胎宝宝的潜能，让胎宝宝在生命之初得到良好的音乐熏陶。准妈妈在进行音乐胎教时，首先要保持自己愉悦的心情，调节音量，控制听音乐的距离，千万不要听太摇滚和前卫的音乐，以免刺激胎宝宝。

什么时候开始胎教最好

孕1月就可以开始进行胎教。虽然可能准妈妈会觉得自己完全感觉不到胎宝宝的存在，觉得胎教完全没有意义。其实胎教是个循序渐进的过程，只是在不同阶段有不同的重点而已。

胎教日记，留存美好的回忆

很多80后准妈妈有记日记的习惯，为胎宝宝记录一份胎教日记，也是一个不错的主意。准妈妈可以按照月份记载胎宝宝上过的"胎教课"，记录下他最喜欢的胎教方式，渐渐地，准妈妈会从中发现很多有趣的规律。此外，这样一份有特殊意义的胎教日记也将是胎宝宝出生后一份美好的礼物。

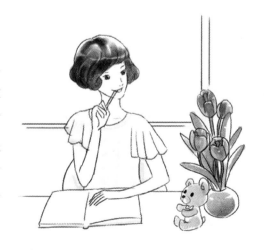

读书有益母子健康

书是人类进步的阶梯，多读书，读好书，对准妈妈和尚未出生的宝宝同样重要。因为读书就需要思考，尤其比较难的内容，自然更需要开动脑筋，准妈妈在开动智力的同时，必然对胎宝宝是有一定影响的。

"读书如同洗脸"，常洗脸的人，精神状态自然要清爽一些。准妈妈的精神经常处于清爽愉快的状态，胎宝宝自然也会愉快健康成长。因此，读书也是一种胎教，读好书有益母子健康。

音乐欣赏：《春江花月夜》

胎教名曲《春江花月夜》，乐曲通过委婉质朴的旋律、平稳舒展的节奏、巧妙细腻的配器，以及丝丝入扣的演奏，形象地描绘了月夜春江的迷人景色，尽情赞颂了江南水乡的风姿仪态。春风陶醉的夜，江水潋滟，月下花开，几分娇羞，令人心驰神往的良辰美景。

《春江花月夜》初为琵琶曲《浔阳箫鼓》，后来有感于白居易《琵琶行》，最终借用《琵琶行》中"春江花朝秋月夜，往往取酒还独倾"的主题句定名为《春江花月夜》。我国唐代诗人张若虚还有首同名诗，联想起诗中生动的意境更让人不禁沉浸在月夜春江的迷人景色里。这首曲子非常适合晚上听，窗外明月高悬，繁星点点，鸟儿也睡着，一家人沉浸在音乐的世界里。

特别提示

准妈妈可以边听边跟着轻声和唱，并集中精神，尽情想象，胎宝宝一定会喜欢准妈妈传递的江南水乡良辰美景的气息。

吟唱童谣：太阳、月亮和星星

童谣是专门为宝宝创作的，诙谐幽默、音节和谐，形式简短，读来朗朗上口，很适合准妈妈和胎宝宝聆听。下面就让准妈妈在清爽、舒畅的音乐陪伴下学唱几首童谣给宝宝听。

太阳眯眯笑

太阳眯眯笑，小朋友起得早。

一二一二做早操，做早操。

先学小鸟飞，飞呀飞呀飞。

再学小兔跳，跳呀跳呀跳。

学着马儿跑一跑，天天锻炼身体好。

月亮和星星

月亮月亮是妈妈，

星星星星是娃娃。

月亮嘴巴笑一笑，

星星眼睛眨一眨。

月亮好，好妈妈，

星星好，好娃娃。

太阳和月亮

太阳出来了，

小鸟醒来了。

小树醒来了，

小朋友醒来了。

白天真热闹。

月亮出来了，

小猫睡着了，

小草睡着了，

小朋友睡着了，

黑夜静悄悄。

月亮船

弯弯的月儿小小的船，

小小的船儿两头尖，

我在小小的船里坐，

只看见闪闪的星星蓝蓝的天。

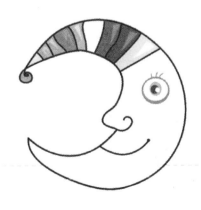

准爸爸更爱妻

进入新角色的转变

在以往的观念中，男性比女性更晚进入为人父母的角色。准爸爸要从现在开始，经常和准妈妈聊聊胎宝宝，聊聊以后幸福的三人世界。以便使自己尽快进入角色。还可以多留心初为人父的同事，多和他们交谈，了解如何为人父母，了解心理如何转变，借鉴前人经验，学习有用的方法。

准妈妈的"出气筒"

准妈妈的情绪会随着体内激素的变化而变得容易激动，此时此刻，准妈妈的情绪变化会给准爸爸带来一定影响。很多准爸爸白天面对职场压力，晚上还要面对准妈妈的怒火，常常感到力不从心。其实，准爸爸如果能了解到准妈妈为什么容易激动，就会理解准妈妈的行为了，并会给予准妈妈安慰和宽容，时不时给准妈妈讲一些幽默的段子，适时做做准妈妈的出气筒也没什么大不了的。

戒烟戒酒，创造良好的环境

准妈妈怀孕后，准爸爸千万不要吸烟喝酒了，尤其是在家里。烟酒不仅影响健康，还会影响周围人的环境和心情。准妈妈肯定不希望看到准爸爸一身酒气回到家中，也不希望看到准爸爸老是偷偷吸烟，为了胎宝宝的健康，为了准妈妈的心情，戒了吧！

特别提示

> 千万不要采取观望的态度，虽然此时此刻准爸爸在心理上还没有做好准备，但也决不能做甩手掌柜，这种事不关己的态度会深深伤害准妈妈的心。

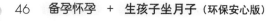

不要刻意问男女

不管是好奇，还是真的在乎生男生女，准爸爸都不要刻意询问胎宝宝的性别。因为，如果准爸爸流露出来对某个性别的偏好，准妈妈会产生无穷的压力。即便是准妈妈主动问准爸爸的喜好，准爸爸也一定不要正面回答，最好的回答是："只要是咱俩的孩子就好！"

幽默段子一箩筐

迅速幽默起来吧，此时此刻的准爸爸，一定要设法让自己变成幽默大师，准备一些轻松搞笑的段子与准妈妈分享，或者时刻发现身边有趣的新事物并告诉准妈妈，以免准妈妈时刻沉浸在怀孕的心情中。

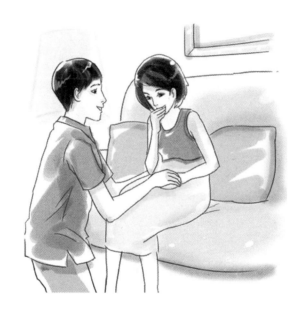

暂时和胡须说拜拜

在准妈妈怀孕的日子里，准爸爸最好放弃喜欢留胡须的爱好，这是因为胡须是很多细菌的藏身之处，即便准爸爸每天洗脸，仍不可避免有很多细菌在胡须里面，当准爸爸和准妈妈有亲密的行为时，这些细菌很可能影响准妈妈的身体健康，而且留着胡须的爸爸也不宜亲吻刚出生的宝宝哦。

孕1月是什么，是神秘的礼物，就藏在你的身边而你却浑然不觉；是甜甜的惊喜，而你还在苦苦寻觅；是新里程的开始，而你还以为自己正在忙着前奏。不管怎样，此时此刻，你的身体正在发生着你无法察觉的细微变化，多么美好的细微感觉！

此时，精子和卵子已经结合，受精卵经过长途跋涉，在子宫中寻觅了一处肥沃的土壤，安营扎寨了。可能此时准妈妈会有容易被忽略的少量出血，这正是怀孕的征兆。这个小家伙的到来往往是悄无声息的，他默默地寻觅着住处，一个人收拾自己的小房子，安营扎寨之后开始了激烈的分化过程，他正在忙着变成你们的样子。

你的身体可能并不会有太大的感觉。你的生活依旧按照之前的轨迹进行着，说不定你还在熬夜加班，和朋友小聚，或者在远途旅行中。但在忙碌中，可能你会有一点点疲惫、一点点没胃口，总之有那么一点点与之前不一样的感觉。你也许会忽略这些，在某个傍晚，算算月经的日期，偶尔拿起试纸检测一下，当两道红线清晰地出现在你的眼前时，你的心脏是不是快要兴奋地跳出来了呢？

在没有完全确认之前，准妈妈不要过于着急地通知家人，此时此刻，你一定要冷静下来，再次检测一下，也可以在家人的陪伴下，上医院咨询医生。当然，即便你还没有完全确认自己已经怀孕，你也要先把自己当成准妈妈，小心翼翼地行走在去医院的路上，虽然这可能只是一份还不确定的惊喜，但你们有什么理由不去呵护这难得的万分之一呢？

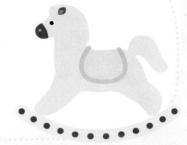

第三章

孕2月，甜蜜的"害喜"

孕2月是胚胎各器官进行分化的关键时期，此时的胚胎已经能够感受到外界的刺激，是一个完全意义上的小人儿了。大多数准妈妈会在这个月出现妊娠反应，如恶心呕吐、嗜睡、挑食、厌食、偏食等，更有甚者，可能会脱水，严重影响平日的工作和生活。所以，准妈妈切不可掉以轻心，尽管有种种不适反应，还应尽最大努力摄取必需的营养素，合理运动，以保证胎宝宝的健康成长。

孕2月：给征程一个稳妥的开始

挥之不去的恶心、呕吐

幸"孕"的喜悦过后，进入孕2月的准妈妈们大多数开始遭遇孕妇第一大"考验"，此时此刻，兴奋和喜悦已经不能掩盖想吐的无奈了。

孕期恶心、呕吐有三大特点：一是晨起较为明显，表现为不能刷牙，不能闻牙膏味道；二是特别厌恶某些食物，不论这些食物在怀孕前是否是准妈妈的喜爱，此时均被列入黑名单，由于食物的气味会直达喉咙，导致准妈妈情不自禁的开吐，尤其以一些刺激性较大的食物为甚，如辣椒、生姜、大蒜、洋葱等；三是准妈妈不能闻油烟味，一进厨房，就恶心、呕吐，甚至会出现头晕、乏力的症状。

此外，准妈妈可能会对自己孕前不喜欢吃的一些食物发生浓厚兴趣，这是由于体内激素的变化所致。这些都是正常的现象，只要准妈妈在呕吐的间歇注意少食多餐、补充水分即可。

乳房胀痛、乳晕变深

从受精卵着床那刻开始，准妈妈体内的激素就发生了巨大改变，身体和心理也随之变化。与此同时，乳房也做出了相应改变，出现乳房胀满、体积变大、变柔软，乳头变大，乳晕颜色加深的现象。有时，乳头会有轻微的刺痛和抽动的感觉。

医师问答

怎样缓解乳头的轻微刺痛？

可以用温湿毛巾轻轻覆盖乳头，并涂抹少量乳液。避免用手指搓揉或拉扯乳头，乳头受到刺激可能会导致流产。

子宫在悄然长大

到了孕2月月末，随着胎宝宝的逐渐长大，准妈妈的子宫已经有鹅蛋大小了。虽然从体表看不出来，但准妈妈能明显感觉到小便的次数增加了，这主要是由子宫成长壮大后压迫膀胱造成的。并且，由于这种持续的压迫，准妈妈排尿的时间会比平时长一些。

疲倦感越来越明显

孕1月时，准妈妈可能只是间歇性地出现疲倦感，与孕前区别不大。但进入孕2月后，准妈妈会觉得，这种疲倦感变得不能抵御。准妈妈在夜间已经得到了较好的睡眠，白天仍免不了打盹儿，甚至整个白天都感觉昏昏欲睡。很多准妈妈变得不愿意多说话、多走动，只希望能安安静静在椅子上坐着或是在床上躺着。

依赖感与小脾气

孕2月中，准爸爸可能会发现，善解人意的准妈妈变得情绪不稳定，容易因为一些小事发脾气。这是因为确定怀孕后，准妈妈会将全部的心思集中在胎宝宝上，出于母爱，准妈妈会对一些小事情反应过激，比如以前对准爸爸吸烟的事情只是稍加阻挠，但现在可能会无法忍受，并做出过激行为。

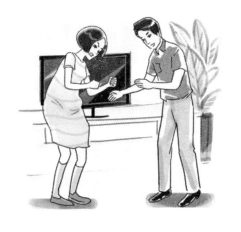

此外，孕前的妻子可能行事果断。但自从孕育新生命之后，这种角色的转换导致准妈妈觉得时刻需要被呵护、被关爱，否则她们会有一种被忽视的感觉。

口渴越来越严重

子宫长大会导致尿频，尿频会导致体内水分缺乏。准妈妈经常会感到口渴，需要补充水分，帮助代谢废物排出。

讨厌的便秘

便秘始于孕2月，可能会伴随整个孕期。大多数准妈妈会经历这样一个讨厌的过程。这是因为在怀孕初期，激素的变化抑制肠胃蠕动，减缓食物通过消化道的过程，一旦食物和液体通过消化道的速度变慢，水分会被吸收得越来越多，肠蠕动减少，粪便堆积，形成便秘。如果便秘严重应去医院就诊，医生会依据准妈妈的情况给予一定的药物缓解便秘。

快速成长的胎宝宝

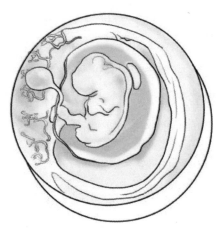

孕2月始，胎宝宝身长为2～3厘米，重量约为4克，长长的尾巴逐渐缩短，头和躯干逐渐成形，手脚分明，甚至连手指和脚趾都有了。从整体上看，胎宝宝的体积相当于一颗黄豆大小。这时候，胎宝宝的消化系统已经初具规模。

在本月末，胎宝宝就可以开始活动自己小小的四肢了，不过准妈妈却一点也察觉不到。小手、小脚也开始一点点长出来了，甚至手指、脚趾也要形成了。

面部特征逐步发育

刚刚进入孕2月时，胎宝宝的面部特征并不明显，鼻子尚未长成，但已经形成了鼻孔；腭开始融合形成完整的口腔，并拥有了舌头。胎宝宝的两眼距离非常远，看上去好像长在了头的两侧。

小心脏开始跳动

胎宝宝的心脏已经分成左心房和右心室，并开始有规律地跳动，每分钟大约跳150下，比准妈妈的心跳要快1倍。但此时此刻，医生还是听不到胎心音。

好"孕"缘于快乐的心态

进入准妈妈新角色

进入孕2月后，由于生理上的一些变化，准妈妈的体型会逐渐发生改变。如何面对这些改变，接受新角色，是准妈妈的必修课，准妈妈可多与已为人母的亲人、朋友沟通，了解她们是如何转变的，从而迅速进入新角色。

做好受累的心理准备

孕期是漫长而艰苦的过程，孩子出生后，会给家庭带来更多的家务和责任。准妈妈从结婚到怀孕，从分娩到成为母亲，一步一步体会痛苦但又快乐的心情，应在此过程中，做好吃苦受累的准备。孕育和养育宝宝是夫妻双方的事情，准爸爸也需要做好同样的准备。

学会理解周围人

准妈妈应该以健康乐观的心态对待周围人的态度，不可因为自己怀孕，就长期处于以自我为中心的状态中。如果准妈妈在日常生活中遇到不顺的事情，应努力学习孕前处理问题的方式，或与准爸爸及时沟通，或通过适当的方式宣泄出去，尽快恢复心理平衡。

避开压力，轻松怀孕

在怀孕的过程中，准妈妈难免会遇到各种各样的压力，如工作压力、交通压力和婆媳压力等。此时的准妈妈应一切以大局为重，做到能忽视就忽视，培养兴趣爱好，尽量转移自己的注意力，保持愉快、轻松的心情。

均衡饮食，营养全面

防治孕吐小妙招

准妈妈可选择一些含水较多的食物，如水果、蔬菜等，这些食物不仅含有大量水分，还含有丰富的维生素和矿物质；此外，准妈妈可吃点能够减轻呕吐的食物，如饼干、烤面包、米粥、馒头片、乳儿糕等，吃之前先喝点白开水，吃完后稍微平躺一会，可缓解恶心、呕吐；由于准妈妈每次进食少，可采用少食多餐的方法，想吃就吃，适当选择一些含蛋白质和维生素量高的食物，如鸡蛋、藕粉、牛奶、豆浆、乳酪等。

家人可采用植物油烹调食物，以减少油腻，因为油腻食物特别容易引起呕吐。对气味反应强烈的准妈妈，更应尽量少进厨房，准爸爸及家人也要给予充分的理解和体谅。

补充营养要有"度"

孕早期正是胎宝宝各器官形成和发育的阶段，需要包括蛋白质、脂肪、碳水化合物、矿物质、维生素和水在内的全面营养素。准妈妈应保持营养的均衡，而不是一味追求"多"。同时还应当考虑到妊娠反应的特征，饮食要清淡。

◎ 补充优质蛋白质，多吃瘦肉、鱼类、蛋类、豆类和豆制品等，每日保持摄入蛋白质100克。

◎ 孕期饮食搭配要多样化，多吃蔬菜、水果，补充维生素，以求全面摄入营养素。

◎ 增加主食品种，如面条、玉米、紫米、馒头、花卷等；常吃大米、白面者，应当多补充B族维生素。

◎ 多吃富含卵磷脂的食物，如核桃、芝麻等，有利于胎宝宝的大脑发育。

胎宝宝需要多种营养

整个孕期，准妈妈都要注意饮食多样化，做到不偏食、不挑食，才能充分摄取到全面而丰富的营养，保证胎宝宝的营养需求。孕期饮食应本着丰富多样、适量适度的原则，粗细搭配，营养均衡。很多情况下家人往往只关注准妈妈的荤食摄入，却没有注意到蔬菜和水果也是营养补充的重中之重。准妈妈每天摄入的食物种类应至少20种。在保证主食和荤食摄入的同时，也要多多摄入富含各种维生素及矿物质的新鲜蔬菜和瓜果，保证营养全面均衡。

香蕉、牛奶能缓解疲劳

孕早期多有疲劳嗜睡的现象，准妈妈可以食用香蕉、牛奶缓解疲劳。对没有食欲的准妈妈而言，香蕉营养丰富，含有淀粉、蛋白质、脂肪、碳水化合物以及多种维生素和矿物质，可以很好地为准妈妈补充热量。香蕉还能润肠通便，是习惯性便秘的准妈妈的首选。此外，香蕉中含有一种可帮助大脑产生5-羟色胺的物质，可以帮助准妈妈缓解疲劳。

牛奶含有丰富的蛋白质和钙，既能解渴，又能补充热量。需要注意的是，准妈妈喝牛奶前最好先吃一些谷类食物或者边吃谷物边喝奶。不要贪图方便空腹喝牛奶，一旦肠功能衰弱，便会引起腹泻。准妈妈可以将香蕉与牛奶搭配食用，或榨汁，或做成拔丝香蕉，以增加食用方法的多样性。

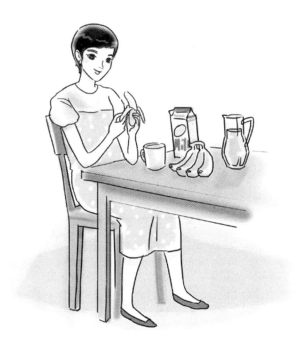

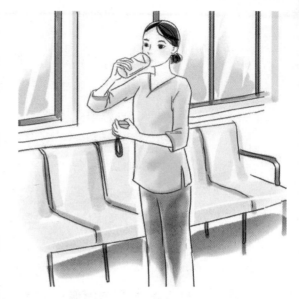

科学补水，掌握生命之源

孕2月的准妈妈，仍需注意补水。准妈妈可随身携带水杯，少量多次补水，还可适量饮用苹果汁、西瓜汁，或改变盛水的容器，以增加喝水的趣味性。

选择易于消化的食物

准妈妈选择的食物应该易于消化。动物性食物中的鱼、鸡、蛋、奶，豆类食物中的豆腐、豆浆，均易于消化吸收，并含有丰富的优质蛋白质，且味道鲜美，准妈妈可经常选用。大米粥、小米粥、烤面包、馒头、饼干、红薯，易消化吸收，含糖分高，能提高血糖含量，改善准妈妈因呕吐引起的酸中毒。酸奶、冰激凌等冷饮较热食的气味小，有止吐作用，又能增加蛋白质的供给量，准妈妈可适量食用。

随身常备小零食

处在孕早期的准妈妈身边最好常备一些小零食。零食多以坚果类为主，如核桃、榛子、花生等。核桃含有的磷脂具有增长细胞活力的作用，能增强人体抵抗力，促进造血和伤口愈合。榛子含有不饱和脂肪酸，并富含磷、铁、钾等矿物质，还有胡萝卜素，维生素B_1、维生素B_2、叶酸，经常吃可以明目、健脑。花生的营养价值可以与鸡蛋、牛奶、瘦肉相媲美，蛋白质含量高达30%左右，而且易被人体吸收。

零食也不是随时随地都能吃的，准妈妈还是要以一日三餐为主，合理摄入蔬菜、水果、肉类和主食，小零食只能起到辅助作用，而且准妈妈最好不要养成睡前吃零食的习惯，不利于胃肠道的休息。

芝麻，补充脂肪的"专家"

芝麻富含脂肪、蛋白质、碳水化合物、芝麻素、卵磷脂、钙、铁、硒、亚油酸等，具有营养大脑、抗衰美容的功用，这对准妈妈和胎宝宝都很有益。准妈妈可将芝麻炒熟捣烂，加入适量的糖，每日上午、下午用白开水各冲服一杯；或者做成芝麻饼、芝麻糊等，对胎宝宝健脑、润肤有益，还可增强准妈妈的抵抗力及预防感冒。

鱼与豆腐做个伴

鱼富含优质蛋白质和不饱和脂肪酸，有助于胎宝宝大脑发育。豆腐含有丰富的蛋白质和钙，也是孕期首选食物。且鱼和豆腐中的蛋白质是互补的。豆腐的蛋白质缺乏蛋氨酸和赖氨酸，这两种成分在鱼肉中较为丰富；鱼肉的蛋白质苯丙氨酸含量较少，但豆腐中含量较多，二者搭配可取长补短。

补碘一定要趁早

准妈妈缺碘，可能导致宝宝出生后生长缓慢、身材矮小，甚至反应迟钝、智力低下等。因此，在孕前准备阶段和孕早期要多补碘，促进胎宝宝智力发展和身体发育。尤其需要注意的是，补碘非常讲究时间，如果在怀孕5个月后再补碘，就已经不能预防宝宝智力缺陷的发生了。含碘多的食物有海带、紫菜、菠菜、芹菜、海鱼、山药、鸡蛋等。

特别提示

准妈妈尽量不要吃生鱼片，因为在未加工的鱼肉上有寄生虫和细菌残留。也不能经常吃容易被汞污染的鱼类，如鲨鱼、金枪鱼、剑鱼等，每周食用不超过1次，且食用鱼的种类最好经常更换。

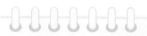

鲫鱼豆腐汤

原料

鲫鱼250克，豆腐400克，油、盐、料酒、葱花各适量。

做法

1．豆腐切5厘米厚的薄片，用盐沸水烫5分钟后沥干待用。

2．鲫鱼洗净，去鳞、肠杂，抹上料酒、盐腌渍10分钟。

3．将鱼两面煎黄，加水适量，用小火煮沸30分钟，放入豆腐片，调味后撒上葱花。

推荐理由

补充人体必需优质蛋白质和维生素，补充胎宝宝生长发育所需的二十二碳六烯酸（DHA）。

佛手姜片汤

原料

佛手20克，生姜5克，白糖20克。

做法

1．将佛手洗净，切片；生姜去皮，洗净，切片。

2．把佛手、生姜放入炖锅中，加清水适量，煮50分钟。

3．关火后加入白糖，搅匀。

推荐理由

佛手能行气止呕，健胃开脾；生姜是日常生活中常见的止呕良药，两者合用能缓解准妈妈孕吐的反应。

海米醋熘白菜

原料

白菜心500克，水发海米25克，花生油50毫升，花椒油、酱油、醋、白糖、盐、味精、水淀粉、料酒各少许。

做法

1. 白菜心洗净，切片，放入沸水锅内焯一下，捞出沥干水分。

2. 炒锅上火，放油烧热，下海米和酱油、盐、醋、料酒、白糖，加入白菜片翻炒，加水少许，待汤沸时，用水淀粉勾芡，放味精，淋花椒油，盛入盘内即成。

推荐理由

可以为准妈妈提供丰富的维生素C、钙、磷、铁、锌等多种营养素。

桂花山药

原料

山药300克，鱼子酱10克，白糖10克，桂花酱20克。

做法

1. 鱼子酱蒸5分钟后取出备用；桂花酱加白糖调成糖桂花酱备用。

2. 山药去皮，洗净切片，上蒸笼蒸15分钟后取出晾凉，浇上糖桂花酱与鱼子酱即可。

推荐理由

富含矿物质、多种氨基酸。适用于脾胃虚弱、食少倦怠、妊娠呕吐等。

日常生活，合理安排

避免意外流产

怀孕初期非常容易流产，准妈妈在日常生活中要格外小心，警惕可能引起流产的各种因素。应注意以下事项：

怀孕初期尽量避免繁重的家务劳动，只做一些力所能及的活即可，如扫地、抹桌子等，对于清扫洗手间和打扫窗台等重体力劳动，应托付给准爸爸或其他人；切记不要提重物，不要长时间站着，如果腰部和背部劳损，有可能导致子宫收缩；上班时，应穿舒适、宽松、便利的服装，以及平跟鞋，以免滑倒；对于有可能受到惊吓和打击的事情，应避开，比如蹦迪等刺激性的活动。

注意孕期个人卫生

准妈妈要特别注意个人卫生，每日清洗外阴，防止发生各种生殖系统炎症性疾病。但清洗阴道不能过于频繁。很多女性为了保持局部清洁，每天清洗阴道，却反而引起严重的阴道炎症。这是因为阴道频繁灌洗可使阴道pH值升高，不利于乳酸杆菌生长，反而使其他致病菌成为优势菌，引起炎症。清水清洗，是比较好的清洁身体的方法，将烧开的热水晾到适宜的温度后使用即可。

医师问答

孕期洗澡和更换衣服的频率？

孕期要注意个人卫生，但也不宜洗澡过频，水温不宜过高。一般每周洗澡2～3次，夏天可每天1次。内衣应经常更换，最好1～3天换1次，以免受到细菌感染。

🌸 该休息时就休息

大多数准妈妈会出现嗜睡乏力的症状，且他们多数都是上班族，不能想睡就睡，无形之中增加了准妈妈的辛苦程度。其实，准妈妈可以见缝插针，寻找休息的机会。

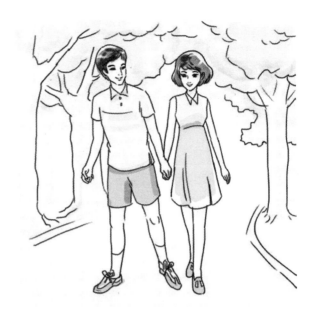

◎ 每天中午尽量争取休息半小时左右，让身体处于半卧位状态，闭目养神。

◎ 晚饭后，与准爸爸一起手牵手散步，边走边聊天，在赶走疲劳的同时，还能增进感情，调节一天紧张工作的情绪，还有利于母婴健康。

◎ 听舒缓的音乐，如《春江花月夜》《二泉映月》等。轻柔的音乐不仅能给人美的享受，而且还能放松精神。

◎ 提前入睡的时间。如果实在感觉疲乏，准妈妈可适当提前入睡的时间，在入睡前冲个澡，喝一杯牛奶，这些都将有助于睡眠质量的提高。

🌸 短发也很美

随着孕期的推进，准妈妈生理和心理都会发生变化，爱出汗，身形变胖，这些变化都需要增加洗澡和洗头的次数，如果是长头发的话，准妈妈需要花费大量的时间打理和清洗，而清爽的短发易于打理。

而且，清爽的短发同样也能给准妈妈带来好的形象和好的心情，也许，准妈妈从长发换成短发之后，会发现自己不同的美，进而爱上自己的短发，所以准妈妈不要因为过于爱惜头发而不去修剪，这样不仅会给自己的生活带来不必要的麻烦，也可能会因整理头发的烦琐而影响孕期的心情。

皮肤过敏怎么办

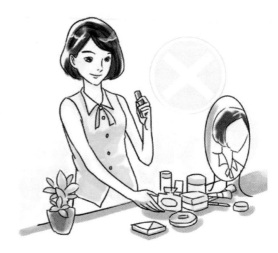

孕期皮肤比较容易过敏，日常保养要点是彻底清洁，保湿防晒，充足睡眠，均衡饮食，远离污染和刺激原。此外，准妈妈在家时应尽量不使用化妆品，做好环境和皮肤保湿，让肌肤得以自由呼吸和修复。

准妈妈如何选择护肤品

大部分准妈妈由于怀孕后雌激素的作用，皮肤变得光滑细腻，脸色红润，毛孔粗大，甚至青春痘都会消失，这是怀孕带来的另一份惊喜。准妈妈只要做好清洁、保湿就可以了。孕期皮肤护理的原则是：重保养、轻治疗。

孕期护肤品选择的要点是：高品质、不含铅、不含刺激性强的成分。平时阳光不是很强烈的时候，薄薄地涂滋养乳液即可。最好配合帽子、太阳伞、太阳镜、长袖衣裤防晒，使用护肤品和防晒品的层数越少越好。

孕期皮肤保湿的方法

随着胎宝宝长大，子宫占据腹部更多的空间，准妈妈腹部皮肤不断伸张，开始出现腹部皮肤发痒的感觉；除了腹部皮肤，其他部位的皮肤也发干。此时此刻，准妈妈需要对皮肤进行保湿，具体方法如下。

◎ 不要用手挠抓。

◎ 不要过多使用香皂，选用碱性小的洗面奶、洗手液、浴液比较好。

◎ 不要用过热的水洗澡，洗澡时的动作要轻柔，尽量不要用浴巾搓澡。

◎ 多喝水，保持环境湿度，家里和办公室备有加湿器、小鱼缸、水生植物盆景等。

准妈妈还能开车吗

由于工作、购物等需要，准妈妈可能需要自驾出行，除了上、下车要格外注意保护腹中的胎宝宝以外，开车对胎宝宝不会有太大的影响。但是，如果准妈妈是驾驶新手的话，在驾驶的过程中容易紧张和出危险，这种情况不宜开车。此外，准妈妈也不宜开新车。这是由于新购置的车中皮革、化学溶剂等气味很重，空气污染严重，长时间处在这种环境中，不利于准妈妈和胎宝宝的健康。

开车时的注意事项

◎ 合理选择出行时间，尽量避开早晚班高峰，缩短行车时间。

◎ 开车过程中注意开窗通风。

◎ 严禁他人在车内吸烟。

◎ 开车时换一双较为舒适的平底鞋，缓解由于长期保持坐姿，产生的双下肢水肿。

◎ 如果开车时间较长，应保证间隔一段时间休息一会儿，避免长时间开车。

◎ 不开新车，不开不熟悉车况的车。

安全带系法有讲究

车在行驶中难免颠簸或急刹车，准妈妈如果不系安全带，可能会撞到仪表盘，会比普通人更危险。系安全带的正确方法是：安全带的肩带置于肩胛骨的地方，而不是紧贴脖子；肩带部分应该以穿过胸部中央为宜，腰带置于腹部下方，不要压迫肚子。身体姿势要尽量坐正，以免安全带滑落压到胎宝宝。

特别提示

准妈妈在下车时要特别注意保护胎宝宝，下车前先检查车辆是否停好，安全带是否松开，观察有无车辆经过，小心打开车门，避免突发事件对胎宝宝的冲撞，必要时由准爸爸担任司机。

孕期保健与检查

常规产前检查的项目

第1次检查要做全面体检，医生会先了解准妈妈的饮食习惯、生活规律、既往病史等各种小细节，这是为了及时发现问题，以及安抚无故紧张的准妈妈。

心、肺、血压、体重检查

医生会为准妈妈检查心脏、肺，测量血压，以确定准妈妈身体的总体状况。还会为准妈妈称体重，检查脊柱，看是否存在脊柱侧弯，同时给一些建议，以减少孕期经常出现的背痛。

尿液检查

尿液检查当天即可拿到结果，主要检查尿里是否含有蛋白、糖及红细胞，每次产检都要做尿液检查。

妇科检查

检查子宫的大小、宫颈涂片情况、白带常规，以免漏诊宫颈癌等妇科疾病。

血液常规检查

◎血红蛋白：准妈妈血红蛋白如果低于110克/升，表示贫血，应补充铁剂或进食富含铁的食物。

◎白细胞：准妈妈白细胞计数低于40克/升，表示白细胞过低。

◎血小板：准妈妈血小板低于100×10^9/升，提示血小板过低，分娩时容易出血，必要时要进一步检查血小板过低原因，并及时处理。

◎血细胞比容：准妈妈血细胞比容高于0.35，代表血液浓缩。

关键的第一次产检

孕早期检查一般要在怀孕第40~70天进行第一次检查。医生询问病史，孕45天左右可进行B超检查，确定怀孕；如小于45天可查血液绒毛膜促性腺激素（HCG）看是否怀孕。早期检查能够确定子宫大小与停经时间是否相符，从而了解到胎宝宝的发育情况，并且可以发现生殖器官的异常及妇科疾病等。此次检查十分重要，准妈妈一定要充分重视。

为了保证检查结果准确和检查方便，初诊检查前应做好必要的准备。一般来说，应从以下几方面准备。

◎检查前日晚上休息好，保证良好睡眠。

◎检查时间一般选择在上午9点钟前为宜，且最好空腹，准妈妈随身携带一些小食品和饮用水。

◎选择适合自己条件的医疗单位进行初诊检查，这样便于孕期情况的连续观察。

◎检查当日穿着宽松易脱的衣服，夏天最好穿连衣裙，冬天穿易于穿脱的肥大裤子，以利于妇科检查。

◎因为接诊医生较忙，所以为了节省时间、保证就诊效果，准妈妈最好事先明确末次月经时间、早孕反应开始时间等。另外如果准妈妈有什么疑问需向医生咨询，可以事先整理出来。

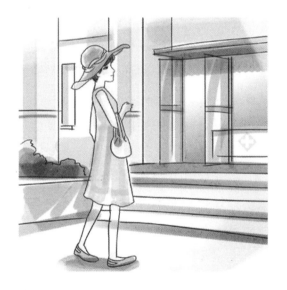

◎如实回答医生的询问，医生的询问所涉及的方面都是医疗需要的。像某些遗传性疾病如果患者刻意隐瞒，失去医学指导的机会还是小事，对宝宝健康造成的遗憾才是无法弥补的。

孕期疫苗禁忌面面观

孕期疫苗接种尤其需要谨慎，有些疫苗是不适宜接种的。一般情况下，疫苗分为活疫苗和死疫苗，活疫苗被接种到准妈妈体内，可能会直接感染胎宝宝。死疫苗虽然没有传染力，但是会诱发一系列不良反应，譬如头痛、发热、全身无力等，可增加流产、早产的危险。

风疹疫苗和麻疹疫苗都属于活疫苗，准妈妈应禁用，或只能在育龄期及早注射疫苗。未患过风疹的准妈妈如果在孕早期接触风疹患者，最好终止妊娠。准妈妈从来没有患过麻疹，也没有注射过麻疹疫苗，却不小心接触了麻疹患者，应立即注射丙种球蛋白。水痘、腮腺炎和乙脑减毒活疫苗、口服脊髓灰质炎疫苗和百日咳疫苗，准妈妈都应忌用。

此外，死疫苗（灭活疫苗）是可以接种的，具体情况要咨询医生。死疫苗是经过处理后的死病原菌，利用其抗原性，引起人体免疫反应，产生保护性抗体，要反复注射几次才能起到长期保护的作用。这类疫苗接种后不会影响胎宝宝，因此可用于有免疫接种指征的准妈妈。

另外，准妈妈接种灭活甲肝疫苗也是很有必要的。接种灭活甲肝疫苗可以防止甲肝病毒通过胎盘传染给胎宝宝，但是孕期患甲肝则常常发展成重型肝炎。因此在甲肝流行区，准妈妈一定要接种甲肝疫苗。目前常用的甲肝疫苗包括国产甲肝减毒活疫苗和甲肝灭活疫苗，准妈妈接种灭活甲肝疫苗是安全的。

基因重组疫苗是将病毒的部分基因片断整合到其他微生物中，让它不断地复制，产生该病毒的抗原部分，所组成的疫苗。这类疫苗同样可以使人体产生抗体，又对人体无不良反应。

心语馨愿

怀孕是女人一生最幸福的时候，虽然没有了苗条的腰身、灵活的脚步、粉嫩的面颊。可是，准妈妈有另外一种美丽，是普通女人难以比拟的。

拔牙也能致流产

怀孕前，准妈妈应先看牙医，排除牙齿疾患，在孕期一定要注意口腔安全。这是因为大量临床资料显示，在怀孕最初的2个月内拔牙有可能引发流产，而在怀孕8个月后拔牙则可能导致早产。如果准妈妈在孕早期患了牙病，一定要慎重接受治疗。如果准妈妈的牙病已经到了

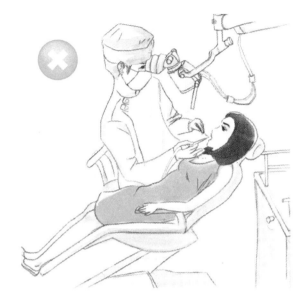

非治不可的阶段，最好选在怀孕3个月后拔牙，在治疗前要做好充分的准备工作，保证睡眠，避免过度的精神紧张。如果需要，在拔牙前一天或当天服用保胎药。

阴道流血须谨慎

怀孕必然会导致闭经，但也有在孕早期出血的现象，如有出血应到医院检查。出血有两个方面的情况，一个方面有可能是胎停育的预兆；另一个方面，胎宝宝是正常的，这种情况下的出血需要保胎。

盲目保胎不可取

一旦出现流产症状，准妈妈的第一反应是"我要保胎"。但盲目地、无休止地保胎，常常徒劳无功，甚至有害。一旦出现流产征兆，应及时就医，遵照医嘱决定是否保胎。如果医生认为可以保胎，准妈妈应以绝对卧床休息为主，药物治疗为辅。如果医生认为不可保胎，应听从医生的指导。

流产，最不愿听到的字眼

很多因素可能导致流产，有超过一半的流产是因为胎宝宝染色体异常所致。其他较常见的因素还包括细菌感染、激素缺乏（特别是孕酮）及免疫系统异常等。除了自然原因导致的流产外，准妈妈应尽量避免长期暴露在有毒的环境里，如吸烟、吸毒等，怀孕晚期还有可能由于胎盘位置异常、子宫肌瘤、子宫颈内口松弛及感染等因素，而致流产。其实，在所有流产病例中，约有1/3流产的原因是个谜。但准妈妈也不可拒绝一切运动。如果准妈妈因为怕流产而拒绝正常的孕期活动的话，会引起心情抑郁、食欲缺乏，可能还会引发孕期肥胖或者巨大儿等情况的发生，得不偿失。

怎样减少流产的发生

流产最明显的一个征兆就是间歇性的疼痛、绞痛和出血(其中可能还会夹杂着血块)。有些流产仅在做定期的产前检查时才会偶然被发现，因为医生听不到胎心。有时准妈妈可能会出现微量的出血，即阴道排出少量的血液。怀孕初期有微量出血很常见，一般不用担心，这通常是"突破性"出血。但无论何种原因，出现少量出血、大量出血或剧烈疼痛时，都应与医生联系，因为这可能是发生流产的征兆。不同类型的流产有不同的治疗方法。

如果有过流产史，医生可能会建议准妈妈在怀孕的头2个月里尽量多休息。此外，如果你知道自己患有子宫颈功能不全的话，可以请医生进行子宫颈环扎手术，绕宫颈一周将其缝合，待宝宝即将出生时再把缝线拆掉。

特别提示

虽然流产的过程中有很多不可控制的因素，一旦发生流产，夫妻双方不可互相指责，影响夫妻感情，而应该认真查找原因，避免再次流产，为孕育下一个宝宝共同努力。

孕2月，乐观胎教促进宝宝健康发育

根据性格选择胎教音乐

准妈妈在进行胎教时可以根据自己的性格选择合适的曲目。如准妈妈性格急躁，容易胎动不安，则宜选择一些轻柔和缓的中国风曲目，如《春江花月夜》《二泉映月》《琵琶语》和《渔舟唱晚》等；如准妈妈情绪抑郁，可选择一些轻松活泼、有节奏感的曲目，如《春天来了》《步步高》等。如准妈妈喜欢欣赏国外的曲目，也可投其所好，但应尽量避免节奏感强的重金属音乐。

胎宝宝的听觉会逐步发育，当胎宝宝初步具备欣赏音乐能力的时候，准妈妈可以和胎宝宝一起欣赏一些优美、抒情的音乐。每天播放2次，每次15分钟。

缔造优美舒适的居住环境

优美舒适的居住环境，可以使准妈妈心情更加愉悦，传递给胎宝宝更多的正面信息。家庭环境的布置是准妈妈物质生活的展现，也从侧面反映了准妈妈的心态。客观上促进了胎宝宝的发育。

首先，居室的环境要温馨、整洁。职场中的准妈妈回到家中，肯定不希望看到家中凌乱不堪。居室色彩的布置以淡蓝色、淡粉色或淡黄色为宜。这些颜色可以舒缓身心，调节准妈妈的紧张情绪，有利于恢复准妈妈的体力和精力。

其次，居室的卫生要干净，环境要整洁。家具不宜过多，过杂，数量以适用为宜。过多的家具和物件使居住环境拥挤，显得杂乱无章。长期居住在这种环境中，准妈妈会产生视觉疲劳，也影响胎宝宝对外界的秩序感知。

准爸爸更爱妻

夫妻吵架不可取

孕期的准妈妈难免情绪波动，此时最需要的就是准爸爸的理解与关心。工作一天的准妈妈可能会突然心情抑郁，喜欢向准爸爸哭诉工作的辛苦，此时准爸爸应及时表达出自己的理解之情，如："我非常理解你的不易，我知道你是为了我们的宝宝""亲爱的，你不是一个人在战斗，有我呢"等等，而不是一味的追问原因，或者置之不理。

多与胎宝宝说说话

胎宝宝很喜欢来自外界的声音，尤其是中低频率的声音。而男性声音正是以中低频率为主。准爸爸可以从现在开始每天与宝宝聊天，讲讲自己一天的工作情况，告诉胎宝宝自己的业余爱好，如"宝贝儿，爸爸期待将来和你一起踢足球""爸爸工作很辛苦，但是想到这些辛苦是为了你和妈妈，爸爸就充满战斗力了""今天爸爸给你讲个童话故事吧"等。

帮助准妈妈活动

孕2月的准妈妈为了保护胎宝宝，往往不敢活动。准爸爸要充分利用自己和准妈妈在一起的时光，陪伴准妈妈做一些力所能及的运动，如散

 医师问答

准爸爸也会有孕期反应吗？

有些准爸爸也有妊娠反应，如恶心、呕吐、腰围增粗等，这是由准妈妈的妊娠反应引起的。准爸爸传染了准妈妈的感觉。一旦准妈妈的感觉减弱，准爸爸的反应也会消失。

步、听轻音乐会等。散步的时候，准爸爸一定要牵着准妈妈的手，让准妈妈时刻有被呵护的感觉。听轻音乐会的时候，准爸爸要提前安排好路线，准备关于音乐会的一些知识，多和准妈妈沟通。

早点回家陪伴准妈妈

孕早期的准妈妈更需要亲人的陪伴，因为怀孕的种种不适会导致准妈妈特别想要倾诉。所以，准爸爸要尽可能推掉下班后不必要的应酬。早点回去陪伴准妈妈，你急匆匆回家的脚步，和一进门的笑脸，会给孕期的准妈妈莫大的安慰和信心。

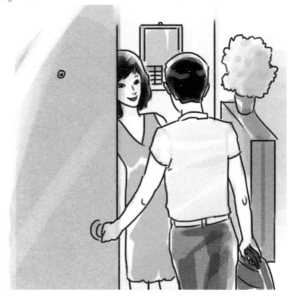

勤洗澡，勤换衣

准爸爸在外面工作一天，不可避免会接触很多灰尘和细菌，如果将这些东西带回家中，传给本就抵抗力较弱的准妈妈，可能会影响准妈妈和胎宝宝的身体健康。所以，准爸爸最好做到一进家门就洗澡、换衣服，再拥抱准妈妈，尽量从源头上杜绝可能的传染。给准妈妈和胎宝宝创造一个相对健康和干净的环境。

报喜不报忧

虽然说，准爸爸应该什么事情都要和准妈妈商量。但如果是过于气愤和刺激的事情，准爸爸还需斟酌。在可以不说的前提下尽量不要去刺激准妈妈，可能准爸爸觉得不是特别生气的事情，准妈妈会特别激动，影响情绪，进而影响胎宝宝的生长发育，有时候过度的刺激可能会造成流产。

进入孕2月，大多数的准妈妈已经确认了怀孕的喜讯，当然有一些准妈妈由于月经周期不准或者其他原因，可能还没有发觉，但这已经是极少数了。步入准妈妈的行列，你的心情是怎样的呢？狂喜？犹豫？纠结？害怕？也可能是多种情感的杂合体。

不管怎样，你现在正行进在漫长孕期的第2个月中，恶心、呕吐、疲惫不堪，种种表现时刻在提醒着你已怀孕的事实。经受着这类无处不在的不适感，很多准妈妈都无所适从，以前那想干啥就干啥的生活一去不复返，取而代之的是小心谨慎对待生活的方方面面，比如，按时睡觉，改穿平底鞋，穿宽松的衣服，远离烟酒，注重饮食的营养全面等。可能你还不习惯这样的生活方式，时常会怀念之前那随性而为的浪漫岁月，但你不得不接受并及时改正自己不正确的生活习惯，一切以宝宝的安全为重。而且，当宝宝出生后，你会发现其实这样有规律的生活很好。

而且，趁着身体条件允许，你可以和准爸爸一起检查一下家中的危险区域，及时排查隐患，尤其是卫生间和厨房，这两个地方的危险因素较多。因为孕期的头3个月是特别需要小心的阶段，这时候，胎宝宝正在迅速生长发育，如果受到外界不良因素的刺激，很有可能影响到胎宝宝的正常生长，引发畸形或者流产。

听到怀孕的消息，准爸爸的心情又是如何的呢？一般情况下，很多准爸爸还没有心理准备，在宝宝这件事情上，男性往往比女性晚熟。没有关系，随着准妈妈肚子的日益增大，准爸爸的自豪感就会油然而生！

第四章

孕3月，
初具人形的小人儿

孕3月，小人儿已经初具人形啦。此时此刻的你，喜悦与不适萦绕心头。积极面对吧！这是一场华丽而宝贵的经历，为了可爱的胎宝宝，你应该忍受一切痛苦，愿意承受一切不适。保护好自己，就是给胎宝宝最好的爱！

孕3月：准妈妈，胎宝宝为你加油

越来越"丑"的皮肤

怀孕后，大部分准妈妈的皮肤会变差，干燥、皱纹、出现妊娠斑等，这也是体内激素变化的结果。准妈妈不用过于在意自己变差的皮肤。因为，随着孕期的结束，皮肤会逐渐变得好起来。

时不时出现的眩晕

眩晕的发生，多是由于血管平滑肌舒张，更多的血液流到腿部，子宫处也因为怀孕有较多的血液循环，这就会导致低血压的产生，准妈妈如果出现这种情况，千万不要惊慌，找一个平坦的地方躺下就能迅速缓解。

骨盆区的隐隐作痛

在怀孕的头3个月，不断增大的子宫会牵扯子宫韧带而带来疼痛，起初较为短暂、轻微，不太像一种真正的疼痛。要想减轻骨盆韧带的疼痛，准妈妈可以试着一脚站着，抬起另一只脚，用双手反向顶着椅背，然后将举起的脚保持离地5厘米左右，慢慢转向，接近疼痛的部位，在那儿停留10秒钟左右。

孕吐高峰期即将过去

这个阶段，准妈妈的妊娠反应已经逐渐减轻，这是由激素变化引起的。准妈妈会发现前段时间感到恶心的一些食物，现在看起来，没有那么反胃了，准妈妈终于快要熬过难受的孕吐高峰期了。

宝宝的漂亮小脸蛋

从第9周开始，准妈妈会惊喜地发现，胎宝宝已经长出了漂亮的脸蛋，头的比例相对较大，下颌和脸颊相对发达，小巧的鼻子、玲珑的嘴和声带等都已长成，最神奇的是，眼皮已经出现啦。也许准妈妈此时此刻还不能辨认出胎宝宝是像爸爸多一些还是像妈妈多一些，但初具轮廓的脸蛋已经给予准妈妈更大的想象空间了。

透明皮肤下的世界

胎宝宝的身体为7～9厘米，体重约20克，孕3月时，胎宝宝的尾巴已经悄然消失，虽然头还是很大，背部稍稍有点弯曲，但胎宝宝看起来已经有人的模样了。躯干和腿都长大了，因为胎宝宝的皮肤是透明的，所以可以较为清晰地看到皮下血管和内脏等，像隔了一层毛玻璃。此外，心脏、肝脏、胃、肠和肾脏都已成形。之前在腹腔外被囊包裹着的肠道开始向逐渐增人的腹腔转移。

清晰的四肢

胎宝宝的关节已经形成，手臂变得更长而且肘部变得更加弯曲，手指和脚趾已经分开，腿长约2.5毫米左右，脚踝发育基本完成，指甲正在生长。这一切都表明，胎宝宝越来越像个标准的小人儿了，过一段时间，胎宝宝就会用小手抓东西玩了，此外，胎宝宝的骨骼开始钙化。他变得没有以前那么脆弱和娇气，当然，即使胎宝宝有这样的变化，准妈妈也不可以掉以轻心。

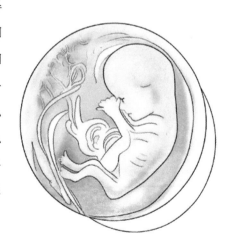

好"孕"缘于快乐的心态

油然而生的责任感

孕3月时的准妈妈，不会再怀疑自己是否怀孕，而是勇敢地担当起一个母亲的责任。抚摸着日渐隆起的腹部，你一定有很多话想和胎宝宝说，每次出门在外，你都会小心翼翼地用双手挡在腹部的前方，这就是一种油然而生的责任感，是母爱天性使然。准妈妈们要继续保持下去，千万不要被孕期的困难和想象中养育宝宝的艰辛所吓倒。

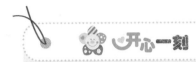

有一天，5岁的女儿问我要平板电脑玩，我没有同意。过了一会儿，女儿问我有没有止痛药，我很紧张地问她怎么了，她捂住胸口说："没有平板电脑玩，我的心好痛。"

克服孕吐的"心理攻坚战"

怎么吐也吐不完？基本上每个准妈妈都会经历孕吐。此时此刻的准妈妈觉得非常无助，你要不停地告诉自己："这一切都会过去！为了宝宝，呕吐算什么，我是宝宝的好妈妈！"用诸如此类的话语来暗示自己，相信所有的准妈妈都能挺过孕吐这一关。

焦虑与信心"二重奏"

焦虑主要来源于三个方面：激素的变化、不适应身份的转变、担心胎宝宝畸形。如果准妈妈曾经有过流产史，或者性格内向、年龄小等，都有可能产生焦虑情绪，并影响到家人。一些性格比较开朗，接受过科学育儿知识的准妈妈则会显得更有信心。前一类准妈妈要多与后一类接触，慢慢缓解自己的焦虑。

均衡饮食，营养全面

日常饮食要混搭

孕期准妈妈要注意食物的混搭，主要是指营养全面充足。各种营养素的有机搭配，能有效提高营养素的吸收率，为胎宝宝的生长发育创造最好的营养环境，避免由于偏食造成的某种营养素的缺乏。下面介绍几种巧搭配。

◎用番茄、土豆炖牛腩，既可以减少牛肉的油腻，又可以获得土豆中的淀粉和牛腩中丰富的营养素。

◎玉米和小米交替煮粥，能有效补充粗粮，改变准妈妈过细的饮食结构。

◎蒸玉米面馒头时加入黄豆面，既能增加黄豆的香味，还能改变馒头的质地，变得更加松软可口。

饮食营养要全面

为了保证营养的全面，准妈妈第一要选择谷类、薯类及杂豆类食物，每天达到200～300克，其中杂粮不少于五分之一；第二，选择蔬菜类食物每天300～500克，以深色蔬菜为主，水果类食物每天需要摄入100～200克；第三，每天食用鱼、禽、蛋、瘦肉150～200克，其中鱼、禽、蛋各50克；第四，奶类及奶制品每天需要200～250克，大豆类和坚果需要50克；第五，每天植物油控制在15～20克，食盐不能超过6克；第六，每天要坚持走步运动，饮水量不要少于1200毫升。

特别提示

"加料"食品危害大：很多加料食品口感好，胃口不好的准妈妈特别爱吃，其实，这些食品中添加剂多半都对身体不好，如色素、防腐剂、亚硝酸盐、苯并芘等，准妈妈的食物一定要以天然为最好。

素食主义，害了胎宝宝

有些女性出于各种原因，成为素食主义者。但在怀孕期，准妈妈还是要尽量避免素食，肉类中含有很多胎宝宝生长发育必需的微量元素，如牛磺酸和脂溶性维生素。胎宝宝如果长期缺乏牛磺酸，可能造成出生后视力不佳，甚至有失明的危险。维生素A、维生素E、维生素D和维生素K都属于脂溶性维生素，需要有脂肪的协助才能被人体吸收，如果长期缺乏，可能会造成胎宝宝发育不全、发育畸形，甚至流产、早产的发生。

控制食盐的摄入量

准妈妈要注意食盐的摄入量，因为盐中含有大量的钠。由于女性怀孕后肾脏的功能减退，排钠量相对减少，从而极有可能失去水电解质的平衡，导致心脏功能受损。如果体内的钠含量过高，会从血液中渗入组织间隙中，造成组织水肿。因此，多吃盐会加重水肿并且使血压升高，甚至引起妊娠高血压等疾病。然而，长期低盐饮食也会有不良反应，正常的准妈妈每日的摄盐量以5克为宜。

胎宝宝离不开"镁"

镁有助于胎宝宝肌肉和骨骼的健康发育。尤其是怀孕头几个月摄取镁的数量与胎宝宝的身高、体重和头围大小有密切关系，镁存在于色拉油、绿叶蔬菜、甜瓜、葵花子、坚果、大豆、南瓜和全麦食品中。同时，适量的镁对准妈妈的子宫肌肉恢复将会有很大帮助。

特别提示

素食准妈妈的营养补充：保证每天摄入400克左右的谷类和薯类食物，300克左右的豆类食物，300克左右的绿色蔬菜，适量的坚果和水果，特别是富含维生素C的水果，每周吃3次海洋食物、豆奶等，以补充矿物质和维生素。

妊娠斑阻击战

预防妊娠斑，要从食物抓起，不要使用容易刺激皮肤长斑的食物，如刺激性调味品和零食等。此外，如果准妈妈能够适当食用一些有防斑功效的食物，也会达到事半功倍的效果。

◎ 黄绿色蔬菜，含有 β -胡萝卜素和维生素E，富含维生素C，能使深色氧化型色素还原成浅色还原型色素。

◎ 番茄、洋葱和大蒜，能合成谷胱甘肽，抑制酪氨酸酶的活性，减少色素沉着。

◎ 鲜枣、柑橘、柠檬，富含维生素C，能美白皮肤，淡化色斑。

◎ 鸡蛋、海产品，富含硒，可预防和治疗黄褐斑。

小薯片，油脂高

薯片味道好，是许多女性喜爱吃的零食。但是准妈妈不宜多吃薯片。这是因为，虽然薯片接受过高温处理，其中的龙葵素的含量会相应减少，但是薯片含有较高的油脂和盐分，烘烤过程中可能还会产生致癌物质，

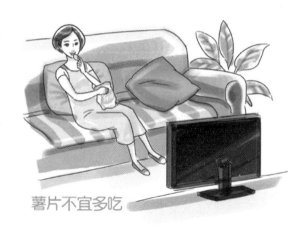

薯片不宜多吃

多吃不但会引起肥胖，还会诱发妊娠高血压等疾病，增加妊娠风险，所以不能贪吃。

腌制食品有风险

准妈妈要少吃人工腌制的酸味食物，如酸菜、酸萝卜等，因为其中原有的维生素、矿物质、氨基酸等营养成分在腌制的过程中会被严重破坏，失去原有的营养价值。同时腌菜中致癌物质亚硝酸盐含量较高，过多进食，显然对母体和胎宝宝健康不利。

冬瓜，利尿消肿专家

冬瓜含有丰富的维生素、矿物质等营养成分，维生素中以维生素C、维生素B_1、维生素B_2和烟酸含量较高。冬瓜还能利水消肿，防止肥胖。

1 预防便秘：冬瓜富含膳食纤维，其中的粗纤维能刺激肠道蠕动，促进排泄。

2 降压降糖：冬瓜中含钾量较高，对肾病、高血压病、水肿、糖尿病患者有帮助。

3 利尿消肿：冬瓜能缓解准妈妈孕晚期水肿，并且不会因为消肿而损伤准妈妈的正气。

把白萝卜当"小人参"

白萝卜俗称小人参，富含钾、磷、叶酸等多种营养物质。准妈妈常吃白萝卜，对自己和胎宝宝都很有好处。白萝卜能提高准妈妈的身体免疫力，这是因为其中富含莱菔子，能够抑制细菌；白萝卜还能为准妈妈补充维生素C，促进铁元素的吸收，健全胎宝宝的心血管和造血系统；此外，白萝卜还有健胃消食的作用，能有效缓解准妈妈因为孕吐造成的不适症状。

但是，很多准妈妈不喜欢白萝卜的特殊味道，其实，白萝卜有多种吃法。家人可以制作炒白萝卜丝、白萝卜炖排骨等，尽量将这种味道掩盖掉，刺激准妈妈的食欲，增强准妈妈的营养供应。

医师问答

如何在准妈妈的饮食中巧妙加入冬瓜子？

冬瓜子可以晒干碾细，调入粥、面条、牛奶或者其他食物中，每日食用1次，可有效改善水肿症状，并美化皮肤。

非吃不可是怎么回事

准妈妈在孕期可能会出现某个阶段特别想吃某种食物，这真实反映了身体的需求。你想吃的，可能就是你身体需要的。如果你想吃的都是健康食物，在把握量的前提下，你可以尽情去尝试。但如果你是为了满足口腹之欲而想吃街边小摊的话，那就不是身体的需求，而仅仅是为了解馋，这是非常不可取的。比如，甜食和主食的主要营养成分都是碳水化合物，多吃容易使血糖增高，不利于胎宝宝的发育。

牛奶的替代品

有些准妈妈乳糖不耐受，这是由于小肠黏膜乳糖酶缺乏引起的，乳糖酶缺乏会导致奶中乳糖消化吸收障碍而引起腹胀、腹痛、腹泻等现象。如果准妈妈是乳糖不耐受者，也不要过度紧张，因为现在有很多乳制品可以替代了。

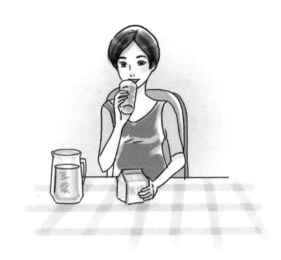

◎酸奶：酸奶是牛奶发酵而成，不仅拥有牛奶的营养成分，还含有乳酸，能有效提高钙、磷在人体内的吸收率。酸奶所含的益生菌还能维护肠道内环境，防治便秘。

◎奶酪：奶酪的浓度比牛奶高，营养更丰富，而且奶酪的食用方式更加多样化，可以搭配蔬菜，可以涂抹面包片，还可以加热融化做比萨等。

◎豆浆：如果想找到一种能和牛奶媲美的液体，豆浆当之无愧。在家中可以用豆浆机自己打，记住，生豆浆一定要煮开才能喝。

还有一些改善乳糖不耐受体质的小方法，如先吃进一些食物，后少量饮用牛奶，或者是少量多次饮用牛奶。

工作餐也能更营养

职场准妈妈的午餐可能会受很多因素的影响，准妈妈不要害怕。工作餐也能很营养！建议准妈妈随身携带水果、奶酪、牛奶或者面包、饼干等食物，以备不时之需。此外，准妈妈外出吃午饭时，建议邀请几位同事一起，选择干净的餐馆，多点几个菜，保证全面充足的营养。

如果条件允许的话，家人可以为准妈妈送工作餐。需要注意的是，千万不要将隔夜的饭菜简单地热一热就给准妈妈吃，最好是当天做的最新鲜的饭菜。因为隔夜的饭菜可能会产生一些不利于人体健康的物质，被准妈妈吸收后，会影响胎宝宝的健康成长。

维生素片不等于蔬菜

有很多80后准妈妈热衷于吃维生素片，怀孕前就把维生素片当成蔬菜吃。其实，这种观念是非常错误的。维生素片和蔬菜不能相互代替，准妈妈的餐桌上永远需要有蔬菜。蔬菜中的维生素是按照一定比例存在的天然成分，而维生素片大多是人工合成的，两者在性质上存在很大差别。此外，蔬菜中还含有其他营养物质，如叶绿素、各种矿物质、碳水化合物、膳食纤维等，这些都是身体所必需的营养物质。

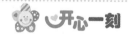

——小强总喜欢把家里的闹钟弄坏，爸爸为什么总是让不会修理闹钟的妈妈代为修理呢？

——因为爸爸会"修理"小强啊！

松仁玉米

原料

玉米粒 1碗，熟松仁半碗，红柿子椒 1个，葱花、盐、白糖各适量。

做法

1. 将玉米粒洗净，放入开水锅中，煮到八成熟捞起。

2. 将红柿子椒洗净，切成小丁，用葱花爆香。

3. 将玉米粒和松仁一起倒入锅中，加入适量的盐和白糖，翻炒。

4. 倒入适量的水，加盖焖2～3分钟即可。

推荐理由

粗粮和坚果的完美组合，能补充日常饮食的不足。

草鱼豆芽

原料

草鱼 400克，黄豆芽 400克，油、姜片、料酒、淀粉、胡椒粉、盐、糖、姜汁各适量。

做法

1. 将鱼肉洗净，切片，用盐、糖、姜汁、料酒、淀粉、胡椒粉腌半个小时。

2. 黄豆芽洗净，放锅中炒至八成熟捞起。

3. 另起锅加油，放入姜片爆香，倒入鱼片，稍稍翻炒，加入黄豆芽，后再放入少量的盐即可。

推荐理由

黄豆芽能有效减缓体内乳酸的堆积，缓解妊娠反应。

柠檬煎鳕鱼

原料

鳕鱼200克，柠檬1个，鸡蛋1个，油、淀粉、盐各适量。

做法

1．将鳕鱼洗净，切块；柠檬洗净，挤出汁液。

2．将鳕鱼、柠檬汁、鸡蛋清和淀粉混合，搅拌均匀，腌半个小时。

3．将腌制好的鳕鱼放到油锅中煎至双面呈金黄色。

4．加少许水，盖上盖焖10分钟即可。

推荐理由

柠檬味道清新，富含丰富的维生素C；鳕鱼是深海鱼，二十二碳六烯酸（DHA）、钙、铁含量丰富。

清炖牛肉汤

原料

牛肉200克，葱、姜、盐各适量。

做法

1．牛肉洗净切大块，氽烫除腥，捞起；葱去须，洗净切大段；姜洗净，切粗丝。

2．将上述材料盛入锅内，加水，以大火烧开后转小火慢炖，待肉熟烂，加盐调味即可熄火。

推荐理由

牛肉可强筋健骨、滋养脾胃，也可促进胎儿发育。

猪肉芦笋卷

原料

猪肉100克，芦笋100克，料酒、姜、蒜末、盐、咖喱粉、黑胡椒粉各适量。

做法

1. 把猪肉洗净，切片，用料酒、姜、蒜末把猪肉片腌10～15分钟。

2. 芦笋洗净，去根去皮，切成长短适中的段。

3. 用腌好的猪肉包住芦笋段。

4. 把包好的卷撒上咖喱粉、盐和黑胡椒粉，放入烤箱中烤7分钟左右即可。

推荐理由

此菜品能帮助准妈妈增进食欲，促进消化。

奶香麦片粥

原料

麦片150克，牛奶200毫升。

做法

1. 用沸水将麦片冲泡5分钟。

2. 将麦片捞出，放入牛奶中，搅拌均匀。

3. 入锅用小火加热即可食用。

推荐理由

牛奶富含优质蛋白质，麦片含有钙、铁、磷等多种营养成分。

日常生活，合理安排

劳逸结合，动静适宜

一些准妈妈怀孕后还继续奔波在工作一线上，另一些准妈妈怀孕后变得彻底不劳动了。这两种做法都比较极端。准妈妈不宜参加过重的体力劳动和剧烈的体育运动，但是如果活动太少，会逐步减缓肠蠕动，影响消化和吸收功能，从而引起食欲下降、消化不良、便秘等，而且长期不动也会加重水肿，对准妈妈的健康不利，甚至会使胎宝宝发育受阻。因此，准妈妈在怀孕期间应注意做到适量活动，注意劳逸结合，将活动量掌握在与平常差不多的度上就可以了。

预防畸形

导致胎宝宝畸形有很多方面的因素。其中，遗传、物理、生物及化学物质因素，比较重要。预防措施是不吸烟、不过量饮酒及远离被动吸烟的环境；远离毒品和有毒化学制剂等；远离猫、狗等宠物。

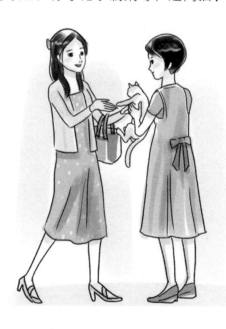

做做家务，有益身心

准妈妈最好不要用凉水洗衣服，以免诱发流产。在做家务的时候，准妈妈一定要保护腰部和腹部，防止任何重物、硬物顶着腹部或撞击腹部。不要端盛水的盆；洗衣宜用肥皂，不宜用洗衣粉；不要用力拧衣服，最好不洗大件；晒衣服可低矮些，不要用力高举。不要登高、抬重物。

职场准妈妈的小道具

职场准妈妈上班的时候需要一些道具来缓解不适，这些道具虽小，却能发挥很大的作用，是准妈妈职场必备良品。

◎ 小毯子：很多办公区的空调温度过低，可以将小毯子盖在腿上，避免受凉。

◎ 小靠垫：准妈妈坐太久可能会腰背不适，如果将一个柔软的靠垫放在椅背上支撑的话，准妈妈就会舒服很多。

◎ 保温杯：准妈妈最好不要喝凉开水，准备一个小巧的保温杯吧，随时能喝上热水将是一件多么开心的事情。

◎ 臂章：上下班高峰总是那么多人，孕早期的准妈妈看起来一点也没有怀孕的样子，怎么办呢？准妈妈臂章来帮你，这些臂章上写有"请给我妈妈让座！"的字样。

◎ 小凳子：如何缓解准妈妈水肿的双腿？准备一个小凳子吧，工作的时候把双脚踏在上面，可以有效缓解双腿的不适。

远离电子产品污染

环顾四周，到处都是电子产品，如电脑、手机、电视机等。电子产品无处不在，准妈妈想生活在没有电子产品的世界是不可能的事情。所以，如何做到尽可能远离电子产品就成了准妈妈最想知道的事情。首先，克制自己想使用的心情，从自己做起；其次，不用的电子产品通通断电并收起来；再次，准妈妈的家人最好不要在准妈妈身边玩电子产品。

你被动吸烟了吗

准妈妈自己不吸烟，并不能完全避免不接触到烟味。如果准妈妈生活的环境中有人吸烟，都会被准妈妈吸收到。即便是吸烟人去门口吸，烟里的致畸物质也会附着在衣服上被准妈妈接触到，这就是三手烟！所以为了准妈妈和胎宝宝的健康，家人尽量戒烟，或者在外面吸烟后回家立刻换衣服、洗脸和漱口，杜绝准妈妈被动吸烟的可能性。

打造零铅污染的环境

大家都知道铅对身体有害，如果铅积聚在准妈妈的身体中，它会通过胎盘血液循环危害胎宝宝的大脑，引起智力障碍和先天畸形等。因此，准妈妈在孕期一定要避免铅污染，远离含铅的一切物品。

◎尽量少吃膨化食品，尤其是高温炸制的油条、薯片等。

◎准妈妈尽量在没有汽车尾气的地方散步，因为汽车尾气中含有大量的铅。

◎印刷品上也有大量的铅，准妈妈千万不要贪图方便用印刷品直接包裹食物，特别是报纸。

◎尽量选择没有颜色的餐具盛放食物，色彩艳丽的餐具往往含有很多铅。

选择合适的胸罩

到了孕3月末期，准妈妈就要准备更换一个新的胸罩了，这是因为如果不及时更换的话，会影响胸部血流循环，压迫乳腺，引起乳腺炎。而且孕期的乳房是向下部两侧扩张，需要购买特殊的孕期胸罩才能适合。

不宜佩戴的首饰

孕期准妈妈最好不要佩戴首饰，因为金银等首饰一般边缘较为锋利，可能会划伤皮肤，而且佩戴首饰出门，可能会造成不必要的麻烦。准妈妈最好也不要佩戴戒指，因为水肿的原因可能会导致戒指难以取下。为了漂亮，准妈妈可以佩戴一些小珍珠为主的项链。

准妈妈的舒适坐姿

职场准妈妈不可避免的要长时间坐着工作。此时，你可以把办公室的椅子调到舒服的高度；切忌弯腰驼背；调整显示屏的位置，尽量保证头和身体要同电脑屏幕有一定距离。此外，准妈妈还可以要求把自己的座位调整到出入方便的位置，最好附近有窗户便于通风。

还能出差吗

职场准妈妈可能在孕期还要出差，为了保证准妈妈的安全和健康，孕早期应尽量避免出差。在出差时，最好有同事同行，并查找好目的地最近的妇幼保健医院。如果领导不知道准妈妈怀有身孕，而指派的出差时间过长或者路途又过于遥远，准妈妈要和领导说明自己的特殊情况。在旅途中，准妈妈可随身携带小塑料袋、纸巾、湿巾等，以防止不期而至的孕吐。并且，准妈妈在乘坐飞机前一定要咨询医生，确定自己的身体状况是否适合乘坐飞机，并随身携带产检手册以及医生和家人的联系方式，万一发生情况以便于机组人员展开急救。

心语馨愿

职场准妈妈不要羡慕在家待产的准妈妈，每种生活方式都各有利弊。最重要的是自己的心情，要及时调整心态，面对孕期可能出现的种种不适，积极应对，才是内心最强大的准妈妈！

孕期保健与检查

可怕的唐氏综合征

唐氏综合征是一种最常见的遗传性疾病——染色体病，主要表现为智力障碍，多伴有严重的心脏病及多发畸形，有典型的唐氏儿面征。唐氏儿多智力低下，社交能力差，将来不能独自在社会上生活、学习和工作，而且身体抵抗能力差，容易生病。在经济上、人力上和情感上，唐氏儿都会对整个家庭造成非常巨大的影响。

唐氏儿筛查是通过检测母体血清中甲胎蛋白（AFP）和绒毛膜促性腺激素（HGG）的浓度，结合准妈妈预产期、年龄和采血时的孕周，计算出"唐氏儿"的危险系数。一般情况下，可以查出60%~70%的唐氏儿。而且，孕妇的年龄越大，唐氏儿发病的风险也越大。因此，根据准妈妈的年龄和生育史，35岁以上、生过唐氏儿的女性再孕时必须做产前诊断。在8~10周及16~20周

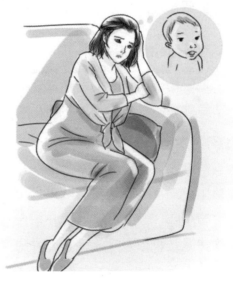

到产科门诊做羊膜腔穿刺，进行绒毛及羊水细胞的染色体核型分析。

唐氏综合征的致病原因为染色体数目异常，患者比正常人多1条21号染色体。一般情况下，通过唐氏儿筛查，能检查出胎宝宝是否有罹患此病的危险，如果确诊为唐氏儿，医生会及时通知准妈妈，并做相应的处理。但准妈妈一定在怀孕过程中，按照医生的要求，定期检查，以免因为漏检而造成终身的遗憾。

B超单其实不神秘

很多准妈妈抱怨看不懂B超单，上面术语太多，其实B超单上的术语都是科学规范的，而且比较简单。下面是一些基本的B超单术语的解释，准妈妈对这些术语只要做基本的了解即可，如果准妈妈有什么疑惑，可以当场询问B超医生或者孕检的经治医生，他们都会给予详细的解答。

◎双顶径（BPD）：也叫胎头大横径，是胎宝宝头部从左到右最长值，可以用来推测胎宝宝的体重和发育状态。怀孕5个月后，BPD的值基本与怀孕月份相同。

◎头围（HC）：也叫胎头周长，是计算胎宝宝头部一周的长度的数值，用于确认胎宝宝的发育状态。

◎股骨长（FL）：胎宝宝大腿骨的长度。用于和BPD一起来推算胎宝宝的体重，正常值应与怀孕月份的BPD值差2～3厘米。

◎肱骨长（HL）：胎宝宝上臂骨的长度。

◎腹围（AC）：也叫腹部周长，是胎宝宝肚子一周的长度，用于和躯干前后径和躯干横径一起来推测胎宝宝的发育情况。

◎脐带血流比值（A/B）：脐带内的血液流动情况，用于检测胎盘的血液循环和功能。

◎羊水指数：以你的脐部为中心，分为上下左右4个区域，将4个区域的羊水深度相加所得的数值。

特别提示

如果准妈妈的B超结果与正常值有出入，准妈妈千万不要惊慌。每个胎宝宝的发育情况都不一样，而且胎宝宝体位不同也会引起数值的误差。如果出现这种情况，建议先向产科医生咨询，不要盲目慌张。

羊膜穿刺术

羊膜穿刺术是以约0.6毫米内径的长针，在超声波引导下，穿过准妈妈腹壁、子宫壁，到达羊膜腔，然后抽取20毫升的羊水。培养羊水中的细胞，可以分析细胞的染色体，以及许多酶的活性，由此可以作为染色体异常(如唐氏综合征)、基因异常，或是先天性代谢异常的产前诊断。通常实施的周数是16~22周，最晚不要超过22周。但是，羊膜穿刺术有流产的风险。

以下几种情况必须做羊膜穿刺术。

◎ 35岁以上的高龄准妈妈。

◎ 孕12周左右，B超颈项透明层较厚，大于3毫米。

◎ 上一胎孩子染色体异常。

◎ 发现胎宝宝有患唐氏综合征的高风险。

如何选择产检的医院

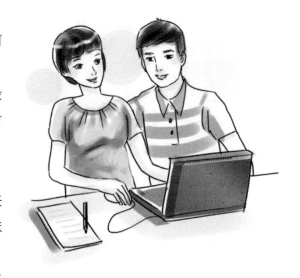

相信很多准妈妈都会在如何选择产检的医院上纠结。其实，选择医院有四大原则：一是最好选近的，因为选择医院要以方便为前提，如果只考虑条件好，而盲目选择交通不方便的医院，将会影响准妈妈每次产检和将来的分娩，带来很多不必要的麻烦；二是选择价格能承受的，如自己经济条件较好，也可选择信誉较好的私立医院；三是坚持在同一家医院产检和分娩，如无特殊情况，最好中途不要转院；四是如果你怀孕时伴有其他疾病，最好选择综合性医院分娩，并在每次产检前，都告知医生你所患疾病的具体情况，请医生认真考虑用药禁忌。

孕期敏感也是病

准妈妈的心情如果容易波动，那么胎宝宝的心情也是如此。这是因为，准妈妈的情绪可以通过改变血液成分来影响胎宝宝。准妈妈如果过度敏感，就会长时间地给予胎宝宝不好的刺激，对正处在形体和神经发育关键期的胎宝宝产生不良影响。

如何克服敏感综合征

准妈妈如果出现了敏感综合征，很大程度上是因为对分娩的过程有恐惧感。此时此刻，准妈妈的家人应主动协助做好心理调理工作。如准爸爸或者其他准妈妈比较信任的家人应该抽出更多的时间来陪伴准妈妈，陪她出去散心、聊天，讲一讲怀孕的乐趣，也可以邀请一些有孕育经验的妈妈来家里做客，与准妈妈分享心得。

此外，准妈妈也要把自己的生活充实起来，找一些自己喜欢做的事情来做，比如听音乐、绘画等，转移注意力，不要将过多的心思放在担心害怕分娩的过程上面。

准妈妈还可以通过听取与分娩有关的知识讲座，了解什么是科学的分娩过程，从而缓解自己过于敏感的心态，其实分娩过程并没有那么的可怕，尤其是在现在的医疗环境下，一般的医院都会有非常专业的医生和护士。

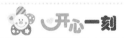

老师：明明，你爸爸今年多大了呀？

明明：爸爸今年5岁了。

老师：难道你爸爸和你一样大？

明明：是的，我爸爸亲口对我说过，他是从我出生那天开始当爸爸的。

孕3月，用胎教来诉说准妈妈的爱

斯瑟蒂克胎教

斯瑟蒂克夫妇强调要带着爱心与喜悦的心情和胎宝宝交流。如果准妈妈心情不好，宁可不做，等到心情转好时再继续。在胎教的过程中，夫妇俩有着明确的分工，如准爸爸除了每日必须的问候之外，还要专门给胎宝宝讲述自己一天的见闻，教给胎宝宝一些理科知识，而这种有益作用在胎宝宝出生后仍在继续。

一起来做脑筋急转弯

千万不要错过和胎宝宝一起做脑筋急转弯游戏的机会。这个游戏一点都不复杂，玩起来能锻炼准妈妈的大脑，活跃胎宝宝的思维，可谓一举两得。

◎ 准妈妈问：宝宝，1+1等于几啊？

准妈妈代宝宝回答：妈妈，我知道，等于王，因为一、十、一加起来就是王字。

◎ 准妈妈问：宝宝，为什么两只老虎打架，非要拼个你死我活啊？
准妈妈代宝宝回答：这是因为没人敢劝架呀。

◎ 准妈妈问：小王去看电影，到了电影院，却看不到半个人，这是为什么呢？

准妈妈代宝宝回答：哈哈，这是因为根本就没有半个人啊。

音乐是最好的心灵安慰剂

准妈妈在听音乐的时候，可以根据其所表达的情景来想象，如晴空万里的蓝天、清澈的溪流、宽广的大海、迷人的夜色等，准妈妈在听音乐时最好不要把耳机放在肚皮上，音量也不能太大。

准爸爸更爱妻

化身按摩师，爱子更爱妻

这个阶段的准爸爸怎么能没有一点绝活呢？快悄悄学会一点孕期按摩手法吧。为辛苦的准妈妈亲手按摩，缓解她的疲劳，给她一份惊喜。准爸爸可以学一些头部按摩、手部按摩和腿部按摩的手法。需要注意的是，颈部、腰部和腹部最好不要涉及。

准妈妈上下班的护送工

如果准妈妈是位职场女性，那么准爸爸就要尽力承担起接送的任务。每天起早一点，先开车把准妈妈送到工作单位，下班前尽量把自己的工作干完，准时去接准妈妈回家，准妈妈的心情也会特别好。

胎教是两个人的事儿

千万要明确一件事情——胎教是两个人的事情。准爸爸不要再沉迷于游戏、足球和武侠之中了。试着采购一些胎教书籍和光盘，回家和准妈妈一起学习学习吧，你会发现这里面你扮演着必不可少的角色。

医师问答

准爸爸如何面对准妈妈的无理取闹？

准妈妈的无理取闹都不是无理取闹，准爸爸一定要明白并理解准妈妈的心情，并时刻流露出关切的神情，准妈妈看到你的重视，自然就不会无理取闹了。

战战兢兢的孕3月，民间有句老话儿：头3个月是不能说的秘密。怀孕初期，容易发生流产，为了不让怀孕的喜悦变成一场空，于是，在这段时间里，很多准妈妈保守着有了宝宝的秘密，直到3个月过后领到"妈妈手册"才将喜讯公之于众。

但是，准妈妈需要注意的是，不公之于众，不等于不能告诉家人和医生。过度保密可能会好心办坏事，造成意想不到的后果。在怀孕初期，胚胎着床尚处在不稳定的状态，做检查可以确认胚胎位置、周数与个数。除了要确定胚胎是否安然着床外，医生还要确定着床位置是否在子宫内。万一是发生率为1%～3%的宫外孕，更要及早处理，否则容易对母体造成伤害。胚胎发育是否与怀孕周数相符也是产检的重点，如怀孕6～8周时应有心跳，9周左右可见手脚，等等。

因此，虽然很多人在怀孕初期（前3个月）更愿意保持低调，但有些时候还是要说。如果准妈妈的工作具有特别劳心或劳力的性质，那么最好先让领导知道你怀孕的事，可以根据情况调整工作，让怀孕初期能在平稳的状态下度过。如果在乘坐交通工具的时候，你可以亮明自己的身份，会有人为你让座，如果车厢内本来就十分拥挤，准妈妈最好不要着急，耐心等待下一辆车吧。

面对准妈妈突然的情绪改变和时不时的呕吐和恶心，准爸爸该怎么做呢？呵护与体恤是准爸爸在整个孕期中必须坚持的两条基本原则。如果在怀孕头3个月里，准爸爸对准妈妈的难受视而不见，将会严重影响准妈妈的心情，还有可能诱发抑郁症哦！准爸爸们，你们能做到吗？

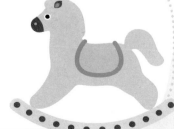

第五章

孕4月，感受胎宝宝的水中游戏

孕4月，孕中期终于到来。亲爱的小宝贝，原谅妈妈在孕早期的手足无措吧，孕吐反应总算过去了。面对全新的孕中期生活，有胎宝宝的贴心陪伴，准妈妈的内心将变得更加强大！

孕4月：暂时进入安定期

妊娠反应逐渐消失

孕早期孕吐频频的准妈妈一进入孕中期，会有一种重生的感觉。这是因为准妈妈妊娠反应在逐步消失，准妈妈再也不会为了想吃又不能吃而苦恼了，曾经遭受妊娠反应痛苦的准妈妈心情会好很多。

子宫在悄悄长大

从孕中期开始，准妈妈的子宫会慢慢长大，到了14周末，会有一个成人拳头的大小，底部达到耻骨上缘，不过此时准妈妈可能还不会真切感受到胎宝宝的存在。准妈妈的体重也在增加，腰围增粗，乳房的下端逐渐向两侧扩张，皮肤有时候会有轻微的瘙痒。这可能是由于逐渐长大的子宫撑起腹部的皮肤，引起局部皮肤纤维的轻微断裂所致，准妈妈不要过于担心，也不要用手去抓挠，更不要涂抹药物。

阴道分泌物增加

由于孕期激素和血流量的增加，准妈妈的阴道分泌物也会增加，这可能是为了让阴道能够为分娩提早做好准备。因此，准妈妈要多准备几条内裤，时刻注意保持会阴部的清洁。有时候分泌物呈现脓样、黄色、绿色等异常状态，或者有难闻的味道，准妈妈就要引起警觉，及时就医了。

 医师问答

孕中期牙龈出血怎么办？

为了尽可能减少牙病，准妈妈最好在孕前就做好牙科检查，如果孕中期出现牙龈出血，出血量不大的话，建议先观察，如果出血量比较大，准妈妈最好找个牙医检查，并在检查前声明自己已怀孕这一情况。

小手指微微动起来

胎宝宝的头臀长达到7.0～7.6厘米，体重约为20克左右。此时的胎宝宝五官发育得更加精致，双眼在逐渐向脸部中央靠拢。脖子也强大起来，足以支撑大头。皮肤变得不那么透明，但骨骼和肌肉结合得更好，胎宝宝的手指与手掌紧握，就像小拳头，手指还能微微动了。但此时此刻，胎宝宝的手指动并不是有意识的，只是一种无意识的晃动，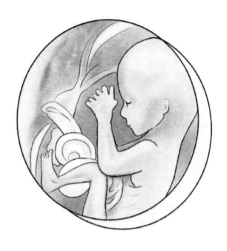
随着将来胎宝宝的神经系统、肌肉和骨骼的进一步发育，胎宝宝将会有意识地使用手和胳膊来做游戏，比如玩脐带、和准妈妈互动、玩自己的小脚板、抚摸自己的脸颊等。

胎宝宝在长头发

胎宝宝全身会逐渐长出细小的绒毛，叫做胎毛。这是胎宝宝独有的，为了保护其娇嫩的肌肤。出生后，胎毛会逐步消失。此外，胎宝宝已经有了专属自己的指纹了，这可是一件非常了不起的事情。

快速增加的羊水量

胎宝宝已经会吸入和吐出羊水了，这个过程可以帮助肺部气囊的发育。气管以及覆盖在上面的纤毛上皮已经形成，胎宝宝胸部也出现规律的收缩。有意思的是，胎宝宝会时不时地打嗝了，这说明胎宝宝正在学习呼吸。与此同时，子宫中的羊水量也在迅速增多，羊水将有效缓冲胎宝宝在子宫中有可能受到的撞击，保护胎宝宝稚嫩的肌肤，还有助于胎宝宝学习吞咽和呼吸，羊水将伴随着胎宝宝直到出生的那一刻。

流产的可能性大大减少

胎宝宝的心脏搏动更加活跃，内脏基本已经成形，胎盘也形成了，胎宝宝与准妈妈的联系更加紧密，此时的胎宝宝拥有了很多新"功能"，流产的可能性大大减少。并且，随着胎盘功能的逐步完善，胎宝宝也将进入新的发育高峰期。因此，这个阶段，准妈妈可以不用那么小心翼翼，但也不能掉以轻心，最好在准爸爸的陪伴下，做一些力所能及的运动，既能舒缓心情，又能通过运动改善食欲，为胎宝宝的发育提供营养支持。

协调的韵律操

胎宝宝的生活越来越像人类了，他的循环系统已经进入工作状态，可以把尿液排到羊水中，胎宝宝还可以通过吞咽动作把羊水吞进去，以便锻炼呼吸功能。胎宝宝的神经系统已经开始工作，肌肉可以对大脑的刺激做出反应，关节的使用也更加灵活。

捉迷藏的游戏

胎宝宝的小心脏以每分钟大约150次左右的频率跳动着。敏感的准妈妈可能会感觉到隐约的胎动了。但大多数准妈妈还没有感觉，胎宝宝特别喜欢和你玩这种捉迷藏的游戏，"妈妈，我在这儿，你感觉到了吗？"没有感觉到的准妈妈千万不要着急，一般情况下，下个月基本上所有的准妈妈都能感受到这美妙的律动，等待的过程也很甜蜜，不是吗？

心语馨愿

此时此刻的准妈妈肯定很想知道宝宝是王子还是公主？不要着急，谜底在最后一刻揭晓才有趣，耐心等待吧，不论男女，都是你的心头挚爱。

好"孕"缘于快乐的心态

准妈妈也能很漂亮

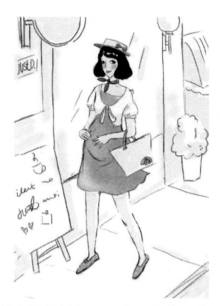

谁说准妈妈只能穿着肥肥大大的衣服、蓬头垢面地出门呢？准妈妈也可以很漂亮。到了孕中期，准妈妈终于摆脱了恶心、呕吐的烦恼，进入了相对平稳期，是打扮一下自己的时候了，选购几件漂亮的孕妇装吧！平底鞋也有很多时尚款，准妈妈还可以从帽子、围巾和手提包着手，将自己打扮得更加迷人。

利用色彩调节孕期情绪

色彩是一门学问，孕期的准妈妈可以多接触粉红、天蓝、鹅黄、乳白等清爽温馨的色系，刻意在自己的办公桌上摆放一只可爱的泰迪熊，或者是一只粉嫩小兔，在家里的床上铺上缀了星星的天蓝色床单，都能调节准妈妈的心情，甚至能够在一定程度上培养胎宝宝的性格。

准妈妈可以在孕期学习一些色彩搭配的知识，将家里布置得温馨、可爱和舒适，还可以为自己购买一些色彩鲜艳的小饰品，丰富自己的孕期生活。很多研究都表明：丰富的颜色能陶冶人的性情，调动人的情绪，有助于压抑、抑郁、不满等不良情绪的宣泄。

准妈妈一起聊聊天

随着网络的兴起，越来越多的父母网站和妈妈群出现，准妈妈可不要一个人待在家里，不了解外面的世界哦。快走出来吧，这些网站和群里有很多和你志同道合的准妈妈，你们应该多在一起聊天，组织活动，交流心得，10个月也不会显得那么漫长了。

均衡饮食，营养全面

过饥过饱都不好

准妈妈的饮食与孕前大不一样，尤其在孕中期要少食多餐，主食不要吃得太多，因为怀孕后胎盘分泌多种激素，可能会导致血糖升高，准妈妈的血糖高对胎宝宝会有很大的影响。因此，准妈妈在饮食上要多吃蔬菜和高蛋白的食物如蛋、奶、鱼、瘦肉等等，不要太油腻。

此外，准妈妈一定要注意少吃甜食，以免血糖升得过高。

有些准妈妈觉得自己身材臃肿，会减少进食，这也是不可取的。食物摄入的减少，会直接导致准妈妈和胎宝宝的营养不足，进而影响胎宝宝的生长发育，可能会带来无法扭转的后果。所以，准妈妈一定要注意过饥过饱都不好，应该合理饮食，平衡各种营养，不偏不倚，让胎宝宝能够全面合理地汲取到各种营养成分。

哪些食物含铜量高

准妈妈缺铜，可能出现胎盘功能低下，胎宝宝宫内死亡或者先天畸形；羊膜变薄、质脆，易早破水；生长和造血障碍等。新生儿缺铜，表现为精神运动发育迟滞、贫血、低体重、低血压、骨骼改变等。所以，准妈妈饮食中要注意多吃一点含铜的食物，比如贝类、核桃、蘑菇、绿叶菜、动物肝、鱼、虾、蟹等。同时还要注意补锌，因为铜锌比例合理对胎宝宝影响很大。

开心一刻

笑笑自己吃完饭，看着光光的碗，突然大声说："快看啊，我的碗光屁股啦！"

不得不说的"补钙"

准妈妈补钙有讲究，在孕中期，准妈妈可以适当吃一些钙片。胎宝宝的骨骼是通过吸收准妈妈的钙发育而成的，这样准妈妈体内的钙会缺乏，如果没有得到合理补充的话，准妈妈将来可能会有骨质疏松的情况发生，补钙不会影响胎宝宝，也不会造成胎宝宝骨骼钙化。但需要注意的是，不要补过量，因为日常饮食中已经含有钙元素。

不可或缺的粗粮

经常吃精制的食物可能会缺乏维生素、矿物质，这是因为精制的食物经过多次加工程序，加工越精细，出粉率就越低，谷物的营养成分、矿物质及B族维生素就损耗得越多。准妈妈如果缺乏这些营养素，胎宝宝可能会发生先天性脚气病，表现为吸吮无力、心脏扩大、强制性痉挛、嗜睡和心衰等，所以粗粮是准妈妈饮食结构中不可或缺的重要组成部分。

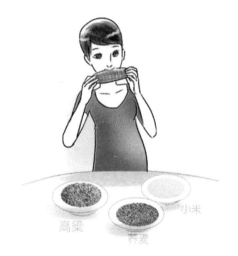

高粱　荞麦　小米

吃火锅一定要煮熟

很多准妈妈爱吃火锅，但火锅中的菜往往是刚烫没多久就被吃了。其中的大多数牛肉和羊肉都可能藏有寄生虫，如果准妈妈摄入这些寄生虫，就极有可能让胎宝宝也感染寄生虫，所以准妈妈要尽量少吃火锅，即使要吃，一定要涮熟。

要喝"新鲜"水

准妈妈喝水有窍门，准妈妈在孕期代谢速度快，比平时容易出汗，所以孕期比平时的需水量大，每天大概要喝1500～2000毫升的新鲜白开水，这其中也包括了每天摄入的汤水和果汁的量。准妈妈需要注意的是，喝水也有规律，不要一次喝很多，也不要长时间不喝，而应该是少量多次。

贫血的食疗方法

准妈妈孕期常常会遇到的问题除了缺钙还有贫血，准妈妈千万不要小看贫血，血液是运输营养物质和氧气的载体，准妈妈贫血会直接导致胎宝宝的贫血，进而引起营养物质和氧气的缺乏，会对胎宝宝的生长发育带来非常不好的影响。如何通过食疗有效改善贫血的体质，成为准妈妈的必修课。

◎红枣大米粥：大枣10枚，放入米粥中，熬煮半小时即可。

◎芝麻核桃粥：芝麻1把，核桃2枚碾碎，放入米粥，熬煮。

◎枸杞小米粥：枸杞子15粒，放入小米粥中，熬煮。

山珍之王——香菇

香菇营养丰富，多吃能强身健体，增强对疾病的抵抗能力，促进胎宝宝的发育。香菇内有种一般蔬菜缺乏的物质，它经太阳紫外线照射后，会转化为维生素D，被人体利用后，对于增强人体抵抗疾病的能力起着重要的作用。香菇除了具有抗病毒活性的双链核糖核酸类以外，还有一种多糖类，它们是由7个分子以上的醛糖、酮糖通过糖苷键结合而成的多聚物。试验证明多糖类虽不直接杀伤病毒，但能通过增强免疫力来提高人体对病毒的抵抗力，具有明显的抗肿瘤活性和调节人体免疫功能等生物作用。

医师问答

为什么补钙的同时还要补充维生素D？

因为维生素D能诱导肠黏膜产生一种专一的钙结合蛋白，增加肠黏膜对钙离子的通透性，促进钙在肠内的吸收。准妈妈可以从两种渠道获得维生素D：一是晒太阳；一是日常饮食。

孕妇奶粉，非喝不可吗

孕妇奶粉是指根据孕期营养需求配制的配方奶，喝孕妇奶粉对准妈妈和胎宝宝有好处。但是并不是非喝不可，如果准妈妈平时营养摄入全面，不偏食，胎宝宝的各项检查指标都正常，那么不喝孕妇奶粉也没有任何不良影响。

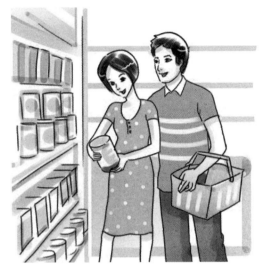

孕妇奶粉适用于以下情况，如果胎宝宝的体重增长缓慢，准妈妈可以选择食用孕妇奶粉。但是如果准妈妈的体重增长过快的话，则不宜喝孕妇奶粉。

孕中期的关键营养素

在孕中期，准妈妈要特别关注关键营养素的摄入，当然，其他的营养素补充也很重要，只有全面均衡，才能孕育健康的胎宝宝。

◎碘：碘能促进甲状腺发育，从而促进神经系统和大脑发育，日常生活中每日补充175微克即可，一般可用碘盐，多吃鱼类、海藻和贝类等海鲜。

◎铁：铁能增强胎宝宝的供氧，促进发育，预防贫血，每日补充25毫克左右，可以通过食补和补充铁剂获得。

◎锌：锌能促进胎宝宝神经和大脑的发育，还能增强准妈妈分娩时的宫缩力量，每日补充20毫克，可以通过芝麻、口蘑和动物肝脏等获得。

◎钙和维生素D：能共同促进胎宝宝骨骼和牙齿发育，每天摄入量为1500毫克，可以通过补充钙剂和晒太阳获得。

DHA与GA的协同作用

除了蛋白质、脂肪和碳水化合物之外，胎宝宝的大脑发育还需要几种特别的物质，尤其是在孕3个月之后，准妈妈可以适量补充二十二碳六烯酸（DHA）与神经节苷脂（GA）。俗称脑黄金的DHA，有助于优化胎宝宝大脑椎体细胞膜磷脂的构成成分，能使感觉中枢区域里的神经元增长更多树突，可以通过多吃海产品、牛奶、鸡蛋、鱼和豆腐来获得。此外，神经节苷脂（GA），有利于大脑细胞之间建立更多的突触，使得大脑电脉冲传递更快，思维更敏捷，记忆更持久，可以通过多吃一些海鱼、虾和牡蛎等海产品获得。

绿豆能补赖氨酸

赖氨酸是人体必不可少的氨基酸，是合成蛋白质的重要原料，可以提高蛋白质的有效利用率，可促进发育，提高智力，所以被称为营养氨基酸，而绿豆中的赖氨酸含量居同类食物之首。绿豆的做法很多，可以制作绿豆汤、绿豆糕、绿豆饼等，通过丰富的形式，增进准妈妈的胃食欲，再加上绿豆味道清新，是准妈妈孕期的理想食物，但体质偏寒者不宜多吃。

海洋中的蔬菜——紫菜

紫菜富含胆碱、钙、铁和甘露醇能有效缓解准妈妈孕期出现的水肿现象。紫菜制作简单，天然健康，是准妈妈日常饮食中必不可少的佳品。但是，准妈妈在食用紫菜时，千万要注意不能过量，因为过量食用紫菜等海产品也可能引起碘等元素摄入过量，对身体健康不利。

特别提示

紫菜食用的小偏方：

①紫菜蛋花汤：含有丰富的营养素，且口感好。

②紫菜白萝卜汤：能清心开胃，用于辅助治疗甲状腺肿大及淋巴结合等病症。

孕4月营养食谱推荐

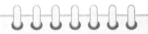

🥚 鸡蛋炒菠菜

- **原料**

  鸡蛋2个，菠菜400克，葱末、姜末、油、盐各少许。

- **做法**

  1．将菠菜洗净，切成5厘米长的段，备用。

  2．将鸡蛋磕入碗中，加入少许盐，充分搅拌。

  3．锅加油烧热，倒入蛋液，迅速翻炒，放入菠菜、葱末、姜末，翻炒即可。

- **推荐理由**

  含有丰富的优质蛋白质、矿物质和维生素等多种营养素，能有效改善准妈妈贫血的症状。

🥬 紫菜豆腐羹

- **原料**

  豆腐300克，紫菜50克，番茄1个，小米面50克，盐适量。

- **做法**

  1．紫菜洗净沥干，将豆腐和番茄洗净切丁。

  2．锅加油烧热，放入番茄略炒，再放入适量的水，加入豆腐和紫菜。

  3．小米面加水调成糊糊，一边入锅一边搅拌，最后加盐。

- **推荐理由**

  紫菜和豆腐能提高钙的吸收率。

◉ 核桃仁炒鸡肉

● 原料

鸡肉400克，核桃仁150克，青笋100克，料酒、盐、生抽各适量。

● 做法

1. 将核桃仁用水泡软，沥干水，放入油锅中炸至金黄捞出。

2. 鸡肉洗净切块，青笋洗净切片；锅加油烧热，将鸡肉、青笋放入锅中，翻炒，再加入核桃仁。

3. 倒入适量料酒和生抽，翻炒4分钟左右。

4. 加入少量的水，盖上盖焖5分钟，加盐，翻炒一会即可。

● 推荐理由

核桃仁中含有磷脂和不饱和脂肪酸，可促进胎宝宝大脑发育。

◉ 蔬菜砂锅煲

● 原料

黑木耳、金针菇、豆腐、香菇、油麦菜、蘑菇等各50克，粉丝、葱段、姜片、油、盐各适量。

● 做法

1. 除油、盐之外的原料洗净，香菇和黑木耳泡发。

2. 炖锅中放入清水，加些葱段和姜片烧开。

3. 放入除粉丝、盐之外的剩余原料，煮20分钟，后加入粉丝，煮5分钟，加盐即可。

● 推荐理由

蘑菇和香菇中富含多种微量元素，豆腐富含卵磷脂，营养全面。

日常生活，合理安排

避免不自然的震动

对于胎宝宝来说，最舒服的震动是母亲子宫收缩的节奏，如果脱离了这种有规律的震动，胎宝宝可能会感到有压迫感，比如在运动的火车上或者公交车上的震动，都会让胎宝宝有一种不舒服的感觉，而且这种不良刺激会传导到大脑，阻碍胎宝宝大脑的正常发育。

准妈妈尽量避免不必要的外出，以减少乘坐交通工具。毕竟准妈妈每次乘坐的时候，恶劣的环境、长期的不自然震动，都会影响胎宝宝和准妈妈的身体和心情，准妈妈最好选择步行或者家用小轿车的出行方式，给胎宝宝创造一个他感觉最为舒适的环境。

如何正确洗头发

准妈妈最好剪一个清爽的短发，因为长头发比较难干，如果用吹风机吹干，不但有辐射，同时还对头发有损伤。洗完头发后，准妈妈可以选择自然晾干，或者戴上吸水性强、透气性佳的干发帽。有些准妈妈在产前出现脱发的现象，其实这是很正常的，不必过分地紧张。因为紧张的情绪只能加重脱发的程度。另外，常用木梳梳头和用手指在头皮上进行

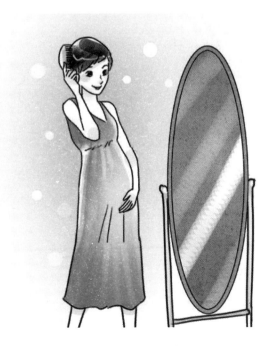

按摩有助于头部的血液循环，从而加速新发的生长。

远离妊娠牙龈炎

准妈妈孕期本来胃口就不好，如果还得了妊娠牙龈炎，就是雪上加霜了。得了妊娠牙龈炎的准妈妈，牙龈会变得发红肿胀，还会溢脓或者出血。孕期，准妈妈的多种激素分泌增加，容易造成黏膜充血，包括牙龈充血和出血，鼻黏膜充血甚至出血等。牙龈发炎后，病菌可能会通过血液传染给正在发育的胎宝宝，以下几种措施可预防妊娠牙龈炎。

◎ 多吃富含维生素C的蔬菜水果，以降低毛细血管的脆性。

◎ 每日三餐后要按时刷牙，不要让食物残渣残留。

◎ 不要忘记清洁舌头表面，因为口腔中的大部分细菌都会残留在舌头上。

◎ 不要吃过冷、过热或者过硬的食物，以免对牙龈造成不必要的刺激。

炎炎夏季，清爽度过

准妈妈的新陈代谢比普通人快，汗腺分泌增多，衣服很容易湿，因此，炎炎夏日，一定要保证准妈妈清爽度过。准妈妈要尽可能勤换衣、多洗澡，保持身体的清洁和干爽，内衣要选择通气性好、吸湿性好的材质。此外，准妈妈的居住环境要保证通风和凉爽，少用空调，多开窗。

长期站立，伤腰伤腿

准妈妈在怀孕期间不要长时间站立，因为长期站立对腰腿部的损伤较大，很容易引起下肢静脉曲张和外阴静脉曲张，或者造成盆腔瘀血和身体疲劳，或发生下肢水肿。

 医师问答

孕期可以矫正牙齿吗？

如果你要矫正牙齿（正畸），一定要避开孕期，因为矫正的过程可能会刺激胎宝宝，引起流产或者早产。

上下班路途安全攻略

进入孕中期后，虽然准妈妈的妊娠反应减轻，也不可以掉以轻心哦，上下班路上仍旧有很多危险因素，那么，该如何避开这些危险因素呢？

◎ 尽量避免长时间乘坐交通工具，因为车辆的长期颠簸可能会引起流产。

◎ 尽量避开早晚高峰出行，选择人比较少的时候上下班，能避免人潮拥挤带来的麻烦。

◎ 如果能由准爸爸开车护送是最好的方法。

◎ 准妈妈要穿着舒适的平底鞋，随身携带注明家人的联系方式和自身孕情的小卡片。

◎ 如果工作地点不远的话，准妈妈尽量选择步行上班。

冬季不可紧闭门窗

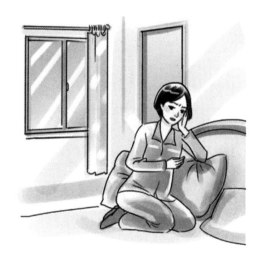

冬季天气好的时候，准妈妈也要适当外出，呼吸新鲜空气。如果天气不好，风雪交加，准妈妈就不能出门了，但是，切记不可为了保持温度而紧闭门窗，要在天气较为暖和的中午或早晨开窗通风，使空气对流，以防止室内空气污浊，氧气不足。

可以外出旅行吗

孕中期准妈妈的情况相对稳定，可以在家人的陪同下选择近郊的旅行，但是在旅行中准妈妈一定要注意以下两个方面：首先，出游地点必须比较平缓，避免去山路崎岖和传染病流行的地方；其次，必须有亲人陪同，并随身携带孕情小卡片，以备不时之需。

孕中期游泳的注意事项

游泳可以帮助减轻身体负担和关节负荷，帮助肌肉放松，还能消除水肿，缓解静脉曲张，而且游泳对胎宝宝也有一定好处，如促进血液循环，有利于胎宝宝的新陈代谢。经常进行游泳锻炼的准妈妈顺产概率更高，不过孕中期游泳也不是人人都适宜，有很多注意事项。

◎游泳有时间的控制，选择人相对较少的时候游泳，每周1次，每次20分钟左右，

◎最好有准爸爸的陪同，以防游泳时出现意外。

◎动作要平和，不能压迫到腹部，可选择相对简单的蛙泳和仰泳，动作激烈的蝶泳就暂时不要考虑了。

◎选择高水准的游泳馆，有些游泳馆有专门为孕妈妈开辟的游泳区。

◎方便抵达，路途较远的游泳馆，准妈妈就不必考虑了。

◎就近就医，最好选择附近有综合性医院的游泳馆，以备不时之需。

◎如果准妈妈有妇科炎症等其他不适合游泳的症状，待治愈后再去游泳。

◎选择卫生达标、水质合格的游泳馆。

需要注意的是，准妈妈如果游泳技术不好，或者恐水，或者有其他不适合游泳的情况，一定要以胎宝宝的安全为重，不要选择游泳这种方式来锻炼身体，可以选择散步、逛公园、听音乐等比较安全和轻松的方式。

开心一刻

儿子翻看影集，好奇地问妈妈："和你站在一起照相的人是谁？头发黑黑挺结实的这个。"

"宝贝，那是你爸爸。"

"是爸爸？那么现在和我们住在一起的秃头大胖子又是谁呢？"

孕期保健与检查

开始每月一检

进入孕中期后，医生会安排每月一次产检，检测胎宝宝的发育情况和准妈妈的健康情况。12周会做B超，查颈项透明带的厚度，即14～20周的唐氏儿筛查和24～28周的妊娠糖尿病筛查。准妈妈一定不要忘记，每次产检带上母婴手册、医保卡和诊疗卡等，且要咨询清楚下次产检的时间和注意事项，记录在自己的小本子上。

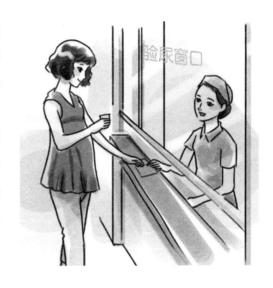

在孕4月的检查中，医生会测体重和血压，检查准妈妈有无水肿和贫血，还要复查尿常规和血常规。测量宫高及腹围，了解胎宝宝大小并判断是否符合孕周，了解胎位是否正常，听胎心，必要时进行B超检查以了解胎宝宝在子宫内的发育情况。

羊水的重要性

羊水包围着胎宝宝，这个柔软的介质可缓冲外来的撞击力。除了这个重要的保护功能外，胎宝宝可通过肺部吸吐羊水，这一过程有助于肺部的成熟。医生也能从羊水的成分来了解胎宝宝的肺部成熟度，而胎宝宝肺部成熟度常常也是妇产科医师判断胎宝宝能否顺利娩出的重要因素之一。

羊水的作用还表现在：在子宫收缩时，羊水可以缓冲子宫对胎宝宝的压迫，尤其是对胎宝宝头部的压迫；在分娩过程中，羊水形成水囊，可以缓和子宫颈的扩张；破水后，羊水对产道有一定的冲洗和润滑作用，使胎宝宝更易娩出。

如何应对腿部抽筋

孕中期以后，胎宝宝从母体内吸收了大量的钙，有可能导致准妈妈缺钙而引起抽筋。如果出现这种情况，准妈妈不要惊慌，最好保持原来的姿势，慢慢将腿伸直，缓解痉挛，并轻轻按摩小腿部。平时，准妈妈要多吃富含钙的食物，尽量不要走太远的路，不要穿高跟鞋，以免出现腿部抽筋。

血型面面观

人的血型可以分为4种：A型，B型，AB型和O型，统称为ABO血型系统。红细胞含A抗原和H抗原的叫A型血；含B抗原和H抗原的叫B型血；含A抗原、B抗原和H抗原的叫AB型血；含H抗原的叫O型血。

血型是有一定遗传规律的，根据你们夫妻俩的血型，就可以推算出你们宝宝的血型。

父母血型	子女可能血型	子女不可能血型
A+A	A，O	B，AB
A+B	A，B，AB，O	无
A+AB	A，B，AB	O
A+O	A，O	B，AB
B+B	B，O	A，AB
B+AB	A，B，AB	O
B+O	B，O	A，AB
AB+AB	A，B，AB	O
AB+O	A，B	AB，O
O+O	O	A，B，AB

特别提示

AB型血的人可以接受任何血型的血液输入，被称为万能受血者；而O型血的人可以输血给任何血型者，被称作万能输血者。

🌥 观察阴道分泌物

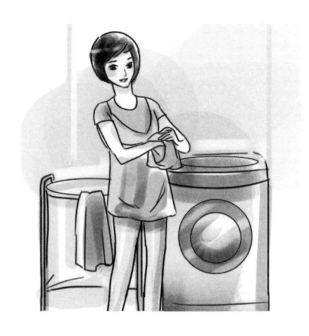

准妈妈正常的阴道分泌物是乳白色的，量比孕前多，这是因为阴道黏膜受到胎盘分泌的雌激素和孕激素的影响，有充血、水肿的现象，导致通透性高。如果没什么气味，属于正常生理变化，如果阴道分泌物不但增多，还呈现豆腐渣样或泡泡样，就要引起准妈妈注意了。

准妈妈是念珠菌性阴道炎的高发人群，如果出现这种情况，准妈妈要及时就医，千万不要羞于和医生讨论病情，影响胎宝宝的生长发育。

🌥 生理性腹痛莫紧张

孕中期由于子宫周围的肌肉和韧带变紧，腹部会隐隐作痛，有时会感到如痉挛一般难受。这些症状都属于怀孕带来的正常生理性症状，无须担心。但是如果下腹疼痛伴有其他症状，或是病理性疼痛的话，就不容忽视了。请准妈妈们注意，如果是强烈的疼痛或腹胀持续不停，且有出血、低热等症状，应立即接受诊查。

出现生理性腹痛时，准妈妈最好停下手头的工作，找个安静的地方休息一下，喝一点热水，用暖和的手掌轻轻放在疼痛的部位，并在心理上安慰自己："没事的，很快就会过去！"准妈妈还可以把这种感觉告诉准爸爸，通过家人的安慰来缓解自己的紧张情绪。如果准妈妈慌张了，反而会加剧疼痛的感觉，带来不必要的困惑。

腹泻会影响体液平衡

准妈妈如果出现孕期腹泻，千万不要紧张。腹泻可能会导致水、电解质大量流失，引起体液失衡，从而影响胎宝宝的生长发育。一旦出现腹泻，准妈妈要立即就医，查出原因，进行针对性的治疗，还要采用适当方式给准妈妈补液，补充准妈妈丢失的水分和电解质，同时还要观察胎宝宝的情况，防止流产和早产。

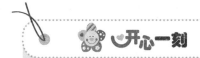

开心一刻

可可和爸爸去外婆家接妈妈，爸爸在车上交代可可："见了妈妈抱住她大声哭啊！"可可说："为什么，又不是我把妈妈气走的。"爸爸无奈地说："可可，晚上你还想吃泡面吗？"

皮肤瘙痒，切莫乱抓

准妈妈的肚皮在迅速扩张，这个过程极有可能造成皮肤瘙痒，此时此刻，准妈妈千万不要去抓，因为此时的腹部皮肤极有可能因为准妈妈的抓挠而留下难以消除的痕迹，如果痒得实在难受，准妈妈可以求助于医生。如果是孕晚期出现皮肤瘙痒，准妈妈最好去咨询一下医生，看看是不是患上了胆汁淤积症。

孕4月的简便孕妇操

常做孕妇操可以增强准妈妈肌肉的弹性，有助于顺产，但是在做孕妇操之前，准妈妈要准备一件宽松的衣服，选择平整干净的地面，铺上运动地垫。

◎会阴肌肉锻炼：首先直立，两腿并拢；像憋住大小便一样收缩会阴和肛门，保持5秒，放松，10次为1组，每天做2组为宜。

◎骨盆底肌肉锻炼：平躺，单膝曲起；膝盖慢慢向外打开，并尽量贴紧床面，然后慢慢收回；左右腿轮流各做10次。

◎臂腿肌肉锻炼：坐在地垫上，两臂自然放在身体两侧，手掌着地，面部朝两腿向前平伸，稍稍屈膝弓腿，脚跟着地，保持10秒。

孕4月，用胎教来诉说准妈妈的爱

抚摸胎教，隔着肚皮的游戏

孕4月开始进入胎教敏感期，如果准妈妈用手接触腹部，胎宝宝会出现皱眉、伸手、打拳等一系列动作，这个阶段准妈妈可以开始抚摸胎教啦！准妈妈可以一边做家务，一边用手轻轻地抚摸胎宝宝，并告诉他你是用哪只手在摸，猜猜你摸到了胎宝宝什么部位，如果你感觉到了胎宝宝的回应，一定要大声表扬。

给你最新鲜的空气

准妈妈要尽量给胎宝宝创造一个空气清新的环境，可以促进血液循环、提神醒脑、静心安神，胎宝宝生长发育较好。准妈妈可以采用腹式呼吸法，最大限度地利用肺，为胎宝宝提供尽可能多的氧气。开始时，准妈妈一定要告诉胎宝宝一声："宝贝，准备好了吗？"然后心里默默数数，感觉腹部的起伏，做5分钟即可。

选择适当的胎教时间

大部分胎宝宝的活跃时间都是在晚上8点到10点，此时的胎宝宝很兴奋，如果进行一些刺激性较强的胎教活动，如音乐和光照等，会收到事半功倍的效果。准妈妈一定要尊重胎宝宝的作息，如果胎宝宝正在好好休息就不要强行胎教了。一次胎教的时间不宜太长，10分钟左右即可。

心语馨愿

胎宝宝喜欢听准爸爸的声音哦，准爸爸快来"讨好"自己的宝贝吧，准备一本童谣，试试奶声奶气地读出来，如果还能把准妈妈逗乐了的话，就更好啦！

准爸爸更爱妻

准爸爸也能成大厨

随着孕吐反应的消失，准妈妈又会重返餐桌，亟待补充营养，此时此刻，准爸爸是不是应该大显身手了呢？快买几本餐谱研究研究吧，亲自动手为准妈妈做点可口的饭菜，布置一个温馨的场景，让自己和准妈妈浪漫一回。须注意的是，如果准妈妈孕前的口味偏重，那么纠正重口味的光荣任务就落到准爸爸的身上了，你要用你的厨艺让准妈妈爱上淡淡的感觉。

节制性生活，保护胎宝宝

孕中期可以适当地过性生活，但一定要注意节制，如果性生活次数过多，动作激烈，可能会压迫准妈妈的腹部，脐带可能会脱落到阴道里或者阴道外面，影响胎宝宝的营养和氧气的供应，从而导致早产和流产的发生。体位和时间都是准爸爸事先需要考虑的问题。

一起做做白日梦

有些准爸爸比较内向，不知道怎么安慰孕期中的准妈妈，其实大可以借助高科技手段给准妈妈以惊喜。比如现在有些电脑软件可以合成准妈妈和准爸爸的照片，做出未来宝宝的小模样，先不要管像不像，这样一张小照片本身就会给准妈妈带来惊喜哦。此外，准爸爸还可以经常和准妈妈一起探讨孩子上小

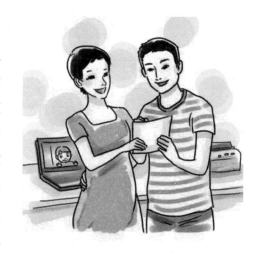

学、上大学、结婚生子的场景，还有两个人一起携手老去的美好画面，帮准妈妈树立信心，积极面对漫长的孕期和即将到来的三人世界。

准爸爸是安全卫士

准妈妈关注最多的是胎宝宝，其他都是浮云。但准爸爸的想法会更为全面，他要为准妈妈打造一个方方面面都完美的孕育环境。

1 室内湿度50%左右，这是比较适宜的湿度。可以在室内放一盆水，也可以使用空气加湿器。

2 除螨灭蟑很重要，要随时注意家中的床单、枕套、地垫和沙发上有没有螨虫和蟑螂，一定要把卫生死角打扫干净。

3 购买环保的家具，为胎宝宝购买婴儿床、餐椅等大物件

的重任就落在了准爸爸的身上，千万不要被多功能迷花了眼，实用和环保才最重要。

4 能代办的就代办，比如准生证的办理，准妈妈去单位请假等事情，准爸爸都要怀着十二分的热忱代办。

5 如果准妈妈还自己开车上班，准爸爸就有义务每天检查车子的安全性。

和准妈妈一起参加孕妇课

谁说孕妇课只是一群孕妇的课堂，越来越多的准爸爸加入到孕妇课中，和准妈妈一起学习怀孕、分娩、坐月子的知识，用心体会老师的示范，知道如何照顾准妈妈的情绪和身体，准爸爸永远是准妈妈最可靠的保镖。

开心一刻

4岁的小明特别不喜欢刚出生的弟弟，一天他又把弟弟弄哭了，妈妈说："快去劝劝弟弟，你们要友好。"小明想了想，拿出了自己最爱吃的棒棒糖递到正在吃奶的弟弟嘴边。

幸"孕"加油站 熬过孕吐的高峰期

迈过艰辛的孕3月，准妈妈终于迎来了较为舒适的孕4月。此时此刻，不要认为胎宝宝还是小小的受精卵哦，他可是一个完全意义上的小人儿了，模样初长成。看上去更像漂亮的迷你小娃娃了，眼睛突出在头的额部，两眼之间的距离在缩小，耳朵也已就位，身体在迅速成熟，腹部与母体联结的脐带开始成形，可以进行营养与代谢废物的交换。

胎宝宝如此忙碌，准妈妈也没有闲着。你身体里的血液系统、内分泌系统、消化系统和泌尿系统的工作重点都会倾向于腹中的胎宝宝。集中的营养供应、氧气和二氧化碳的运输，举全身之力帮助胎宝宝健康成长。虽然，此时此刻，你还不能明显看出身体的变化，但是各种孕期不适已经能充分使你体会到做母亲的不容易。

孕4月，准妈妈的孕吐反应一般会减轻，身体也基本适应了怀孕后的改变，因此孕4月是相对而言较为轻松的月份。你可以和准爸爸一起享受一下久违的浪漫，比如偶尔的外出就餐、公园里的浪漫约会等。轻松愉悦的聚会能放松准妈妈紧张的情绪，唤起准妈妈对过往的美好回忆，加强准妈妈和准爸爸之间的情感交流，还可以和准爸爸一起畅想美好的三人世界哦！

虽然已经平安度过了危险的孕早期，但这并不代表接下来的时间里你可以掉以轻心，随心所欲。因为腹中的胎宝宝时刻需要你的呵护，一个不小心就有可能前功尽弃哦！孕4月，既是孕早期的结束，又是孕中期的开端，有着承上启下的特殊意义，准妈妈和准爸爸仍需时刻准备着，随时应对突发的状况！

第六章

孕5月，
世界上最美的胎动声

　　胎宝宝学会调皮了，胎动是准妈妈和胎宝宝特有的沟通方式，也是最有趣的小游戏。你小心翼翼地感受这份惊喜与幸福，生怕错过你们的每一次交流。孕5月，胎宝宝的感觉器官进入成长的关键时期，你和他一起做过的任何事，都会在他的小脑袋瓜里留下印象，母性的光辉激荡在你的脸庞，这是最动人的时刻！

孕5月：日渐隆起的"成就感"

终于"显怀"了

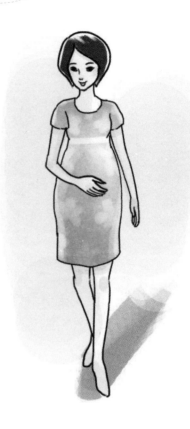

盼到了孕5月，准妈妈终于"显怀"了。从外部看，准妈妈的体态越来越像个孕妇了，能明显看到小腹微凸，走路的步态也不像之前那么轻快，从这个时候起，准妈妈在路上会有意识地用手叉腰或者护住腹部了。

消化系统的小变化

随着子宫的增大，准妈妈的很多内脏器官开始被挤压，便秘、胃部灼热、消化不良、胀气和饱腹感时有出现。除了子宫增大造成的原因之外，还有内分泌变化的影响，准妈妈的皮肤可能也会有变化，这些都是正常的，准妈妈不必过于担心。

下肢出现轻微水肿

随着孕周的增加，准妈妈水肿的情况可能会加剧，也可能出现静脉曲张，此外，准妈妈的子宫还在不断增大，从体表很容易摸到。腹部突出、下肢肿胀、臀部浑圆和乳房增大是这个阶段很多准妈妈的体态特征。

鼻黏膜时有出血

内分泌的变化导致准妈妈可能会出现鼻塞、鼻黏膜出血或者充血的现象，面对这种现象，准妈妈不要随便使用滴鼻液和抗过敏的药物。

体型像个可爱的小南瓜

这个阶段胎宝宝的头臀长约15厘米，重量约250克，四肢得到了极大的发展，已经和身体的其他部分成比例了，看起来也比较协调，与此同时，胎宝宝的身上出现了一层白色油脂状的"胎脂"，可防止胎宝宝的皮肤长期浸泡在羊水中被腐蚀。整体看起来，胎宝宝珠圆玉润，像个可爱的小南瓜。

周围的声音好奇妙

胎宝宝的大脑已区分出了嗅觉、味觉、听觉、视觉和触觉等专门区域，胎宝宝的听力逐渐发达起来，已经能听到很多声音了，比如准妈妈体内血液的流动声，胃部工作时的杂音，肠道有气时的咕咕声，以及准爸爸说话的声音，还有来自外界的"热闹"声音，汇成声音的海洋，多么美妙的交响曲呀！

虽然此时此刻，胎宝宝还不太能区分清楚声音的来源，但他们已经能清楚地听到这些声音，并享受准妈妈身体带来的奇妙听力训练。随着孕龄的增加，胎宝宝会逐步听到外部的声音，他将会对这些声音进行比较，形成自己对这个世界初步的认识。

小小生殖器初见端倪

胎宝宝开始进入骨化阶段，需要大量的钙帮助骨骼生长，女孩的卵巢里产生了大约600万个卵细胞，而男孩的外生殖器也已经有了明显的特征，另外，此时胎宝宝的大脑已经具备了记忆的功能。

 医师问答

腹部形状是不是真的与胎宝宝的性别有关？

民间有种说法认为孕妇不同的腹部形状代表着胎儿不同的性别。其实这种说法是没有科学依据的，胎儿的性别早在受精的那一刻就决定了。

可以感觉出的胎动

胎动是胎宝宝在子宫腔里冲击子宫壁的动作。孕5月开始，准妈妈能明显感觉到胎动了，一般情况下，胎宝宝胎动较为活跃的时间有饭后、洗澡前、睡觉前、运动时等，因为这些时间段准妈妈也在活动，胎宝宝的作息基本上与准妈妈一致，准妈妈能感觉到小宝宝在肚子里"拳打脚踢"，有时候还可能看见肚皮有一点点隆起。如果你是个晚睡晚起的准妈妈，为了胎宝宝调整作息吧！

有些准妈妈对胎宝宝的胎动非常感兴趣，经常用手去刺激自己的肚皮，这是非常不可取的，有很多时候，胎宝宝需要休息，如果准妈妈还是一味地强求胎宝宝和自己互动，将会严重打乱胎宝宝的作息规律。

羊水的味道是什么

这个阶段的胎宝宝可忙了，尽管舌头很小，但他的舌面上已经分布着50万个味觉细胞，能帮助他品尝羊水的味道了，羊水有一点点咸，但胎宝宝品尝起来却津津有味。胎宝宝吸进的羊水通过呼吸系统、消化系统、循环系统和泌尿系统排出，不要担心，胎宝宝的尿非常干净，在这一进一出之间，胎宝宝在不断磨练自己的本领呢！

两个大脑半球的突飞猛进

胎宝宝的脑发育已经趋于完善，大脑神经元树突已经形成，两个大脑半球不断扩张，逐渐在接近仍旧在发育的小脑，此时此刻，胎宝宝已经具备了原始的意识和记忆的功能，虽然还不能支配动作，但也为时不远啦！

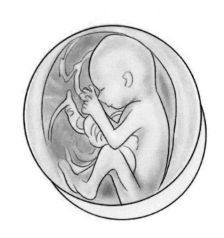

好"孕"缘于快乐的心态

战胜难以名状的恐惧感

面对难以名状的恐惧感，准妈妈一定想寻求多种解压方式，四两拨千斤，化解工作和生活中的种种压力，以饱满的状态迎接一个又一个的挑战。

◎暴力发泄：这里所说的暴力可不是把准爸爸打一顿，而是买一个可以减压的发泄玩具，或者可以把家里的大枕头当成压力，尽情捶打。

◎写日记：这个方法适合文静、内敛的准妈妈，把不愉快的事情写下来吧，也许过几天你会觉得这些事情都不算什么了。

◎运动起来：偶尔散散步，转移一下注意力，换一个环境，准妈妈一定会有新收获。

◎减压食物：香蕉、橙子、苹果和坚果都能成为你战胜恐惧的好帮手，因为它们都含有丰富的钾、维生素C和B族维生素。

用小饰品扮靓自己

谁说准妈妈不可以打扮，快快行动起来，买一个精致的发卡或者是期待已久的手链、一对精致的耳环，这些小饰品在分娩后依旧可以发挥作用，准妈妈不要担心浪费，如果买一些小饰品能让自己的心情好起来的话，何乐而不为呢？

利用大肚皮，发掘新游戏

准妈妈可以在肚皮上"做文章"，虽然此时此刻，肚皮还不是很鼓。但已经足够准妈妈折腾出很多新花样了，比如画出胎宝宝的小模样，并问他："宝贝，你是不是比这个还漂亮呀？"或者画出一颗奶糖，问："宝贝吃不吃呀？"准妈妈的心情就会愉悦起来。

说服自己"我很好"

准妈妈要以平常心对待自己波动的情绪，失眠、烦躁和头痛多是由于雌激素和孕激素的水平上升所致，准妈妈平时要经常对自己说："我很好，这些都会过去！"不断地提醒自己身体状况与怀孕前不一样了，千万不要擅自服用镇静催眠类的药物。

与准爸爸来次角色互换

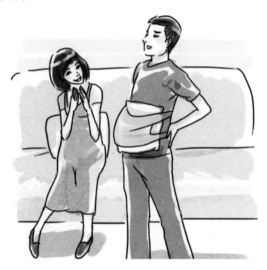

有时候，准妈妈可以把孕妇装给准爸爸穿上，在里面塞个大大的枕头，让准爸爸亲身感受一下自己的不适。这种亲身体验比什么都有用，而且准爸爸穿上衣服的滑稽样，一定会让准妈妈孕期郁闷的心情开朗起来。

从季节中寻找美丽心情

漫长的孕期，准妈妈至少要经历三个季节，其实，每个季节都有属于自己专有的特色，准妈妈要有善于发现美的眼睛。

◎春季篇：春天是万物萌发的季节，各种植物都蓄势待发，准妈妈也可以加入百花争艳的行列，将自己打扮得鲜艳、明亮。

◎夏季篇：夏季的衣服要以清爽为原则，准妈妈可以选择清新简洁的颜色打扮自己，配上草编的太阳帽，给自己一个火辣的夏季。

◎秋季篇：秋季可能是最贴合准妈妈心情的季节，收获的甜蜜时刻萦绕心头，准妈妈应该怎样感受呢？拿起画笔吧，把心中那份期盼画出来。

◎冬季篇：很多准妈妈冬天较少外出，但也不能因此心情不好，趴在窗户上观察雪花吧，告诉胎宝宝一个美丽的雪世界。

均衡饮食，营养全面

牛磺酸利于视网膜发育

牛磺酸能促进视网膜的发育，保护视网膜，利于视觉感受器发育，改善视功能。而准妈妈体内不能自己合成牛磺酸，必须通过摄取外源性的牛磺酸才能保证胎宝宝生长发育的需要。因此，在怀孕期间，准妈妈应多多补充牛磺酸，牛磺酸在牡蛎、海带等食物中含量丰富。

α-亚麻酸，提高智力和视力

让胎宝宝拥有一双聪慧的大眼睛是很多准妈妈的心声，α-亚麻酸来帮忙。α-亚麻酸是组成大脑细胞和视网膜细胞的重要物质，它能促进胎宝宝和新生儿大脑细胞发育，促进视网膜中视紫质的生成，提高胎宝宝和新生儿的智力和视力。目前市场上也有一些α-亚麻酸胶囊，准妈妈可以在医师指导下服用。

卵磷脂，大脑活力促进剂

卵磷脂是老少咸宜的保健品。对于胎宝宝来说，卵磷脂可以保障大脑细胞膜的健康及正常功能，保证脑细胞的营养输入和废物输出，维护脑细胞健康发育。对处于大脑发育关键时期的胎宝宝起到非常关键的作用。

而且卵磷脂是大脑神经髓鞘的主要物质来源，可提高信息传递的准确性，准妈妈合理摄入卵磷脂，宝宝出生后记忆力更好，专注性更强。卵磷脂还是神经细胞间信息传递介质的重要来源，充足的卵磷脂可提高信息传递速度，提高大脑活力。

健康吃鱼的好方法

大家都知道准妈妈要多吃鱼，但如何选择、 如何吃可是一门学问。准妈妈快来好好学习吧！汞是一种对身体有很大危害的重金属，会在鱼体内富集，准妈妈摄入的过多的重金属会通过胎盘聚集到胎宝宝的脑部，使其出现小脑畸形或者智力发育迟缓等症状，甚至可能导致胎宝宝死亡。选购时要注意鉴别，以防买到汞污染水域的鱼。

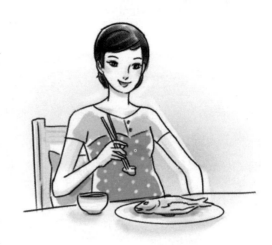

◎购买原则：看鱼体是否鲜亮，鱼鳃是否鲜红清晰，肉质是否结实有弹性，是否有异味。

◎食用量：每周1～2次，每次400克左右即可。

◎烹调原则：可以加入大蒜和醋，杀死鱼皮上的细菌，还能促进钙、磷的吸收；此外，刚死去的鱼不要马上烹饪，因其肌肉组织中的蛋白质还没有完全分解。

◎适合吃的鱼：带鱼、黄花鱼、鲫鱼、鲤鱼、鲢鱼和鳕鱼等。

增加蔬菜的种类与数量

准妈妈要增加蔬菜的种类与数量，因为蔬菜中含有丰富的维生素和微量元素，还含有丰富的膳食纤维和水分，准妈妈多吃蔬菜，不仅不会导致孕期肥胖，还能帮助准妈妈和胎宝宝吸收到更为全面的营养物质。

准妈妈最好选择颜色鲜艳的蔬菜食用，如黑木耳、深绿色蔬菜、番茄等，既能补充丰富的营养，还能让单调的餐桌变得丰盛起来，让准妈妈的用餐心情更好。

丝瓜，利尿消肿好帮手

丝瓜，又称吊瓜、绵瓜，性平，味甘，是人们膳食中经常吃的蔬菜之一。丝瓜所含各类营养在瓜类食物中较高，有很高的药用价值。丝瓜含有可防止皮肤老化的维生素B_1、增白皮肤的维生素C，能保护皮肤，消除斑块，使皮肤洁白、细嫩，颇有美容之功，对准妈妈皮肤有不错的保养和美容作用。丝瓜含有的钙和磷也是准妈妈需补充的，可有效防止龋齿的发生，促进胎宝宝牙齿和骨骼的形成。丝瓜具有清热利肠的功效，常吃可通经络、行血脉、清暑凉血、通利肠胃、利尿消肿、解毒通便、生津止渴、祛风化痰、润肌美容，还能改善妊娠便秘。

多吃小米益处多

小米属于粗粮，具有极高的营养价值，维生素B_1的含量是大米的数倍，矿物质含量也高于大米，是准妈妈的滋补佳品。

◎ 固肾安胎：小米具有安胎、养血、固肾的功效，可以促进胎宝宝的发育，有效预防习惯性流产。

◎ 止呕健胃：富含B族维生素，有健胃益脾的功效，适宜孕期出现孕吐、脾胃失调、厌食、易烦躁者。

◎ 滋阴养血：富含碳水化合物，不仅补养气血，而且为人体提供充足的热量，可调养准妈妈虚寒的体质。

◎ 美白肌肤：小米还具有减轻皱纹、色斑、色素沉着的功效。

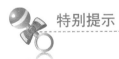 特别提示

小米食用小偏方

小米最好和其他谷物混合煮粥，也可以和大豆一起熬煮，补充赖氨酸；还可以加入桂圆、红枣等，益气补血，滋阴开胃。需要注意的是，淘米时不要用手反复搓洗小米。

不能过量食用红薯

红薯富含膳食纤维、胡萝卜素、B族维生素、维生素C、维生素E以及钾、铁、铜、硒、钙等，准妈妈如果能吃一些红薯，能有效补充胎宝宝生长发育必需的营养物质。此外，红薯还能润肠通便，能刺激肠道蠕动，促进排便；还能预防骨质疏松，增强人体免疫力。

准妈妈需要注意的是，红薯也不宜大量食用，可能会引起胀气和烧心。在食用的时候红薯要搭配蔬菜、水果及蛋白质类食物一起吃，才不会营养失衡。

芝麻核桃，益智健脑

核桃能温肺、补肾，具有益肝健脑、强筋壮骨和润肠通便的作用。民间对核桃的赞誉也很多，它在我国民间一向享有"长寿果"的美称，"母食核桃儿补脑"则是对准妈妈吃核桃功用的赞誉之一。

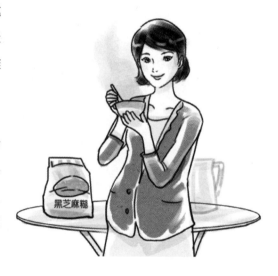

核桃中含有的不饱和脂肪酸、磷脂、蛋白质等多种营养素对于胎宝宝的脑发育非常有利。因此准妈妈每天宜吃2～3个核桃。嚼核桃仁还能防治牙本质过敏。优质核桃不论是生嚼还是熟食，营养价值和口感都不错，准妈妈吃核桃对生长发育中的胎宝宝大脑确有滋补作用。

芝麻含有大量的脂肪和蛋白质，还有维生素E、卵磷脂、钙、磷、铁等丰富的营养成分，能防止过氧化脂质对皮肤的伤害，抵消或中和细胞内有害物质游离基的积聚，可使皮肤白皙润泽，并能防治各种皮肤炎症，还能提高大脑的活力。

丝瓜炒虾仁

原料

丝瓜200克，虾仁200克，红辣椒半个，油、盐各适量。

做法

1．将丝瓜洗净，去皮切成细条。红辣椒也洗干净，切成丝，备用。

2．锅加油烧热，放入虾仁翻炒，放入丝瓜条和红辣椒丝。

3．翻炒3分钟后，加入盐和适量水，盖盖焖2分钟即可。

推荐理由

优质植物蛋白质和动物蛋白质的完美组合。

鸭子炖湖藕

原料

鸭子300克，湖藕1根，姜片、盐、料酒、油各适量。

做法

1．将鸭子洗净切成小块，氽水。

2．湖藕洗净，切成大块，备用。

3．锅加油烧热，放入姜片和鸭子块翻炒。

4．加入料酒和适量的水，大火5分钟后，放入湖藕块、盐，转小火慢炖40分钟。

推荐理由

鸭子富含优质蛋白质和必需氨基酸；湖藕口感清新，能除去鸭子的油腻，是开胃良品。

虾皮紫菜蛋花汤

● 原料

紫菜20克，虾皮15克，鸡蛋1个，盐、香油各适量。

● 做法

1. 紫菜泡发洗净，撕碎。

2. 锅中放入适量清水，煮开，放入紫菜、虾皮和鸡蛋。

3. 大火烧开，沸腾3次，放入盐和香油即可出锅。

● 推荐理由

紫菜中富含丰富的必需氨基酸和DHA，虾皮中富含钙、磷等矿物质。

芹菜香干炒猪肉

● 原料

猪肉150克，香干3块，芹菜200克，红辣椒半个，油、酱油、盐各适量。

● 做法

1. 芹菜、香干洗净切段，红辣椒洗净切块，猪肉洗净切片。

2. 锅加油烧热，放入猪肉煸炒，然后放入香干、芹菜段。

3. 煸炒2分钟后放入适量酱油和盐，以及适量的水，加入红辣椒块继续煸炒。

● 推荐理由

口感清爽，既能补充微量元素又不油腻，还有香干的清香。

日常生活，合理安排

日常行动慢起来

准妈妈由于腹部日渐隆起，容易重心不稳，如果地面稍有不平，可能会摔倒。所以准妈妈在做任何事情的时候，动作一定要轻缓，放慢速度，走路或者爬楼梯时，一定要抓住扶栏，乘坐交通工具时，一定要等待车停稳后再上下车，千万不要因为着急而摔倒。

过分静养不可取

有些准妈妈过分依赖准爸爸，什么事情都要准爸爸代办，认为安逸地静养才会对胎宝宝有利。可这样做却容易引起心理上的烦闷、压抑、孤独。孕期适当的活动可以增强准妈妈的肌肉力量，对分娩有一定帮助，而且在运动和活动中，准妈妈能够转移注意力，发现很多乐趣。准妈妈可以从事一般的家务劳动，如果没有异常情况，孕中期仍应正常上班，这样对于调整心理状态也大有益处。

呵护隆起的腹部

准妈妈可能会比较喜欢和小朋友待在一起，和他们在一起有欢乐，也有一定的危险。因为小朋友跑动的时候可能会碰到准妈妈的肚子，引发流产，所以准妈妈和小朋友在一起的时候，一定要注意护住自己的腹部。

 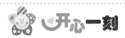

大姐在教育孩子，我问："小刚犯什么错了？"大姐说："这熊孩子，非要吃糖葫芦！"我："至于吗？不就是一串糖葫芦吗？"大姐说："他非要吃肉馅的糖葫芦！"

胎动是准妈妈监护胎宝宝的重要指标

到了孕5月，胎动会逐渐呈现一定规律，准妈妈如果能快速摸清胎宝宝的作息时间，就能有的放矢地进行胎教，而且，如果胎动情况出现异常的话，准妈妈也能尽早发现。

孕16～20周

这个阶段胎动不明显。此时胎动多发生在下腹部中央，靠近肚脐眼的位置。感觉好像是鱼儿在游动或者是蝴蝶在挥舞翅膀，有时候还会有吐泡泡的感觉。

孕20～35周

这个阶段胎动最激烈。此时胎动的位置升高，在靠近胃的地方并且向两侧扩张。准妈妈可以明显感觉到胎宝宝的翻滚、拳打脚踢等大动作，有时候，准妈妈还可能看到肚皮上凸显的小手和小脚。

孕35周～临产

这个时期胎动监测更为重要，一旦发生缺氧的情况，胎宝宝的活动会明显减弱，次数也会减少，此时准妈妈一定要马上去医院检查。医生会做胎心监护，看胎宝宝是否缺氧。如果胎动频繁且时间较长，一般情况下是正常现象，不必紧张。

总之，胎动是准妈妈监护胎宝宝健康与否的重要指标，准妈妈千万不要嫌麻烦，懒得监测。其实，胎宝宝的每一次胎动都是和准妈妈的亲密互动，告诉准妈妈："我很健康，我很活跃！"或者会传递出："我有点不舒服！我懒得动弹。"这些都是通过胎宝宝的胎动来传递的信息。准妈妈是第一时间知情者，有很多危险的情况，都是通过胎动监测获知的。

🌧 爱护准妈妈的眼睛

由于激素水平的变化，准妈妈容易出现眼部的问题，看东西不太清楚，应该从内到外、全方位地对眼睛进行护理。使用电脑时，眼睛应距显示屏80厘米远，连续用眼30分钟，最好休息5～10分钟。此外，观看电脑屏幕时最好佩戴护目镜，以减少强眩光、反射光及辐射线的伤害。职场准妈妈不妨利用中午休息时间热敷或轻轻按摩眼窝，按摩时切记要避开眼球。

🌧 正确选择床垫

准妈妈最好睡软硬适中的床垫，过软的床垫不利于准妈妈和胎宝宝的健康。这是因为，过于柔软的床垫会使准妈妈深陷其中，不容易翻身。同时，增大的子宫压迫着腹主动脉及下腔静脉，导致子宫供血减少，甚至出现下肢、外阴及直肠静脉曲张。此外，过软的床垫可能使脊柱位置失常，这是因为准妈妈的脊柱较正常腰部前屈更大，睡太过柔软的床垫，会对腰椎造成严重不良影响。

🌧 换个大一号胸罩

这个月乳房变得更大，向外侧扩张得更加厉害，因此，准妈妈要选择更大的胸罩了。而且随着孕期的推进，准妈妈乳头开始有像乳汁一样的液体渗出，这是乳房在为泌乳做准备，准妈妈不必担心，只要保持胸部的清洁，纯棉质地的胸罩即可。

特别提示

有些准妈妈喜欢穿带蕾丝边的漂亮胸罩，其实这类胸罩一般质地不好，不透气，可能会影响孕期乳房的发育。

工作不忘合理休息

准妈妈在工作、生活中要注意合理休息。即便还没有感到疲劳，也要注意休息一下，休息5分钟、10分钟都可以。条件允许的话，要到室外或阳台上去走动走动，呼吸新鲜空气。有一些准妈妈的工作（如话务员、打字员、电脑操作者），可能会长时间保持坐姿，容易感到疲劳，要不时地改变一下姿势。

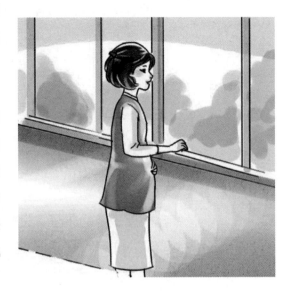

尽量远离汽油味

有的准妈妈喜欢闻汽油味，这是有害的。汽油是一种应用很广泛的溶剂和燃料，汽车、摩托车等机动车辆使用的动力汽油对人体的危害较大，这是因为这种汽油加入了一定量的四乙基铅，燃烧时会释放出铅，随废弃排入大气，空气中的铅有60%来自于汽油，准妈妈通过呼吸摄入体内的铅会在血液中积累，对胎宝宝造成危害，可能引起铅中毒或先天性发育畸形。

电热毯，收起来

电热毯发热的同时会产生较强的电磁波辐射和感应电，对准妈妈和胎宝宝的健康不利。普通电热毯工作时产生 $(1\sim1.9)\times10^{-4}$ 毫特斯拉（$100\sim190$ 毫高斯）的电磁波辐射，已超出国家标准几十倍至一百多倍。

人体发生多种肿瘤病变的概率与所受的低频电磁辐射密切相关。电磁辐射会显著增大肿瘤、突变等重大疾病的发生率。

孕期保健与检查

子宫高度监测的意义

正常情况下准妈妈的子宫底每周升高8.2毫米，平均1个月（按28天计）增加3.28厘米。胎宝宝生长发育的情况与妊娠的时间、子宫的大小是一致的。如果子宫底的高度低于妊娠月数应有的高度，说明胎宝宝可能有发育迟缓的问题。准妈妈排尿后，平卧，用软尺测量耻骨联合上缘中点至宫底的距离，一般从20周开始，每月测量1次，36周后，每周测量1次。

出鼻血了怎么办

流鼻血是孕期较为常见的现象，怀孕后胎盘会产生多种激素，这会使准妈妈血管扩张、充血。

◎护理要点：坐在椅子上，用手指捏紧鼻子，身体向前倾，不要躺下或者仰头。然后在两个鼻孔内各塞入一小团干净的棉花，然后捏住鼻孔，持续压紧5~7分钟；再用毛巾包住冰块，冷敷鼻子、脸颊和颈部，促进血管收缩，减少流血。

◎预防要点：首先要增加空气湿度，干燥的环境会使鼻黏膜容易受到损害；其次尽量少抠鼻孔，如果鼻孔内有鼻痂，可以先用水打湿，再用棉签轻轻掏出；再次，注意补充维生素C和维生素K，维生素C是合成胶原蛋白的物质，而维生素K能起到凝血的作用。

 医师问答

准妈妈如何发现胎动异常？

如果胎宝宝发育正常，每小时胎动次数为3~5次，不得少于3次，如果每12小时内胎动小于10次，提示可能胎宝宝出现宫内缺氧。

宫内发育受限

凡曾经有过不良分娩史的准妈妈，如果发现胎宝宝大小与妊娠月份不相符合，应该立即求助于医生，诊断胎宝宝是否是宫内发育迟缓。如果胎宝宝被确诊为宫内发育迟缓，经检查又没有先天性疾病，通常医生会提出处置建议，如准妈妈要增加间断性休息和左侧卧位休息，减低腹压，减少骨骼肌中的血容量，使全身肌肉放松，使盆腔血量相应增加。此外，准妈妈还要增加营养，增加高蛋白高热量饮食，严禁烟酒，如有贫血应尽早纠正。

记录胎动的方法

胎动是胎宝宝健康的重要指标，因监测胎动在整个孕程中占有很重要的地位。在医院固然能借助超声波仪来观测胎宝宝在子宫内成长的状况，包括胎动的情形，但产检的次数毕竟有限，所以准妈妈要学会自己在家计数胎动。

通常在怀孕7个月后，准妈妈就可以自行计算胎动次数了。所以准妈妈可以在孕5月开始向医生请教，如何记录胎动。有些准妈妈是上班族，生活比较忙碌，这就需要找到适合自己的计量方式。一般建议在饭后休息时，选择舒适的姿势躺下，头部稍高，专注于胎宝宝的活动，记录一定时间内的胎动次数。有时胎宝宝会压迫在准妈妈的背部或肋骨处，动作较不明显。

胎动能够反映胎宝宝的健康状况，但也是较主观的感觉，准妈妈平时虽应多加注意，但也不要过于紧张。如果一天到晚都担心胎宝宝是否胎动不够、是不是出了问题，不仅徒增心理压力而无法正常工作，更干扰了日常作息，间接影响胎宝宝的正常生长。

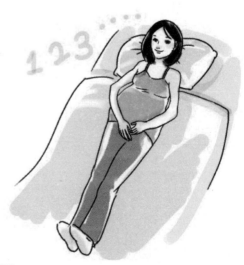

孕中期做B超的意义

B超检查对胎宝宝的危害是极小的，不会影响胎宝宝的身心发育。因此，准妈妈不必害怕孕期B超检查，适时的B超是检查胎宝宝是否正常发育的重要手段。正常情况下，孕中期B超检查应安排在孕4～5月，目的是了解胎宝宝发育是否与孕周符合，观察胎宝宝各器官的形态及其结构，排除胎宝宝畸形。

做唐氏儿筛查应及时取报告单

唐氏儿筛查是保证胎儿健康发育的重要途径，准妈妈一定要知道唐氏儿筛查结果怎么看，这样才能帮助你更清楚地知道胎宝宝的发育情况。

◎ AFP (甲胎蛋白)：AFP是胎儿的一种特异性球蛋白，具有免疫调节功能，可预防胎儿被母体排斥。在孕早期，AFP浓度最低，随妊娠进展而逐渐升高，孕28～32周时达高峰，以后又下降。

◎ FreeHCGβ (游离-β亚基-绒毛膜促性腺激素)：HCG在受精后就进入母血并快速增殖，一直到孕期的第8周，然后浓度缓慢降低直到18～20周，然后保持稳定。

◎ 关于21、18、13三体的问题：通常情况下我们人体中有46个（23对）染色体，21、18、13三体就是胎儿的第21对、第18对、第13对染色体比正常胎儿多出来1个，就叫XX三体，21三体就是唐氏综合征。

另外，做唐氏儿筛查后要及时取报告单，报告单上会有高危或者低危的诊断。低危属于正常情况。如果是高危，准妈妈要立即去看医生，进行下一步的检查。

 特别提示

如何防范准妈妈耳鸣

首先避免长期处于噪声的环境中，这样容易导致听力下降。其次，不要长期处于精神高度紧张和身体极度疲劳的状态。

孕5月，胎宝宝，动起来

对话胎教，语言的熏陶

对话胎教就像一场自由的盛宴，准妈妈和准爸爸可以自由地和胎宝宝聊天，把胎宝宝当成一个家庭成员与之交流。比如说每天早上的温馨问候，出门前的告别，遇到开心的事情说一说等。可以用孩子的口气，比如"我们今天看见小鸭子啦，一摇一摆真可爱呀！""宝贝儿，爸爸要去上班咯，乖乖的呀！""今天妈妈打扮得很漂亮呢，我的小天使！"等。

与此同时，准妈妈还可以设计一些开场白和结束语，有意识地培养胎宝宝的语言结构意识，开场白是激发胎宝宝兴趣的手段，可以这样说"宝贝，今天爸爸回来得比较早，他要给你讲个故事，你准备好了吗？"结束语则以鼓励为主"宝宝，你听得很专心哦，明天这个时候爸爸会给你一个新的惊喜呢！"

摇篮曲，诉说母亲的爱

《摇篮曲》由奥地利作曲家舒伯特所作，表达在宁静的夜晚，母亲轻轻拍着孩子，哄孩子入睡的场景。准妈妈一定要把这份爱传达给胎宝宝，让他知道自己强烈的爱意。准妈妈在欣赏这首音乐的时候，可以边听边跟着哼唱，注意在唱完每一段旋律后稍加停顿，给胎宝宝留出"复唱"的时间。当然唱的声音不能太大，以免使胎宝宝感到不安。可以循环播放，加强胎宝宝对这段曲子的敏感性。

朗诵诗歌，分享语言的美妙

为胎宝宝朗诵一些朗朗上口的童谣，让胎宝宝感受中国文化的魅力，体会语言的节奏感，为将来学习语言打下基础。

《一只小蜜蜂》

一只小蜜蜂呀，飞到花丛中呀，飞呀，飞呀。

二只小耗子呀，跑到粮仓里呀，吃呀，吃呀。

三只小花猫呀，去抓小耗子呀，追呀，追呀。

四只小花狗呀，去找小花猫呀，玩呀，玩呀。

五只小山羊呀，爬到山坡上呀，爬呀，爬呀。

六只小鸭子呀，跳到水里面呀，游呀，游呀。

七只小百灵呀，站在树枝上呀，唱呀，唱呀。

八只小孔雀呀，穿上花衣裳呀，美呀，美呀。

九只小白兔呀，竖起长耳朵呀，蹦呀，蹦呀。

十个小朋友呀，一起手拉手呀，笑呀，乐呀。

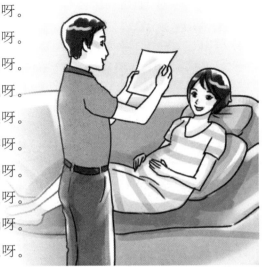

去参观博物馆吧

博物馆是进行美学胎教最好的地方之一，博物馆能教会准妈妈发现美的能力，告诉准妈妈在浩瀚的历史长河中有那么多美好的事物。而且，博物馆内环境清幽，人数相对不多，非常适合准妈妈一边参观一边给胎宝宝耐心地讲解。

准妈妈在去博物馆之前要做一些准备工作，如准备一双舒适的平底鞋，带上水杯和本子，以便随时记录自己的所见所闻。到了博物馆后，准妈妈一定要告诉工作人员肚子里有小宝宝这一情况，以免出现突发状况。

剪纸是一门胎教艺术

如果天气不好，准妈妈只能待在家中，可以选择剪纸来进行胎教。剪纸活动量较小，在构思、裁剪中锻炼准妈妈的审美情趣，还能给胎宝宝传递美学的享受，是一件很美妙的事情。但是准妈妈需要注意剪刀的存放地点，千万不要图一时方便，随便乱放，以防发生意外。

准爸爸更爱妻

一起记录神奇的胎动

记录胎动不是准妈妈一个人的事情，准爸爸也可以参与进来。当准妈妈表示胎动开始了，准爸爸立即拿出记录本，贴在准妈妈的肚皮上轻轻数胎动，并随时与准妈妈互动，看看自己有没有数错。此外，准爸爸在数胎动的时候，千万不要由于太激动而刺激到胎宝宝。

不断充电，做优秀的准爸爸

胎宝宝是准妈妈和准爸爸爱情的结晶。对胎宝宝的成长来说，准妈妈给予了直接的影响，她在胎教中起决定作用，但是，准爸爸的参与才能使胎宝宝发育得更健全。准爸爸如何完成这一神圣的使命呢？主要是通过对准妈妈的影响以及参与胎教而实现的。准爸爸要积极参与孕期保健知识学习，买书学习，上孕妇课程，这些都会使准妈妈看到准爸爸的努力，胎宝宝才能在准父母的双向教化下健康地成长。

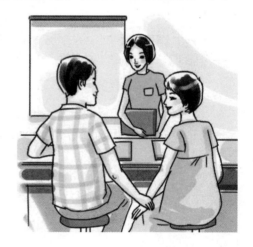

安排一次轻松的二人旅行

孕期中的准妈妈生活是比较单一的，孕中期筹备一次轻松的二人旅行，可以丰富准妈妈的生活，对胎宝宝也是一次感受外界的环境胎教。首先，目的地不要太远，提前订好房间，如果目的地有朋友的话，最好和朋友事先联系好，熟悉当地的情况。其次，地点的选择一定要和准妈妈商量，去不去由准妈妈说了算。最后，一旦准妈妈出现不适，立即就近就医，千万不要耽误。

准爸爸孕事大攻略

1 怀孕早期：给准妈妈买一双舒适好穿且防滑的平底鞋。怀孕到3个月时，陪她做产前检查，找好做产检和分娩的医院。调适好自己的情绪，让彼此都有愉快的心情。

2 怀孕中期：带准妈妈买孕妇装，若准妈妈双脚水肿、变粗，要换一双合脚的鞋。此外，准爸爸可以开始做胎教了，让胎宝宝听柔和的音乐，跟胎宝宝说话，提醒准妈妈养成良好的生活习惯及饮食习惯，还可以规划一次轻松、安全的旅游。陪准妈妈参加产前妈妈教室，多了解孕期及分娩知识。准妈妈可能出现乳房肿胀和妊娠纹，帮她按摩乳房，在她的肚子上搽乳液。

3 怀孕晚期：继续做胎教。不要外出旅行，因为此时准妈妈行动不便，而且随时会分娩。若准妈妈在上班，规划好请产假的时机，和医师、准妈妈决定分娩方式。准备好待产用品、宝宝用品、宝宝房间。让准妈妈可以随时找得到。

4 分娩期：准爸爸是准妈妈最大的精神支柱，准妈妈除了生孩子，其他的事情基本管不了，而准爸爸一定要全权承担起照顾准妈妈和新生宝宝的重任。

心语馨愿

有很多准爸爸刚开始的时候非常热情投入到孕事之中，但没坚持多久就放弃了，任由准妈妈一个人准备宝宝的用品，这种态度是非常不对的。要知道，宝宝是两个人爱的结晶，生命的延续，夫妻俩都有责任。

幸"孕"加油站 胎宝宝开始感受世界

　　孕5月的最大变化是：胎宝宝开始感受世界啦！很多准妈妈会发现，腹中那个可爱的小人儿开始活动，偶尔会对外界的刺激有所反应。这是因为胎宝宝发育已经较为完全，神经系统相对较为完善，五官开始"上岗"，手脚变得更为灵活有力。而子宫和羊水为胎宝宝提供了活动的场所和保护，胎宝宝开始施展拳脚啦！

　　这时，如果准妈妈用手触摸肚脐与耻骨之间，会感到有一团硬东西，这就是子宫的上部，子宫已经犹如婴儿的头大小。因此准妈妈会发现自己的下腹部明显突出，可测得子宫底在耻骨联合上缘15～18厘米处。乳房比以前膨胀得更为显著，有些准妈妈还能挤出透明、黏稠、颜色像水又微白的液体。臀部也因脂肪的增多而显得浑圆，从外形上开始显现出较从前丰满的样子。此时此刻，大多数准妈妈的身形都会发生一定的变化，外人也能很方便地识别出准妈妈的身份。

　　这个阶段的准妈妈，可能会将一部分注意力从胎宝宝转移到自己的身体上面来，除了惊喜于腹部的变化之外，还会发现自己的皮肤、头发、指甲等都会有不同程度的改变。此时此刻，你可能会苦恼"我不能用护肤品呢！"其实这些变化会随着孕期结束而逐渐消失的，你不要过于担心。

　　需要提醒的是，准爸爸千万不要坚持不住了，如果你对准妈妈发脾气或者忽略她的心情，她会非常伤心的。要知道，孕程才进入到第二阶段，还有更为艰巨的第三阶段在等待着你们，准妈妈比你更加辛苦哦！为了你们共同的宝宝，坚持住，为了你辛苦的妻子，加油吧！

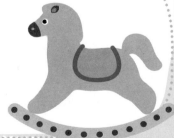

第七章

孕6月，感受小运动健将的活力

孕6月，胎宝宝已经有自我意识了，能对外界刺激很快做出反应。此时此刻，你会发现和胎宝宝互动是一件非常有意思的事儿。除此之外，胎宝宝的运动能力也大有进步，他已经不满足于小打小闹，你肚皮里的小小空间已然成为他的欢乐游戏场啦。准妈妈所要做的，就是保持愉快的心情，为胎宝宝聚集生活中的正能量。

孕6月：准妈妈胎宝宝的安稳"平台期"

时不时的抽筋

从孕中期开始，准妈妈可能会出现小腿抽筋或者脚部抽筋的现象，尤其在半夜发生的概率较大。这种情况的出现多是由于胎宝宝在逐渐长大，准妈妈体内的钙、磷、镁电解质不平衡，从而导致的抽筋。也有可能是因为准妈妈体内的血管被不断增长的子宫压迫，局部肌肉的血液供应受阻所致。

准妈妈从孕中期开始一定要注意补钙。除此之外，准妈妈还要多出去走走，晒晒太阳，补充维生素D，将非常有利于钙元素的吸收和利用，能够有效防止由于钙被胎宝宝大量吸收而引发的腿部抽筋。

有时候，准妈妈出现腿部抽筋也可能是因为着凉引起的，所以准妈妈要注意增减衣物，不要在天气变冷的时候还穿着裙子，把腿部裸露在外面，尽量避免腿部着凉。

可能出现生理性贫血

从孕中期开始，准妈妈的血容量逐渐增加，到了孕晚期，血容量可以增加1300毫升左右，比孕前多了30%，其中血浆增加量是红细胞增加量的3倍多，由于红细胞的增加跟不上血液总量的增加，血液被稀释，就有可能出现生理性贫血，主要表现为疲倦、眩晕，有时会出现体力和脑力下降的情况，这当然也会影响胎宝宝的发育。

因此，准妈妈要注意补充一些能防治贫血的食物，并注意做血常规检查，一旦出现贫血的现象，准妈妈一定要告诉医生，积极寻求解决的办法，千万不要麻痹大意，以免给胎宝宝的生长发育造成不利的影响。

☁ 汗腺和油脂分泌旺盛

孕中期，准妈妈会发现以前不爱出汗的自己汗液越来越多，油脂分泌也越来越旺盛，稍微动一动就会看起来油乎乎的。有时候准妈妈还会长粉刺或痤疮，影响美观。即便如此，准妈妈也不要擅自使用具有除痤疮作用的药膏，这有可能会影响胎宝宝的发育。

☁ 腕骨综合征

有一些准妈妈从孕中期开始，会出现腕骨综合征。主要表现是拇指、食指和无名指的前半部出现针刺及灼热的感觉，有时候会伴有从手腕到肩膀的疼痛，当压迫手腕内侧的时候，也会感到疼痛。出现这种情况时，准妈妈不要过于着急，保证良好的休息，轻揉手腕，都能有效缓解症状。

☁ 后腰与腿部的刺痛

由于孕中期不断长大的子宫对后腰部坐骨神经的压迫，准妈妈有时候会觉得后腰、臀部、大腿外侧有阵痛、刺痛或者麻木的感觉，偶尔会有一侧下肢尖锐的刺痛并向下蔓延至小腿。准妈妈在改变体位时，如抬起腿部、弯曲腿部，或者行走时，疼痛感加重。一旦出现这种情况，准妈妈可以立即改变姿势，通过转移骨盆的压力来缓解疼痛。

 医师问答

如何缓解生理性贫血？

准妈妈可以多吃含铁的食物，如瘦肉、动物肝脏和动物血等，尽量用铁锅和铁铲做饭，如果缺铁比较严重，还可以口服铁剂改善症状。

🌸 皱皱巴巴的"小老头"

胎宝宝头臀长为28~34厘米，体重约700克左右，嘴唇越来越秀气，牙胚正在萌出，但直到宝宝出生后半岁左右，它才会真正长出来。胎宝宝的皮肤皱皱巴巴的，发红，看起来像个可爱的小老头。不要担心，等胎宝宝体重增加到一定程度的时候，皮下脂肪会使皮肤变得饱满光洁。

🌸 强劲有力的心跳

胎心音是胎宝宝的心跳声，早在6周的时候，胚胎的心脏就开始有规律地自主跳动和供血了，但只有B超才能查到。到了孕12周时，通过多普勒胎心仪在腹部就能听到胎心音，24周前胎心的位置在耻骨联合与肚脐之间，24周后胎心随胎位的不同而不同。

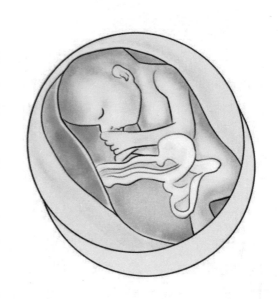

正常的胎心音为每分钟120～160次，如果出现低于120次的情况，准妈妈就要警惕胎宝宝是否缺氧。如果胎心音每分钟大于160次，可能是因为胎动引起的，一般情况下，胎动时，胎心音会偏快。

🌸 有了微弱的视力

胎宝宝的视网膜已经形成，并具备了微弱的视觉，虽然此时此刻，胎宝宝眼睛的功能还很微弱，但如果准妈妈用手电筒在肚皮外照射，胎宝宝已经有一定的光感，并会将头转向光源了，胎宝宝的眼睛发育要加油哦！

海马沟的出现

这个月胎宝宝的脑部发育非常迅速，大脑皱褶出现，小脑后叶发育，出现海马沟。此外，胎宝宝身体的基本构造进入最后完成阶段，从外观上看，已经非常像一个新生儿了，虽然仍旧是头大身子小，但整体看上去是非常协调的。

神经细胞数目激增

孕6月，胎宝宝已经会咳嗽了，大脑发育也进入了成熟期，脑部数百万个神经细胞正在发育，数目已经接近成人，神经鞘也逐渐形成，胎宝宝的神经有了保护。这个阶段，胎宝宝的大脑功能有了很大发展，逐渐对各种感官传递过来的信号有了意识，能够识别味道，如苦、甜等，还能对听觉和视觉系统接收到的信号有感受。

四肢运动活跃

孕中期胎宝宝的发育较为结实，四肢运动活跃，骨骼发育很快，准妈妈的子宫已经成为胎宝宝的运动场，此时的子宫腔相对而言比较大，胎宝宝有足够的运动范围，可以适当舒展四肢和拳脚。因此，胎宝宝会利用这一大好时机，锻炼身体，准妈妈也会感受到胎宝宝活跃的胎动。如果准妈妈有意识地拍拍肚子，胎宝宝也会有意识地迎合准妈妈的动作，准确地踢中准妈妈拍击的部位，这也是非常有意思的互动。

特别提示

有时候，胎宝宝的胎动频繁，准妈妈不要过于担心。这是因为胎宝宝活动所致，说明胎宝宝很健康，准妈妈要为此感到高兴。

好"孕"缘于快乐的心态

心理变化的自我监护

孕中期准妈妈的心态与孕早期是不一样的，孕早期准妈妈多焦躁、怀疑继而喜悦，同时还伴随着早孕反应带来的难受。孕中期，准妈妈的心态会稍微平和一点，但有些准妈妈会对漫长的孕期没有自信，因此，准妈妈一定要对自己的心理变化进行自我监护，一旦发现有不好的苗头，最好找人倾诉。

睡得好，心情好

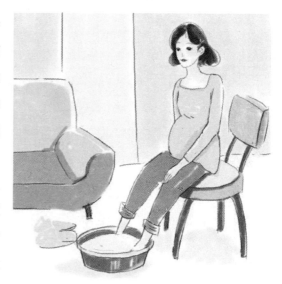

准妈妈活动量少，经常会出现失眠的情况。在睡觉之前搓一搓脚心，不但可补充运动量少的缺憾，起到刺激脚心神经的作用，还能滋阴补肾、颐养五脏六腑，提高睡眠质量。

具体的做法是：先用温水洗脚，擦干脚后将一条腿盘在另外一条腿上，脚心朝向对侧；搓右脚心时用左手，搓左脚心时用右手，最后转圈搓至发热；搓完以后，用拇指和食指逐个按摩脚趾，用力不要过大，然后温水洗手就可以了。经常搓搓脚心，可以促进血液循环，也利于胎宝宝的成长发育。

值得注意的是，在揉搓按摩的时候不要轻易使用按摩精油，一些含有化学物质的按摩精油渗入皮肤可能会带来不良的影响。如果在按摩的过程中出现不适的话，一定要立即停止。

特别的纪念日，特别的你

为胎宝宝记录每一个第一次，对准妈妈的抑郁心情有很好的治疗作用，比如第一次知道喜讯，第一次孕吐，第一次听到胎心音，第一次感受到胎动等，准妈妈可以把这些美好的时刻都记录下来，在将来的某一天，再看这些记录都会是一次次美好的回忆。而且这种记录有助于了解胎宝宝的发育情况，这是给准妈妈最好的心理上的支持。

要有善于发现美的眼睛

准妈妈千万不要把目光只聚焦在自己的大肚子上，多发现身边的美好事物，对准妈妈的心情也会有正面积极的作用，比如，地铁上有人让座，公园里的郁金香又开了，隔壁老奶奶亲手包的水饺，等等。这些美好的事情本身就充满着正能量。准妈妈如果能多注意这样的小事，心情就会开朗很多哦！

疑神疑鬼，害人害己

准妈妈由于受到体内激素水平的变化影响，心情容易阴晴不定，动不动就生气，特别是容易怀疑准爸爸，经常让准爸爸不知所措，不知怎么做才能让准妈妈高兴。其实，每次吵完架，准妈妈也会后悔。因此，准妈妈一旦出现疑神疑鬼苗头的时候，最好迅速转移注意力，比如说邀请好朋友出去听一场音乐会等，过几个小时再回头看这件事情，心态就会完全不一样啦。

 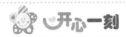

2岁的棒棒想看电视，爷爷忽悠他："不行呀，停电啦！"棒棒淡定地用手一指吊灯，说："灯亮着。"爷爷顿时无语。

均衡饮食，营养全面

营养补充剂的大学问

准妈妈对于营养素的摄入关键在于平衡，过少会造成营养不良，过量也会有不良的影响。为此，我们根据中国营养学会发布的《中国居民膳食营养素参考摄入量》，对准妈妈在孕期的营养素摄入推荐量整理归纳如下，以供准妈妈参考：

营养素的补充量表

营养素	最低量	最高量
钙	300毫克/天	1000毫克/天（孕晚期1200毫克/天）
维生素B$_6$	1毫克/天	10毫克/天
镁	100毫克/天	300毫克/天
维生素B$_{12}$	2.6微克/天	10微克/天
维生素D	2.5微克/天	10微克/天
维生素K	40微克/天	100微克/天
钾	1000毫克/天	3000毫克/天
铁	5毫克/天	20毫克/天（孕晚期35毫克/天）
锌	5毫克/天	20毫克/天
硒	20微克/天	100微克/天
维生素K	40微克/天	100微克/天
维生素PP	5毫克/天	15毫克/天
视黄醇当量	400微克当量/天	800微克当量/天
叶酸	100微克/天	800微克/天
维生素B$_1$	1毫克/天	20毫克/天
维生素B$_2$	1毫克/天	20毫克/天
铜	0.5毫克/天	1.5毫克/天

注：视黄醇当量是指包括视黄醇和β-胡萝卜素在内的具有维生素A活性的物质成分，相当于视黄醇的量。

早早补铁，预防贫血

孕中期，准妈妈对铁的需求量为25毫克/天，而到了孕晚期还会增多，如果准妈妈缺铁的话，可能会导致生理性或者病理性贫血的发生，进而影响胎宝宝的供氧。准妈妈可以通过以下方法，科学合理补铁。

1 多摄入维生素C，促进铁的吸收，西蓝花、番茄、猕猴桃、橙子等食物都富含维生素C。

2 摄入充足的维生素B_{12}和叶酸，这两者是合成血红蛋白的必需物质，能够保证红细胞的正常增长。

3 多吃瘦肉、动物肝脏和动物血等，这些都是铁的最佳来源。但准妈妈在选择动物肝脏的时候，一定要到正规超市购买，以免吃入一些病死动物的内脏。

4 铁制厨具脱落下来的铁分子能与食物结合，提高铁的摄入量和吸收率。家人还可以在准妈妈的饭菜中适当加入一些醋，促进铁的吸收利用率。

5 如果准妈妈缺铁比较严重，应该在医生的指导下服用铁剂。

早餐要吃好

一些职场准妈妈，由于上班路上时间非常紧张，常常简单吃一点早餐，甚至不吃。其实这种做法对胎宝宝的发育很不好，早餐在一日三餐中占有很重要的地位，如果准妈妈不吃早餐，可能会引发低血糖，久而久之会导致胎宝宝营养不足。

特别提示

有机食品的价格虽然比较贵，但如果经济条件允许的话，准爸爸可以购买一些有机食品给准妈妈吃，没有条件的也不要太在意，只要营养均衡就好。

碱性食物能养肾

准妈妈在孕期中一定要注意保养肾脏，如果准妈妈本身就有肾脏方面的问题，就要多摄入蛋白质，并保证低胆固醇、低脂肪、高维生素饮食。此外，准妈妈还可以多吃碱性食物，对肾脏有保健作用，如冬瓜、绿豆、赤豆和西瓜等。平时要控制食盐的摄入量，少吃脂肪含量高的食物。

绿豆，赖氨酸之家

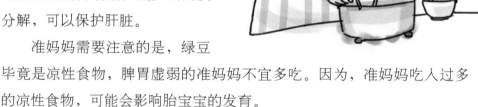

不要看绿豆不起眼，绿豆中的赖氨酸可以提高蛋白质的利用率，增进食欲和消化功能，从而为胎宝宝提供丰富的营养物质，促进胎宝宝的生长发育和提高智力。除此之外，绿豆还含有丰富的胰蛋白酶抑制剂，减少蛋白质分解，可以保护肝脏。

准妈妈需要注意的是，绿豆毕竟是凉性食物，脾胃虚弱的准妈妈不宜多吃。因为，准妈妈吃入过多的凉性食物，可能会影响胎宝宝的发育。

◎清热解毒：如果准妈妈出汗较多，多吃一些绿豆可以及时为准妈妈补充矿物质和水分，防止体液的大量流失，还可以帮助排出体内的毒素。

◎利尿消肿：绿豆中含有丰富的钙和磷等矿物质，能增强人体抗病能力，可以缓解疲劳，利尿消肿。

绿豆的食用方法多种多样，且价格便宜。可以单独熬煮绿豆水，夏天消暑解渴，还可以和大米、南瓜一起熬煮，作为早餐中的主食。

妊娠高血压疾病的调理

妊娠高血压病是准妈妈的常见病，如果出现这一问题，准妈妈也不要惊慌，除了配合医生的治疗之外，还要坚持合理的饮食。

◎ 保证摄入足够的优质蛋白质和必需脂肪酸，多吃植物油、鱼类和大豆等食物，降低胆固醇，保护心脏。

◎ 减少钠的摄入。准妈妈主要是通过控制日常食盐的摄入量来控制钠的摄入，钠会潴留水分、加重水肿、收缩血管、升高血压。

◎ 多运动。准妈妈要在身体条件允许的情况下，多进行运动量轻的活动，如散步，锻炼心血管系统。

◎ 不适随诊。准妈妈要经常测自己的血压，如果出现不适情况，一定要通知家人，并及时就医。千万不要认为简单地吃一些降压药就能缓解，你的身体里面还孕育着另一个生命，你的血压情况会对他的生长发育产生直接的影响。

吃出来的脂肪肝

准妈妈往往大吃大喝，如果孕前就有脂肪肝的症状，孕中期就会变得特别明显，脂肪肝将加重准妈妈的肝肾负担，引发心血管方面的疾病，并对胎宝宝的生长发育产生不利的影响。所以，有脂肪肝的妈妈要多摄入碳水化合物，拒绝甜食和较甜的水果，补充充足的维生素，尽量控制住自己的病情，给胎宝宝创造一个相对稳定的生长环境。

医师问答

妊娠糖尿病的准妈妈该如何保护胎宝宝呢？

如果准妈妈有妊娠糖尿病，一定要遵照医嘱控制血糖。此外，在控制饮食的同时，不能减少优质蛋白质的摄入，多补充富含维生素和矿物质的食物。还要严格监测血糖。

慢慢吃，莫着急

孕期中的准妈妈在摄取食物时，一定要注意细嚼慢咽，快速吞咽食物本身就对准妈妈的消化系统不好，影响消化吸收。孕期中，胎宝宝所需的营养物质全部由准妈妈的提供，如果准妈妈本身就是个"囫囵吞枣"的人，何谈营养物质的供应呢？

植物肉——大豆

大豆不仅营养价值高，而且是特别符合中国人体质的食物，大豆可以制作出各种不同的食品种类，如主食、菜肴、饮料和糕点等。大豆中富含优质蛋白质，高达40%，完全可以与肉类相媲美。

◎优质蛋白质的供应者：大豆中含有8种必需氨基酸，能充分满足人体的需要。

◎有益大脑发育的磷脂：磷脂是构成生物膜的重要组成成分，具有健脑作用，能促进胎宝宝脑及神经系统的发育。

◎预防高血压：大豆中含有的卵磷脂，能有效防止胆固醇在血液中滞留有清洁血液和降低高血压的作用。

大豆的食用方法：大豆可以和排骨一起炖汤，或者做成豆制品，此外，大豆还可以和玉米一起食用，营养更全面。

花生富含不饱和脂肪酸

花生具有极高的营养价值，富含蛋白质和脂肪，其中不饱和脂肪酸的含量很高，是准妈妈的理想食物，有利于胎宝宝的脑部发育。此外，花生中含有丰富的维生素E，对预防流产或早产有一定的作用。

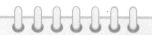

杂粮皮蛋瘦肉粥

原料

糙米、大米各50克，皮蛋半个，香菇3个，猪肉150克，油、盐各适量。

做法

1．糙米和大米洗干净，煮熟。

2．将皮蛋切成小块，香菇洗净切丝，猪肉洗净切丝。

3．锅加油烧热，倒入香菇和猪肉，炒熟。

4．皮蛋、香菇、猪肉倒入米锅中，搅拌均匀，熬煮片刻，放盐即可。

推荐理由

富含维生素E和膳食纤维，可帮助消化，有利于安胎。

猪肝炒菠菜

原料

熟猪肝200克，菠菜200克，虾米10克，油、香菜、酱油、盐和蒜泥各适量。

做法

1．猪肝洗净切片，菠菜洗净切段，香菜洗净切末，虾米用温水浸泡。

2．把香菜、酱油、盐和蒜泥拌匀，做成调味汁。

3．锅加油烧热，放入猪肝、菠菜、虾米，翻炒，加入少量水，然后加入调味汁，翻炒片刻即可。

推荐理由

猪肝中含有丰富的铁、钙和锌，可有效补铁。

椒盐排骨

原料

排骨300克，鸡蛋1个（取蛋清），淀粉、盐、花椒、油各适量。

做法

1. 排骨洗净剁块，在排骨中加入蛋清、淀粉和盐，搅拌均匀，腌40分钟。

2. 锅加油烧热，放入排骨，炸至表面金黄，捞出。

3. 油中放入花椒粉和盐，炒香，撒在排骨上即可。

推荐理由

色泽金黄、外焦里嫩，可以为准妈妈补钙。

番茄丝瓜炒木耳

原料

番茄1个，丝瓜1条，黑木耳100克，油、盐、白糖各适量。

做法

1. 番茄洗干净，剥皮，切成小块；丝瓜去皮洗净，切成滚刀块；黑木耳洗净切成小片。

2. 锅中倒入适量的油，烧热，先放入丝瓜和番茄翻炒。

3. 放入黑木耳继续翻炒，加盐和白糖即可出锅。

推荐理由

黑木耳富含铁，能帮助准妈妈预防贫血。

日常生活，合理安排

避免去拥挤的场所

场所拥挤本身就会带来很多危险因素，人多拥挤，准妈妈的腹部如果受到碰撞，极有可能发生早产或者流产的危险；空气不好，准妈妈可能会发生胸闷、憋气的感觉，影响胎宝宝的供氧；传染病源多，容易交叉感染，增加准妈妈患感冒、伤风等流行性疾病的概率。

独自劳动有风险

孕中期准妈妈腹部隆起，如果准妈妈独自在家中进行大扫除的话，可能会给腹部带来一定的压力。当然，准妈妈也不是不能干家务，最好是在家人的陪同下，做一些力所能及的事情，如拖地、扫地等；而搬动重物，或者爬高等危险的事情就留给准爸爸吧。

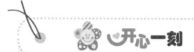

明明指着妈妈的肚皮问："这是什么呀？"妈妈说："宝贝，这是怀你的时候长的妊娠纹！""妈妈，你那时候这么开心吗？肚皮都笑开花啦？"

地垫、地毯的清洁工作，准妈妈千万不要做，因为它们对铅、农药、家用防腐剂和螨虫的吸附力非常大，可能会引起准妈妈发生过敏性哮喘和胎宝宝畸形。

爬上肚皮的妊娠纹

很多准妈妈都担心妊娠纹的出现，从孕6月开始，准妈妈就可以着手预防妊娠纹了：首先，准妈妈可以对腹部进行轻柔的按摩，增加皮肤的弹性，用毛巾对腹部、大腿部进行温和的热敷，防止皮下纤维因过度拉伸而断裂；其次，准妈妈在选择妊娠纹防护精华液的时候，要注意选择天然的和不致敏的。

防止静脉曲张的小妙招

日常生活中约有三分之一的准妈妈会发生严重程度不等的下肢静脉曲张或者微血管扩张，准妈妈会感到下肢发胀、酸痛、麻木和乏力。有时候血液在静脉内回流受阻，静脉膨胀成球状，极易破裂。那么，准妈妈该如何防治静脉曲张呢?

◎一定要坚持适度的运动，散步有助于改善血液循环。

◎在休息时，将双腿抬高，帮助血液回流。

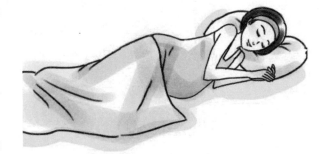

◎保持合理的体重，过重也会导致静脉曲张的发生。

◎尽量避免长期坐姿、站姿或者双腿交叉（二郎腿）压迫静脉。

◎睡觉时尽量左侧卧位，因为这种姿势可以避免压迫到腹部下腔静脉，减少双腿静脉的压力。

◎用与体温相近的水洗澡，因为过冷或过热的水可能会刺激到血管。

◎如果准妈妈发现自己有静脉曲张的情况，要注意经常变换体位休息，活动脚。

如何避免夜间出汗

准妈妈夜间出汗多是正常的生理现象，这是由于准妈妈在怀孕期间雌激素增加，血中皮质醇结合球蛋白浓度增加，导致肾上腺皮质功能处于亢进状态，加之孕期基础代谢率增高，自主神经系统功能随之发生变化，引起血管舒缩功能不稳定，皮肤血流量增加，于是出汗增多。到孕晚期可能还会发生多汗性湿疹。这种现象会一直延续到产后。准妈妈可以选择穿宽松、棉质的衣物，保持室内较为舒适的温度，多吃一些新鲜蔬菜，以缓解夜间出汗的症状。

让人又爱又恨的厨房

厨房释放出的有害气体要比室外空气中的浓度高出好多倍，加之煎炒食物时产生的油烟，使厨房被污染得更加严重。尤其有害的是，在厨房的粉尘和油烟中，均含有强烈的致癌物—苯并芘。如果厨房通风不良，会使这些有害气体的浓度升高超标，如二氧化碳的浓度超过国家标准的5倍，氢氧化物的浓度超过14倍等。

当准妈妈把这些有害气体吸入体内后，它们通过呼吸道进入到血液之中，然后通过胎盘屏障进入到胎宝宝的组织和器官内，胎宝宝的正常生长发育就受到干扰。

因此，准妈妈最好少入厨房，如果需要去，一定要尽量减少停留时间，可在厨房中安置抽油烟机或排风扇，让厨房保持良好的通风，也可适当地多使用电炊具。

尿失禁，好尴尬

怀孕中、晚期子宫或胎头向前压迫膀胱，排尿次数增多，这是正常的生理现象，千万不要憋着，应立即去卫生间。由于受到孕激素的影响，盆底肌肉松弛，会导致准妈妈出现尿失禁的尴尬，发生这种情况的另一原因是骨盆底肌肉发育不良或锻炼不足，或受过外伤，其承托功能差。

可使用卫生巾或卫生护垫，并做骨盆放松练习，也有助于预防压力性尿失禁。但如有早产的风险，事前应征求医生的意见，注意避免过于激烈的运动。

心语馨愿

孕期中的准妈妈是最美丽的，你们身上有着母爱的光环，不要因为身材走样、皮肤变差而懊恼，你们正在孕育着生命的奇迹，有些人生完孩子后身材，皮肤反而更好呢！

孕期保健与检查

注意区分胎心音与子宫动脉跳动声

胎心音，恐怕是世界上最美妙的声音。在准妈妈怀孕6个月开始，使用胎心听诊器就可以听到胎心音了，胎宝宝的心跳声多是"滴答、滴答、滴答"，很有节奏感。但是，准妈妈一定要注意区分胎心音与子宫动脉的跳动声，一般情况下，子宫动脉的跳动声与脉搏跳动的频率是一样的，如果每分钟跳动的次数比较一致，说明是子宫动脉的跳动。

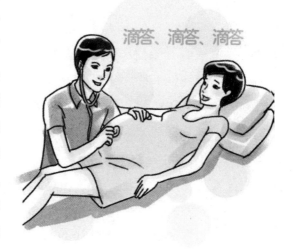

滴答、滴答、滴答

准妈妈可以依据每分钟跳动的次数来判断是不是胎心音，如果不能肯定的话，可以向医生请教，得到准确的判断。胎动是准妈妈监测胎宝宝健康与否的很好的指标。

化验尿蛋白的重要性

尿蛋白是肾脏功能的指标，孕期一旦出现蛋白尿是很严重的事情，所以每次孕检时，准妈妈都会被要求查验尿常规。妊娠高血压疾病可能会出现蛋白尿，这是由于血压升高后全身小动脉收缩痉挛，与此同时，肾小动脉也收缩痉挛，导致肾脏缺血缺氧，引起肾小管吸收功能不全，所以出现蛋白尿。蛋白尿可以说明准妈妈有可能妊娠高血压病，因此，准妈妈要定期尿检，以便及时采取措施，保证准妈妈的健康和胎宝宝的成长。

前置胎盘严重吗

前置胎盘是引起晚期妊娠出血的主要原因，也是孕期严重并发症的一种，如果处理不当，可能会威胁到准妈妈和胎宝宝的生命安全，无痛的阴道流血是前置胎盘的唯一症状，一旦发现有前置胎盘的情况，准妈妈需要加强产前检查，并做到以下几点。

◎ 减少活动，卧床休息，以左侧卧位为宜，如有腹痛、出血等不适症状，立即就医。

◎ 避免进行增加腹压的活动，如用力排便、频繁咳嗽、下蹲等，避免用手刺激腹部，变换体位时动作要轻缓。

◎ 保持外阴清洁，会阴部垫卫生清洁垫，勤换内裤，预防感染。

◎ 饮食应营养丰富、全面，多食含铁量较高食物，如枣、瘦肉、动物肝脏等预防贫血。长期卧床的准妈妈为避免便秘应增加蔬菜水果的摄入，养成定时排便的习惯。

◎ 长期卧床的准妈妈应适当活动肢体，家人可协助给予下肢按摩，以预防肌肉萎缩，防止血栓形成。同时每日进行深呼吸练习，锻炼肺部功能。

◎ 尽量避免不必要的劳动，如扫地、拖地、擦玻璃、端碗筷等，尽量减少肢体活动。

◎ 多了解与前置胎盘有关的科学知识，做到心中有数。避免产生不必要的恐慌心理，尽量不要因为前置胎盘而影响胎宝宝的身心健康。

◎ 给予必要的心理支持，为准妈妈创造倾诉的环境和机会，并予以相应的解释和支持。在心理支持的同时，配合治疗护理。

◎ 进行自我监护——自数胎动。

特别提示

当胎动出现异常时，准妈妈不要惊慌，应认真查找发生异常的原因，如果准妈妈有轻微发热的情况，胎宝宝一般不会受到影响，但如果是感染性疾病的话，就一定要尽快去医院。

孕期必须做的常规检查

准妈妈在孕期都会接受大大小小各种各样的检查，最好做到心中有数，将这些例行检查和定期检测写在小本子上，并分月份记载，便于准妈妈在相应的月份做相应的检查，如果医生由于工作忙碌有所忘记，准妈妈可以及时给予提醒，以免出现纰漏，给将来的分娩带来不必要的麻烦。

孕期必须做的5项例行检查：

◎测体重：每次孕期检查必测的项目。通过准妈妈的体重可以间接检了解胎宝宝的发育，如果准妈妈体重增长过缓，可能说明胎宝宝发育迟缓。如果体重增长过快，可能说明胎宝宝是巨大儿，准妈妈需要控制饮食。

◎尿检：如果尿样中蛋白质含量高，有可能是肾功能异常，但也有可能准妈妈取的不是中段尿，混有白带所致。若发现有异常，医生应进一步明确诊断。

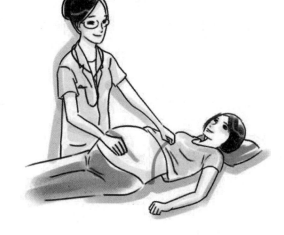

◎量宫高：医生会竖直测量宫高，并根据宫高妊娠图曲线，了解胎宝宝宫内发育情况，判断是否发育迟缓或者巨大儿。

◎量腹围：腹围每个月的增长是有一定的标准的，每一个孕周长多少，医生都需要了解，孕晚期通过测量腹围和宫高，可以估计胎宝宝的体重。

此外，孕期中，准妈妈还要做胎心监测，这属于定期检查：胎宝宝的胎心跳动很快，120～160次/分钟都是正常。孕28周后，准妈妈可以每天自我观察胎动，并和胎宝宝进行交流，也可以监护胎宝宝的发育情况，如果发现异常，应及时就医。

孕期必须做的定期检查

1 B超。B超是产科重要的必查项目，没有次数的限制。一般在7周左右，B超可以看到胎芽和胎心，12周左右可以筛查唐氏儿（看胎宝宝的颈项透明层，也叫NT），20~24周可查胎儿是否有畸形，之后准妈妈可以根据情况4~6周进行1次B超检查，检查胎宝宝的发育情况。

2 血液检查。血液检查包括血常规、肝肾功能生化项目和乙肝、丙肝、梅毒、艾滋病的检查，还有甲状腺功能的情况。可以了解到准妈妈的健康情况。唐氏筛查就是通过血检筛查出胎宝宝有无唐氏综合征风险的检查（一般在15~20周）。

3 胎心监护。34周开始，准妈妈到医院产检时就要开始做胎心监护了，每次最少20分钟，医生会根据实际情况来判断胎宝宝是否宫内缺氧。

孕期也有心理自查

孕中期，准妈妈可以对自己进行心理自查，看看是否存在情绪上的问题，比如容易焦躁、抑郁等现象。如果有的话，准妈妈要及时和家人沟通自己的想法，并积极寻找解决办法。如果没有得到有效的缓解，准妈妈不要羞于告诉外人自己的心理情况。咨询心理医生也是不错的求助方式，准妈妈可以在家人的陪同下，去医院专门的心理科室检查，以求得心理的健康，这也会对胎宝宝的生长发育有利。

特别提示

血液检查在医院建档时就一定要做，可以通过血检全面了解自己的身体健康状况，如果有疾病，应尽早告知医生，并进行相关的诊疗。

孕6月，爱听故事的胎宝宝

音乐胎教：让宝宝爱上二胡

二胡演奏曲《空山鸟语》，可以让准妈妈仿佛置身于热闹的森林中，鸟儿清脆悠扬的鸣叫声会使准妈妈和胎宝宝的心情顿时愉悦起来，这首曲子是根据山林美景创作而成的，开始用跳跃的音符营造出一种清幽的意境。

让宝宝成为童话大王

准妈妈要开始学着给胎宝宝讲故事啦，比如准妈妈早上起床的时候，看到自己盖的棉被，可以即兴给胎宝宝讲一个故事：

熊奶奶看到今天的太阳真好，决定晒晒棉被，熊宝宝问："为什么要拿出去晒呢？"熊奶奶说："因为晒过的棉被有太阳的味道，闻起来香香的哦！"熊宝宝听了很高兴说："奶奶，我想帮你晒晒棉袄，让它也有太阳的味道！"

在讲述故事的过程中，准妈妈要有意识地启发胎宝宝跟着故事的节奏走，有时候可以停下来问一问胎宝宝："宝贝，你知道太阳的味道是什么样的吗？妈妈告诉你哦，那是暖暖的感觉，就像你住在妈妈肚子里的感觉，和妈妈的爱是一样的。"

猜猜胎宝宝在做什么

准妈妈不妨每天给自己一点冥想的时间，静下心来，猜猜胎宝宝在肚子里做什么。在心里悄悄地和胎宝宝说说话，告诉胎宝宝自己一天的见闻，和胎宝宝分享小秘密。

准爸爸更爱妻

准爸爸要了解的按摩事项

孕中期可以每周按摩1次，每次时间不要太长，20分钟即可。按摩前要充分了解需要进行按摩的部位，对容易引起子宫收缩的敏感部位，如腹部、大腿和乳房不要加以刺激。

准爸爸在给准妈妈按摩时，要注意手法温柔平和，力度不能太大，用力过猛、刺激太重会带来相反的结果。此外，准爸爸在按摩前一定要洗净双手，并涂上润肤油，以免粗糙的双手刺激准妈妈的肌肤。

按摩的时候要严格按照先轻后重的原则，按摩速度也要先慢后快，与此同时，准爸爸一定要密切观察准妈妈的表情，一旦发现不适，立即停止按摩。

担负起家庭采购重任

准爸爸不要以自己不喜欢逛街为由，拒绝承担采购的重任哦。此时此刻，准爸爸就是胎宝宝的采购员，可以向过来人取经，比如问问刚生了宝宝的同事或者朋友，问清楚什么东西是必须准备的，什么东西可以借用；还要注意的是，准爸爸在采购时，一定要货比三家，只买对的，不买贵的，力求给胎宝宝的东西是最好的，也是最合适的。

老公的朋友来访，我忙对3岁的女儿说："快，快去卧室叫爸爸。"女儿望着我，迟疑了一会儿，跑到卧室，喊了一声："爸爸！"然后就跑了出来。

此外，准爸爸在采购前还可以通过一些母婴类的期刊了解最新的产品信息，顺便订购一些可以送货上门的产品。

幸"孕"加油站 孕期过半，再接再厉

孕6月，孕程过半，准妈妈是不是有一种卸下一半重担的感觉了呢！其实，在生育和养育胎宝宝的过程中，漫长的孕期只是万里长征第一步。当宝宝降生之后，你会发现，陪伴孩子成长的过程将会更为不易。原来孕期才是舒服和惬意的。

此时此刻，胎宝宝骨骼发育良好，并长出睫毛和眉毛。由于缺乏皮下脂肪，皮肤发红且有皱，但比以前变得结实了。胎宝宝在子宫羊水中姿势自如地游泳并会用脚踢子宫，羊水因此而发生震荡，这样可刺激胎宝宝的皮肤，促进皮肤发育。这时，如果子宫收缩或受到压迫，胎宝宝会猛踢子宫壁，把这种信息传递给妈妈……所以，胎宝宝变得越来越有想法，越来越调皮啦！

准妈妈的子宫进一步增大，子宫底已经高达脐部，由于子宫增大和加重而使脊椎骨向后，身体重心向前移，由此出现孕妇特有的状态。由于身体对这种变化还不习惯，所以很容易出现倾倒，腰部和背部也由于对身体的这种变化不习惯而特别容易疲劳，很多准妈妈又会出现孕早期的一些不适症状，但是这个阶段的准妈妈调适能力都非常强，一般情况下，很快就能适应过来，所以家人不用太担心。

如果你们还没有准备宝宝的物品，那就要抓紧时间了，趁着准妈妈身体还不太笨重，准妈妈可以和准爸爸一起，亲自为宝宝挑选合适的婴儿衣服、床具、奶瓶和其他婴儿用品，准妈妈可以把自己从别人那里学到的采购经验和育儿经验与准爸爸分享，让他提前学习一下，你会发现其中的无穷乐趣！

第八章

孕**7**月，
储备营养的黄金七月

美好的孕7月终于来临，亲爱的，请耐心等待你的宝贝儿，他正在你的肚子里养精蓄锐。此时，你所要做的，就是耐心等待，就像等待一朵花开，等待一场丰收，等待硕果累累，等待完完全全属于你的那一份惊喜。越来越淘气的小人儿是不是折腾得你彻夜难眠？等到他出生后，你就会知道此时的彻夜难眠是多么值得啊！

孕7月：我能感受到你的存在

捂不住的心悸

孕7月开始，准妈妈的心跳每分钟比孕前会增加10下左右，每次心跳所输送的血液也会比以前多了30%。很多准妈妈会觉得心脏负荷加重，尤其是在活动后或者突然改变体位时感到心悸、难受。

再度出现胃灼热

孕中期出现胃灼热与孕早期的原因是不一样的，孕中期是因为成长中的子宫向上的压力引起胃部灼热感，而不是由于怀孕导致内分泌紊乱造成的。准妈妈可以在睡觉的时候尽量把身体垫高，在吃完饭后保持直立状态，都能有效减轻胃部受到的挤压，从而缓解胃灼热的感觉。

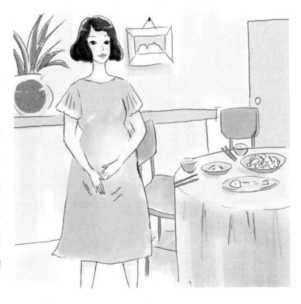

四肢的肿胀

正常情况下，从孕7月开始，准妈妈或多或少都会有体液淤积的现象，到孕晚期更为严重。渐渐地，准妈妈会发现自己的手部、腿部和双足会比以前肿胀，以前能穿的裤子和鞋子现在可能已经穿不进去了，这是因为增大的子宫会减缓腿部的血液循环，为减轻下肢水肿，活动后，准妈妈可以卧床休息一会，或者坐着时把腿抬高。

持续的髋部疼痛

孕中期开始，准妈妈骨盆会逐渐发生变化，附着在骨骼上的韧带会逐步松弛，这些变化都是为了分娩而做的准备。准妈妈会在骨盆附近出现剧烈的疼痛感和压力感，尤其当抬腿或者穿裤子的时候，髋部疼痛感尤其明显。

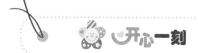

开心一刻

彤彤，5岁，一天自己在床上玩，她爸爸坐在床边看电视。她突然不小心从床上摔下来了，自己赶紧爬起来，到爸爸面前，打了她爸一下，说："老爸，你怎么看的孩子？"

一人呼吸两人用

因为胎宝宝的部分代谢产物要通过准妈妈的呼吸排泄，所以怀孕期间准妈妈会有上气不接下气的感觉，甚至会觉得吸入的氧气不够，喘不过气的表现并不一定就是说明胎宝宝缺氧了，只是因为准妈妈的肺部难以承受起如此的重担。

健忘的脑袋

随着孕期征程的推进，准妈妈会发现自己的记忆大不如从前，得心应手的工作可能也做得不如以前好了。面对记忆力的倒退，准妈妈不用太过担心，生完宝宝后，准妈妈的记忆力又会恢复的。如果确实健忘得很厉害的话，准妈妈可以准备一个小本子，随时记录，这样就不用担心健忘误事了。

腰酸背痛越来越强烈

到了孕7月，准妈妈的子宫底高度达到脐上约7厘米，整个子宫底高度为27厘米，由于身体负荷加重，重心前移，准妈妈会越来越觉得力不从心，腰酸背痛。这也是由于不断增长的子宫压迫腰骶部造成的。所以，准妈妈不宜长时间站立，也不应该长期保持一种姿势，应该经常变换姿势，缓解腰背部的压力。如果准妈妈改变姿势也不能缓解腰酸背痛的感觉，最好在家人的陪伴下去医院检查，看是否潜在其他疾患。

神奇的脐带

脐带就是胎宝宝营养的传输带，胎宝宝通过脐带与胎盘相连，进行营养与代谢物质的交换，脐动脉将胎宝宝排泄的废物运输到胎盘，而脐静脉将氧气和营养物质运输给胎宝宝。

孕7月开始，胎宝宝的脐带变得厚实且有弹性，外面包裹了一层结实的胶状物质，可以减少其缠绕打结，并保持血流通畅，此时胎宝宝的手指发育得已经很完美了，有时候他会抓着自己的小脚丫玩耍一阵。

胎宝宝也会打嗝

胎宝宝身长已经有35~38厘米啦，体重在1200克左右，头围26厘米，有可能已经长出头发，皮肤略呈粉红色，眼睑已经能够睁开。胎宝宝全身的骨骼和肌肉已经发育得很好，内脏功能也在逐步完善，胎宝宝已经会小口小口吞咽羊水，偶尔还会打嗝了，女宝宝的小阴唇、阴蒂已经突起。

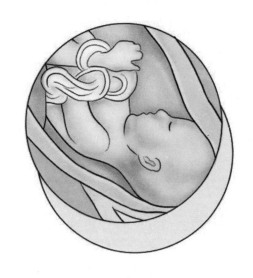

有自己的睡眠周期

由于眼睑已经可以闭合和打开，胎宝宝已经有了比较原始的睡眠周期，可能已经会做梦了。如果准妈妈的作息时间规律，那么胎宝宝的睡眠周期也会和准妈妈一样比较有规律。此外，胎宝宝的大脑已经可以发出命令来控制全身功能和身体的活动了，这就使得胎宝宝的生活更有规律。大脑迎来了自己的发育高峰，细胞迅速增殖分化，大脑体积在迅速增长，正由于大脑知觉的逐渐发达，胎宝宝逐渐有了疼痛感、刺痒感和运动感。

好"孕"缘于快乐的心态

呼吸法缓解心神不安

瑜伽中的呼吸练习法被称为普拉纳雅玛（pranayama），意思是气息的控制，瑜伽中有很多适合准妈妈练习的呼吸方法。由于胎宝宝时时刻刻都需要氧气，准妈妈绝不能屏息。如果准妈妈是有经验的瑜伽练习者，也要记住在怀孕时练习任何姿势时，都不要屏住呼吸，即使是很短的时间也不允许。

如果没有练习瑜伽的经验，首先要学会如何正确的呼吸。正确的呼吸有益于整个妊娠过程，即便准妈妈不练习任何体位，也可以帮助胎宝宝保持健康状态，让妊娠过程变得愉悦舒适，还可以帮助顺利分娩，减轻分娩痛苦。

准妈妈可以仰卧在垫子或毛巾上，屈膝，两膝靠拢，双脚分开至比臀部稍宽。可以在膝部下放一个软垫。在学习正确的呼吸之前，先躺下来让全身放松，屈膝是让横膈膜处于放松的状态，仰卧时下巴朝上会引起颈椎的紧张，可以在头下放一个软垫。

很多人第一次练习这种呼吸方式时会觉得有点不自然，但是要记住呼吸对于准妈妈和胎宝宝有极其重要的作用。练习得越熟练，正确而有规律的呼吸就会很自然地形成，而且有控制的呼吸在分娩时也会给予准妈妈最大的帮助。

心语馨愿

不论你在孕期中遇到什么，不论是开心的，还是会让你落泪的，你要记住，宝宝在你肚子里呢。

利用平台期做点开心事

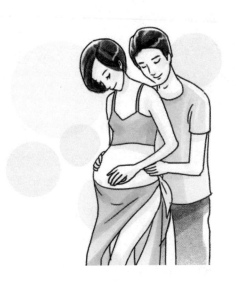

为了纪念，准妈妈最好在每个月都留下一些孕妇照。通过这些孕妇照，准妈妈可以看到自己腹部的变化。如6个月、7个月、8个月和9个月，再加上分娩前的照片，是对孕育生命的过程的最真实写照。在拍照的过程中，准妈妈也有许多要注意的事项。

◎拍摄，最好在家中进行。因为家中的环境是最干净和温馨的。如果准妈妈希望在外面拍摄的话，也一定要选择有资质的、专业的影楼拍摄，提前预约，合理安排时间，以免顾客太多，等待时间太长。

◎准妈妈最好带上自己专用的化妆品和服装，因为影楼里的化妆品和衣服被很多人使用过，难以保证干净和卫生。

◎切记，准妈妈的妆要化得淡一点，最好不要在肚皮上画彩绘，因为影楼所用的颜料多是化学品，质量无法保证。

◎千万别忘记准爸爸，来张温馨的全家福，也是一件快乐的事情。

孕期你最美

怀孕虽然改变了你的体态，但你拥有了另一种美，就是母爱的光辉，你会发现自己的皮肤更加红润细腻，额头上的皱纹也少了很多，此外，即将拥有一个宝宝的喜悦和幸福感也会使你更加美丽。即便是在孕期的你，也可以用温和的护肤霜进行护肤的工作，补充必要的水分，还要记得勤洗澡，偶尔在安全的前提下，选用无香料无酒精添加的天然化妆品化化淡妆。

美丽是由内而外的，准妈妈一定要从内心相信自己是最美的，你的大肚子是你母爱的标志，千万不要穿过紧的衣服，要大大方方展现自己的美态。

均衡饮食，营养全面

糖尿病准妈妈的进食原则

如果准妈妈是一位糖尿病患者，总热量的摄入不宜过多，在孕中期和孕晚期每天摄入的热量控制在1800～2200千卡为宜，也可以按照每千克体重摄入25～35千卡热量来计算。保持体重正常即可。

◎摄入合适的碳水化合物（糖类）：准妈妈要严格控制摄入容易被身体吸收的单糖类食物，如蜂蜜、葡萄糖、麦芽糖及含糖饮料等，要少吃淀粉类食物。

◎少吃多餐：空腹太久会产生酮血症，所以，准妈妈最好将每天摄入的食物分成5餐左右，睡前再补充一点容易消化的小点心。

◎控制油脂：准妈妈所食用的烹调油要以植物油为主，少吃肥肉、油炸和油煎的食物。

◎保证优质蛋白质、膳食纤维和维生素的每日摄入，准妈妈要多吃牛奶、豆制品、蔬菜等食物。

◎成熟度越高的食物含糖量越高，加工越精细的食物升糖指数越高，要少吃。

食物也能催眠

有一些简单有效的方法能帮助准妈妈对付失眠，比如睡前喝一杯热牛奶，因为牛奶富含色氨酸，能够补充大脑所需的化学物质，从而诱发睡意。此外，准妈妈还可以吃一些面包或者其他面食，补充一定量的碳水化合物。

特别提示

准妈妈饮食的烹调用油也要讲究。茶油的脂肪酸构成与橄榄油相似，其中不饱和脂肪酸高达90%以上，单不饱和脂肪酸占75%以上，含有一定量的维生素E，对预防心血管疾病有益。

消除水肿的好食物

水肿是大多数准妈妈在孕期不得不面对的问题。除了可以通过改变体位的方式来缓解水肿之外，准妈妈的食谱上一定要有一些能帮助消除水肿的好食物，以帮助准妈妈应对孕晚期的水肿情况，安然度过孕期。

玉米须

玉米须能够降血压、利尿消肿、止血利胆。玉米须以有光泽、柔软的为最好。

冬瓜

冬瓜含有丰富的矿物质、维生素、膳食纤维等，而且含钠低，是非常好的利尿消肿的食物。其中还含有丙醇二酸，能抑制糖类转化为脂肪。

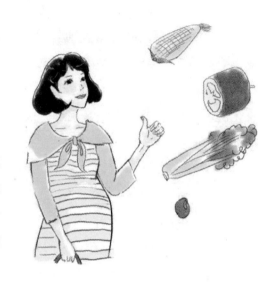

芹菜

芹菜能够利尿消肿、平肝降压，具有很好的通便作用，尤其适合便秘的准妈妈吃，但血压偏低的准妈妈不能多吃。

赤豆

赤豆能利水消肿、清热解毒，还能够补血，是非常适合准妈妈的滋补品。

还有许多其他利尿消肿的食物，但并不推荐准妈妈食用，这是因为以上推荐的食物利尿消肿的功效比较和缓，不会通过突然大量的排泄达到利尿消肿的效果。准妈妈如果水肿严重的话，千万要遵照医嘱合理用药。不可以盲目听从家里人或者"好心人"的建议，如果过度利尿的话，将会影响到胎宝宝所需的水分摄入。

大枣，天然维生素丸

大枣是一种营养丰富的滋补品，含有丰富的糖分和维生素C，干枣、鲜枣含糖量分别为37%、70%，维生素C含量要比苹果高七八十倍。大枣中还有相对较多的叶酸，胡萝卜素和黄酮类物质。另外大枣具有补脾益气、润肺生津、养颜驻容、延年益寿之功效，对于准妈妈强身健体及胎宝宝生长发育都有非常大的帮助。

◎ 维生素C：是准妈妈和胎宝宝所必需的营养物质，对胎宝宝形成细胞基质、生成结缔组织以及心血管的生长发育、造血系统的健全都有着重要的作用。维生素C还可增强母体的免疫力，促进准妈妈对铁质的吸收。

◎ 叶酸：叶酸参与血细胞的生成，促进胎宝宝神经系统的发育。叶酸缺乏可能导致胎宝宝神经管发育畸形，易造成先天性神经管缺陷，导致无脑症与脊柱裂等先天畸形。怀孕期间缺乏叶酸，准妈妈会有贫血、倦怠、脸色苍白呼吸急促等症状，同时也会造成胎盘自动剥落、自发性流产、早产、分娩困难等后果。

◎ 胡萝卜素：孕早期母血中维生素A浓度下降，孕晚期上升，临产时降低，产后又重新上升，胡萝卜素进入人体后会转变为维生素A。

◎ 黄酮类物质：黄铜类物质对防治心血管疾病有重要作用，此外黄铜类物质能降低毛细血管的脆性及渗透性，防止破裂出血。

医师问答

孕期准妈妈该怎样吃大枣？

在怀孕初期最好不要吃太多，3个月以后就可多吃了，每天3~4枚。虽然大枣有补血之功效，但如果只吃大枣，效果并不是很完美，如果想吃大枣来补血，建议可以用大枣搭配其他营养丰富的水果一起吃。

核桃，胎宝宝的健脑好帮手

核桃的营养丰富，每100克含蛋白质15～20克、脂肪60～70克、碳水化合物10克，并含有人体必需的钙、磷、铁等多种矿物质，以及胡萝卜素、维生素B_2等多种维生素，特别是对大脑神经细胞有益的营养成分含量比较高。核桃可以去皮后生吃，也可以研碎与红糖拌合做包子吃，还可以煮粥或做成桃饼吃，如果准妈妈每天坚持吃几个核桃，对自己身体的保养和对胎宝宝的发育均有很大的好处。

核桃中含的亚麻酸被人们称之为脑黄金。准妈妈吃核桃就会被胎宝宝吸收，那么胎宝宝就会起到健脑的作用，尤其是在孕早期以及孕中期，是胎宝宝脑部发育的高峰，多吃核桃对胎宝宝的脑部发育起着非常大的作用。

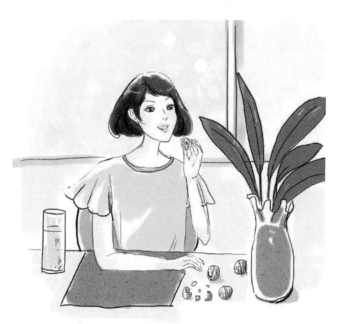

能吃宵夜吗

很多准妈妈喜欢吃宵夜，认为这样可以给胎宝宝带来更多的营养，因而很多准妈妈会准备很多零食作为宵夜，实际情况果真如此吗？

事实上，晚上人体的代谢率会下降，消化道要充分休息，如果准妈妈吃宵夜的话，容易增加胃肠道的负担，消耗不完的热量还会变成脂肪储存起来，变成准妈妈的负担，影响准妈妈的睡眠质量。如果准妈妈真的是饿了的话，当然可以吃一些清淡、容易消化的食物，千万不要饿着胎宝宝。

判断是否缺乏维生素

准妈妈如果缺乏维生素，会有相应的表现，所以准妈妈可以自测一下，如果有相关症状，就要警惕了。

维生素种类	缺乏表现	补充食物种类
维生素A	眼睛干燥、畏光	胡萝卜、牛奶等
维生素B$_1$	手脚发麻，气色不佳	粗粮、番茄和花生等
维生素B$_2$	皮肤、嘴唇等容易发炎	小米、花生、豆类、蛋类等
维生素B$_6$	肌肉痉挛，恶心	服用维生素B$_6$片
维生素B$_{12}$	食欲缺乏，记忆力不佳	动物肝脏等
维生素C	牙龈肿痛出血，容易感冒	橘子、豆芽、萝卜、猕猴桃等
维生素D	多汗，牙齿不结实	服用鱼肝油补充剂
维生素E	四肢乏力，容易出汗、头发分叉	绿叶蔬菜、植物油等
维生素K	出血难以停止，难以凝结	通过蔬菜、鱼肉等获取

如果准妈妈发现自己缺乏某些营养素，也不能盲目补充，应该先咨询医生，再决定是否补充。

有条件的家庭会为准妈妈购买进口的孕妇营养剂来补充维生素，其实这不一定科学，因为国外的营养剂是针对外国人的体质而设定营养的比例，和中国妈妈的体质不同。如外国准妈妈脂溶性维生素、硒、锰等缺乏，但中国妈妈却基本不缺乏。如果服用这类补充剂，准妈妈很可能"补过头"，引发胎宝宝畸形。

心语馨愿

对于胎宝宝的健康而言，营养补充是一个方面，准妈妈的情绪是更重要的一个方面。准妈妈自己能够把握的，就是调整好心态，积极乐观，这比补充什么营养补充剂都重要。

大枣银耳羹

原料

银耳50克，大枣10枚，莲子、枸杞子、冰糖各适量。

做法

1. 银耳用清水浸泡10小时，用手撕碎。

2. 将大枣、莲子、枸杞子放入碗中，洗净。

3. 将银耳和上述材料一起放入砂锅中，大火烧开，加冰糖，转小火2小时即可。

推荐理由

健脾补肾、益气养血。

赤豆鲤鱼

原料

鲤鱼1条，赤豆100克，鸡汤1碗，花椒、草果各7克，葱、姜和盐各适量。

做法

1. 将鲤鱼洗干净，赤小豆、花椒、草果洗净后塞入鱼腹中。

2. 将鱼放入砂锅中，加适量葱、姜和盐，倒入鸡汤。

3. 加适量清水，小火慢炖2小时。

推荐理由

健脾醒胃，化湿利水，能有效减轻准妈妈水肿的症状。

🍲 丝瓜肉片汤

● 原料

丝瓜1条，猪肉100克，姜末、油、盐各适量。

● 做法

1. 丝瓜洗净、切条；猪肉洗净、切片。

2. 锅加油烧热，五成热时放入姜末爆香。

3. 放入丝瓜和猪肉翻炒，放入适量清水，加盐盖盖煮5分钟即可。

● 推荐理由

丝瓜富含膳食纤维和维生素，能利水消肿，改善消化道功能。

🍲 乌鸡炖山药

● 原料

乌鸡1只，山药、胡萝卜各1根，大葱、料酒、盐各适量。

● 做法

1. 将乌鸡洗干净，切块；山药洗净切片；胡萝卜洗净切片。

2. 锅中放油，油热后放入乌鸡稍稍翻炒。

3. 放入山药、胡萝卜，加水，大火3分钟后，放入大葱和料酒，转小火慢炖1个小时即可。

● 推荐理由

乌鸡含有丰富的优质蛋白质，和山药配合，既能益脾补肾，又能开胃消食。

日常生活，合理安排

合理控制体重

随着孕期的不断推进，准妈妈的体重也在增长着，如何掌握孕期体重增长的总量和速度，是保证准妈妈健康的关键。一般情况下，孕早期，体重共增加1~2千克，孕中期每周增加约0.35千克，孕晚期每周增加0.5千克。如果孕早期体重增加不够的话，准妈妈要检查一下自己的生活习惯，看看是否失眠或者厌食，如果都是正常的，就不必太在意，体重如果增加太多的话，要小心可能患有妊娠糖尿病或妊娠高血压病。

如果准妈妈发现自己体重超出了孕期正常的标准，也不要太紧张和刻意节食，可以选择一些温和的运动项目，比如散步，饭后和家人一起完成一定距离的走路，可以达到使体重缓慢下降的效果。而且胎宝宝也非常喜欢这种运动方式。

舒适的睡姿

准妈妈从进入孕6个月开始，最好采取左侧卧位的睡姿，因为孕期子宫容易右旋。适当左侧卧位可以改变子宫的位置，但过度的左侧卧位也会使子宫左旋，影响胎盘的血液供应。当然，准妈妈睡觉的时候不必拘泥于这一种姿势，也可以怎么舒适怎么来，但是在孕6个月之后，准妈妈最好不要再仰着睡觉了。

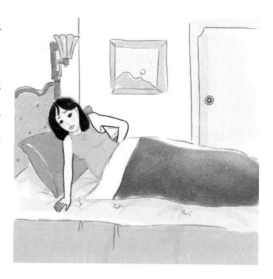

准妈妈最好不要睡较软的席梦思，因为准妈妈比正常人的腰段脊柱前屈更大，睡过软的床会对腰椎产生严重的不良影响。

乳房需要呵护

孕期中，准妈妈的乳房比较敏感，最好不要轻易触碰。孕中、晚期对乳房的刺激可能会直接引起宫缩的发生，进而引起胎膜早破，引发早产。在整个孕期，准妈妈不宜对乳房做按摩、牵拉等刺激。

在洗澡的时候，准妈妈可以用温水轻轻冲洗乳房；擦澡的时候，准妈妈要用干燥的毛巾轻轻将乳房上的水擦干。

在选择胸罩时，准妈妈要尽可能选取孕期胸罩，其具有针对孕期乳房变化而特别设置的承托结构。而且，随着孕期的发展，准妈妈的乳房变得越来越大，还会有分泌物的流出，孕期胸罩的选择也要随着孕期的推进而不断变化，以便于适应不同时期乳房的特殊需求。

花草不可随意摆

有些花草可能会让准妈妈感到不舒服，比如茉莉、丁香和水仙等具有浓郁香味的花草，可能会引起准妈妈食欲下降，恶心呕吐；而万年青、洋绣球、迎春花等可能会引起准妈妈皮肤过敏；夜来香和丁香呼出的是二氧化碳，会减少室内的氧气浓度。准妈妈可以摆放一些吊篮、绿萝等绿色叶子植物。

如果准妈妈出现过敏的症状，首先要消灭过敏原，打扫居室，开窗通风，其次用清水清洗过敏的地方，并及时就医，告诉医生你过敏的原因，再选择用药。

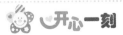

开心一刻

正在做作业的儿子突然对我说："妈妈，我觉得有点寂寞。"我笑着问："你知道寂寞是什么吗？"他说："寂寞就是你不让我出去玩。"

远离隐形眼镜

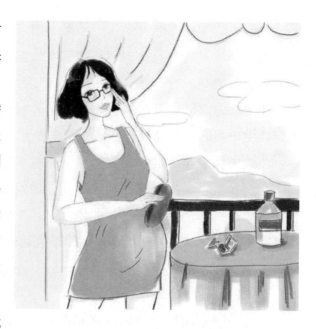

因为准妈妈角膜的含水量比怀孕前增多，如果佩戴接触镜（隐形眼镜）的话，可能会因为缺氧导致角膜水肿，引发角膜炎和溃疡，甚至角膜上皮剥落和失明。一些场合准妈妈必须佩戴隐形眼镜的话，要严格做好镜片清洁和保养的工作，或者干脆使用日抛型，用完就扔。

如果在佩戴隐形眼镜的过程中，准妈妈的眼睛出现不适的症状，应立即停止佩戴，并在家人的陪同下，立即去医院的眼科就诊，千万不要延误病情。

呵护第二心脏——双脚

俗话说，脚是人体的第二心脏。脚部有很多人体的重要经脉穴位。准妈妈的脚承受着很大的压力，再加上水肿，到了分娩前，准妈妈脚的尺寸一般会增加1~2个尺码，如何呵护双脚，成为准妈妈的必修课。

首先准妈妈要尽量选择布料面的鞋子，透气性、吸汗性比较好，行走起来也比较省力。其次最好不要穿拖鞋，容易造成重心不稳，导致摔跤，而且拖鞋一般为塑料或者橡胶材质，容易引发皮炎。

此外，准妈妈最好每天晚上用温水泡脚，既可以舒缓身心，放松心情，还可以软化角质，呵护双脚的皮肤。在泡脚的过程中，准妈妈可以放松下来，想一些比较开心的事情，调节一下心情。袜子也是准妈妈不可忽视的护脚因素，应选择纯棉、透气性好的袜子。

使用腹带有技巧

如果准妈妈的身体重心明显前移，增大的腹部坠向前下方，造成活动不便，并增加劳累感，使用腹带帮助支撑下垂的腹部。会使准妈妈感到轻松、方便。胎位不正后的纠正，也要用腹带约束，防止胎宝宝的转动。使用腹带不是为了美观，所以松紧要适度，太紧会阻碍消化和呼吸，太松则达不到效果，如果准妈妈腹肌较强，无明显下垂，就不一定要用腹带了。

恼人的夜晚抽筋

抽筋大多数与睡觉的姿势有关系，通常脚掌向下的时候容易发生抽筋，也与局部血液循环有关系。万一发生抽筋，准妈妈可以请家人帮忙按摩和热敷，缓解抽筋的痛苦。此外准妈妈在平时要适当补钙，多吃蔬菜和水果，少吃精细食物，以避免血液酸碱度不平衡的问题。

工作交接

孕7月开始，准妈妈要着手准备工作的交接了。事先告知领导，及时找到接替工作的人，以免影响工作进度和安排。与临时接替自己工作的同事交代工作内容和相关注意事项，是休产假前的重要环节，准妈妈要和接替人充分沟通，最好带着他提前进入工作状态。

 医师问答

为什么坚持吃钙片还是抽筋？

孕期腿抽筋并不都是缺钙的问题，睡觉时保持体位不变，长时间压迫也会引起抽筋，需要适当改变一下体位。准妈妈须知，补钙只是减少抽筋的可能，不是补了就不抽。

孕期保健与检查

早产的征兆

早产是指在满28孕周至37孕周之间（196~258天）的分娩。此时娩出的新生儿称早产儿。早产儿各器官未成熟，出生体重小于2500克，死亡率国内为12.7%~20.8%。

早产的三个征兆：

◎下腹部变硬：过了第7个月，下腹部反复变软、变硬且肌肉也有变硬、发胀的感觉时，保持安静，尽早去医院接受检查。

◎出血：少量出血是临产的征兆之一，如出血量与月经量类似，准妈妈一定要警惕起来，立即到医院检查。

◎破水：温水样的液体从阴道流出，就是早期破水。有的准妈妈即便是早期破水，仍能在几周后平安生产，但一般情况下是破水后阵痛马上开始，此时可把腰部垫高，不要动腹部，马上去医院。

预防早产

◎不要碰腹部，不要到人多的地方，或上下班高峰时外出。被人碰一下，就有跌倒的危险，特别是上台阶时，一定要注意一步一步地走。

◎不要拿重东西或拿高处的东西，以免碰到腹部。

◎正常的夫妻生活与早产可能有关，准妈妈只要有一点点早产征兆，也应禁止夫妻生活。

◎不要让腹部紧张，长时间持续站立或下蹲的姿势，会使腹压升高、子宫受压，也可引起早产。

◎如果准妈妈白带增多，也要到医院检查，因为阴道炎症是早产及胎膜早破的主要原因之一。

如何预防水肿

孕期水肿多是由于增大的子宫压迫下腔静脉，导致下肢静脉回流受阻所致，如果准妈妈只是因为孕期身体变化而发生的小腿水肿，不要惊慌。可以多摄入优质蛋白质，控制体重，保证充足的睡眠时间，不吃含盐量高的食物来有效防止孕期水肿。此外，采取合适的姿势也能有效缓解水肿的严重程度，比如抬高腿部，还可以用热水泡脚，请准爸爸轻轻按摩水肿的部位，穿宽松的鞋子。

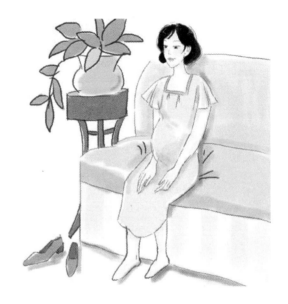

宫颈内口松弛可做缝合术

宫颈内口松弛是导致孕中期流产的原因之一，她们往往有孕中期流产或者早产经历，应在孕前检查宫颈口是否松弛，诊断明确后，在怀孕4个月时应接受宫颈缝合术，手术约需要20～30分钟，比较简单。到了怀孕37周能够正常分娩的时候，拆除手术缝线就可以分娩了，不过准妈妈一定要注意卧床休息，绝对不能让身体过分劳累。

心语馨愿

任何人都有早产的可能，过于担心早产只会影响自己的情绪，准妈妈所要做的就是放松下来，轻松面对接下来的过程，给胎宝宝一份好心情。很多事情不是怕就可以避免的，开心一点，才会更有信心。

出现宫缩别紧张

从孕28周开始，准妈妈会出现偶有宫缩的情况，而且这类宫缩没有规律，间隔时间比较长，这种情况一般不会导致早产。

1 准妈妈不要过于紧张焦虑，保持乐观的心情。

2 不要经常摸肚子，因为不断地刺激腹肌和子宫，也有可能引起宫缩。

3 准妈妈要注意休息，不要过度劳累，如果走太远的路或者长时间站立，都有可能引起宫缩。

宫缩是一种正常现象，但如果你的宫缩特别频繁，间隔时间比较短，而且伴有疼痛、阴道出血等异常情况时，就要及时就诊了。一般情况下，异常宫缩发生的原因有感染、炎症、子宫异常、生活习惯不好及准妈妈有早产史等。

有利于准妈妈的日常姿势

在日常生活中，有一些有利于准妈妈的姿势，准妈妈可以应用到生活中去，对自己的身体和胎宝宝的发育都有好处。

站立时放松，两腿稍微分开，并保持平行，将重心置于两脚之间，隔几分钟变换一下姿势；坐下时，先将手支撑在大腿上或椅子扶手上，然后再慢慢坐在椅子靠前的位置，用双手支撑腰部向椅背方向移动；下蹲从地面拾东西时，保持上身直立，先屈膝，然后落腰下蹲，将东西捡起。

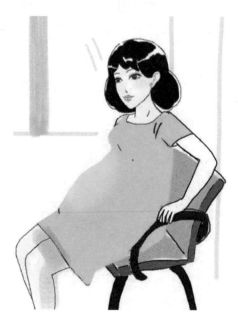

孕7月，胎宝宝的"诉说"

音乐胎教，欣赏青春的舞曲

准妈妈选择一支轻柔、旋律优美的曲子，坐在沙发上或者躺椅上，手轻轻放在腹部，闭上眼睛，做几个深呼吸，全身放松。跟着音乐的节奏，准妈妈有意识地放松自己，感受音乐的旋律像波浪一样冲进你的头脑，血液也随着音乐在流动，准妈妈还可以根据曲目幻想一下身临其境的感觉。这样的音乐游戏宜以3分钟为限，准妈妈要适当掌握一下时间，结束后，睁开双眼，轻轻走动一会。

一起聆听班得瑞

夜晚的寂静，无色无味，比醇酒更迷人，比鲜花更芳香。这就是"班得瑞"(BANDARI)的声音。它来自自然，它营造自然，温暖着你，承托着你。准妈妈不妨试着听一些他的音乐。

《雪之梦》是一首美妙的音乐，雪是纯洁无瑕的，梦想是人生追求的动力。闭上眼睛，听着这首音乐，很容易会回忆起一些往事。第一段是回忆童年那快乐的时光，随着第一段的结束，音乐进入了比较轻快的第一个插部。之后，就又微笑着继续漫步；走着走着，想着童年时光，有了些许遗憾，毕竟现在已不是童年，自己也离开了童年时的那片树林，这时的第二个插部，比较低沉，像在抒情，像在沉思，对时光流逝感叹，对时过境迁感慨。走出树林、在薄雪上走过是第三次主题和之后的结尾，心情变得有些许伤感。

开心一刻

宝宝："妈妈，我什么时候过生日？"

妈妈："十月五日。"

宝宝："那你呢？"

妈妈："十月一日。"

宝宝："你只用了四天就把我生下来啦？！"

外语胎教，原来语言如此丰富

准妈妈可以和胎宝宝一起"学"。平时可以看些卡通英语视频，学得既正宗又有趣。还可以播放一些儿童英文歌曲给胎宝宝听。准妈妈周围要营造出练习英语的环境，这很重要。可以讲一些很简单的英语，例如"This is Mommy""It's a nice day""Let's go to the park""That is a cat"，将自己看见、听见的事情，以简单的英语对胎宝宝说。如果已经知道性别，或者已经替即将出生的宝宝取好了名字的话，准妈妈还可以常常呼唤宝宝的名字！

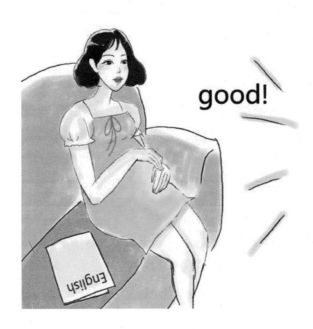

运动运动，给胎宝宝做按摩

胎教瑜伽，行于身，内于心，源于母子心心相通。它是从传统瑜伽中提炼出来，针对准妈妈的怀孕周期和身体情况以及胎宝宝不同发育阶段的特点进行设计编排的，是准妈妈和胎宝宝一起静心舒展做的瑜伽。能够增强准妈妈体质并且帮助准妈妈保持良好的精神状态，还有助于产后迅速恢复美好身材。需要注意的是，动作不能等同于普通的瑜伽，练习的时间不能影响胎宝宝的正常休息。

准爸爸更爱妻

准爸爸也要练习呼吸法

拉梅兹呼吸法讲究呼吸动作与身体的变化与配合，准妈妈和准爸爸都要学习，准爸爸通过观察、感觉，帮助准妈妈找到坐、躺、半躺时最放松、最舒适的姿势，并牢记呼吸法的要领，在准妈妈临产慌乱的情况下给予恰当的帮助。

帮准妈妈穿衣系鞋带

准爸爸是准妈妈的贴心管家，有些孕妇装在准妈妈的背后才有拉链，设计得很不科学，细心的准爸爸要主动上前帮助准妈妈穿脱孕妇装，如果准妈妈弯腰系鞋带不方便的话，准爸爸千万不可以大男子主义，而应该主动帮忙，别总是等着准妈妈提要求了才做。

准爸爸也是小孩子

准爸爸不要在准妈妈面前老是摆着一副老爷样，要保持一颗童心，朝气蓬勃，让准妈妈时刻感受到快乐，胎宝宝也会喜欢这样的爸爸，他会觉得只有这样的爸爸才会和自己一起做游戏，而不是天天说教。

比如，准爸爸下班后，可以扮成小兔子，在准妈妈的大肚皮前面蹦蹦跳跳，表演小白兔爱吃胡萝卜等节目，既能逗准妈妈开心，还可以通过表演惟妙惟肖地给胎宝宝讲故事，准爸爸还可以采用童声童语，用夸张的表情，表达出故事中的情感，让胎宝宝能感受到。

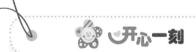

明明一直不停地吃零食，妈妈怕他吃太多，就吓唬他说："再吃下去，肚子会爆炸的。"明明说："没关系，我吃的时候你可以躲开。"

胎宝宝的动静也越来越大了，有时候会闹腾得准妈妈整晚都睡不好觉，可能准妈妈已经开始紧张：亲爱的宝宝，你不会是要出来了吧！这种心情会影响准妈妈的心情和休息，这怎么行呢？建议保持良好的心态，这样对宝宝和妈妈都有好处。

孕7月，胎宝宝的皮下脂肪迅速生长，对营养的需求也会变得越来越强烈。准妈妈可能会发现自己的饭量大增，怎么吃都吃不饱，体重也在直线上升。一旦出现这种情况，准妈妈需要提醒自己哦，适当地增加饭量确实能帮助胎宝宝吸收到更加多的营养，但营养摄入过多可能会导致胎宝宝体重超标，对到时候分娩和胎宝宝的成长不利。

有的准妈妈会因血压升高或贫血加重引发头痛和头晕，心理负担和精神因素也会造成头痛，所以要注意保持心情愉快。孕中期还要预防妊娠期糖尿病，这是由于孕期准妈妈体内分泌肾上腺皮质激素，能对抗胰岛素，胎盘也会分泌一些抗胰岛素的物质，使胰岛功能失调，危害与孕前糖尿病相同。

和胎宝宝交流是一件非常有意思的事情，积极主动的交流和互动，能有效地促进胎宝宝大脑发育，所以准妈妈和准爸爸一定要耐心地进行胎教，多和胎宝宝聊天，说说这个世界的美好，说说家人的故事，说说你们的甜蜜爱情，胎宝宝都会记住的。等着宝贝出生的那一天，他会主动对你微笑，会对你们的声音有特殊的反应，尤其是喜欢听准爸爸迷人的男性嗓音，你们之间绝对不会有陌生感！

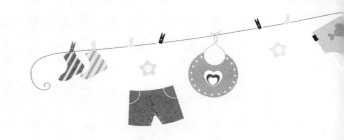

第九章

孕8月，
胎宝宝性格形成的关键期

孕8月，距离宝宝降临人世的月子越来越近了。准妈妈的心情变得紧张而又期待，虽然知道胎宝宝一直和自己在一起，还是期盼那一天的到来。孕8月的胎宝宝已经有很好的记忆力了，准妈妈的一举一动都在胎宝宝的关注之中，这种甜蜜的纽带就是母子之爱！

孕8月：我们共享甜蜜

出现腹壁紧绷

孕妇的宫底上升到胸部（剑突）与脐部之中点，胎动强烈，子宫能够不断增大，腹壁紧绷，腹部可能出现浅红色或者暗紫色妊娠纹，有些准妈妈的乳房和大腿部也会出现这种现象。

有很多准妈妈的体内黑色素分泌增多，面部出现妊娠斑，乳头周围、下腹部、外阴部皮肤也逐渐变黑，这些都是正常的现象，生完宝宝后，这些情况会逐步消失。

频频醒，爱做梦

胎宝宝已经有自己的作息规律了，虽然孕8月胎动有所减少，但有时候准妈妈想和他玩，胎宝宝却在呼呼大睡，有时候准妈妈正睡得香甜，胎宝宝却起床了，活力四射，在准妈妈的子宫里伸展着小拳脚，搞得准妈妈睡不着了。

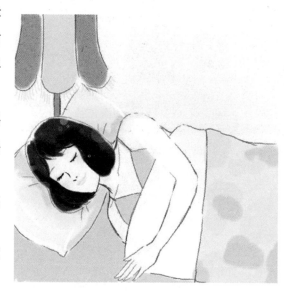

胎宝宝一般会做什么梦呢？虽然我们不得而知，但是可以肯定的是，胎宝宝这个阶段已经有属于自己的意识，他的梦里会不会有你呢？

肚皮的凸凹

虽然胎宝宝的活动量减少，但是准妈妈可以更加清楚地从腹壁看到胎宝宝的小手小脚，准妈妈可以根据肚皮的凸凹猜测胎宝宝的活动，哪一个部位是小手，哪一个部位是小屁股，哪一个部位是小脚。

胎头向下的姿势

孕8月的胎宝宝身长40～44厘米，体重1700克左右，头围30厘米左右，羊水增长速度放缓，胎宝宝生长迅速。这个时候胎宝宝已经没有自由活动的余地了，胎位相对固定，由于胎宝宝的头比较重，呈自然朝下的姿势。

胎宝宝会睁眼闭眼

胎宝宝面部的胎毛开始脱落，皮肤为深红色，胎脂较多，神经系统、消化系统和泌尿系统等器官的发育基本成熟，眼睑能开合，听力增强，对外界强烈的声音有反应。如果用手电筒的光照射准妈妈的肚皮，胎宝宝能看到微弱的亮光，从而产生一系列的动作。比如睁眼闭眼、伸手、打拳、转头等，这些动作都是有意识的行为。

大脑发出指令

数十亿脑细胞正在形成，胎宝宝的大脑进入了一个特别的发育时期，感官能力提高，导致其获得的刺激传达到大脑，大脑作出相应的反应，比如胎宝宝能感受到光线，当光线进入子宫时，大脑发出指令，胎宝宝可以转头避开光线。也正由于大量的神经细胞的形成，胎宝宝的头部在继续增大，比其他部位更重，因此，大多数胎宝宝在孕晚期会保持头部向下的姿势。

特别提示

有些胎宝宝此时头部并未向下，准妈妈也不用太担心，有一些常规的方法能有助于胎头的转向，准妈妈可以向医生咨询。到了孕9月胎宝宝的抬头才会入盆，如果那时候还没有转过来，准妈妈就要求助于医生了。

性征明显

胎宝宝的骨骼和关节比较发达了，免疫系统也有了相应的发育，不过胎宝宝的肺部发育还有所欠缺，正在合成肺泡表面活性物质。这些物质是宝宝将来自主呼吸不可缺少的。男宝宝的睾丸还没有进入阴囊内，在腹腔中，但睾丸已经开始沿着腹股沟向阴囊下降了，女宝宝的阴蒂已经突出，覆盖阴蒂的小阴唇还没有最后形成。

体重迅速增加

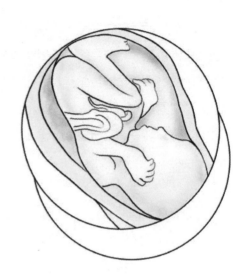

胎宝宝的身长增长放缓，但是体重却在迅速增加，皮下脂肪更加厚实，身体表面的皱纹更少了，越发光润可爱了。也正由于胎宝宝体重在增加，子宫内的羊水减少，空间活动相对减少，胎宝宝大幅度的动作也有所减少。指甲已经长得非常完美，保护住了胎宝宝的小手指和小脚趾。

好玩的脐带

除了睡觉，胎宝宝一刻都不安静，准妈妈的子宫内并没有给他提供什么玩具，不过有一个"玩具"不得不提，这就是脐带。它本是给胎宝宝输送营养的"通道"，胎宝宝把它当成了玩具，围着脐带转圈，抓着脐带把玩。玩累了他就歇一歇，精神头儿足了就越玩越起劲，可他不知道其中潜在许多危险，有些胎宝宝可能在玩转中被脐带缠绕而发生危险。

在这个过程中，准妈妈尤其需要注意胎动是否正常，一旦发现不适，最好立即去医院，以免由于胎宝宝的好玩而被脐带缠住，影响营养和氧气供应。胎动减少是胎宝宝缺氧的表现，由于缺氧，胎宝宝没有力气活动了。

好"孕"缘于快乐的心态

产前抑郁症，请走开

产前抑郁症是近年来出现的一种新的孕期心理疾病，当准妈妈对准爸爸产生了一些新的或者不合理的期望，内心的需求没有被满足时，产生各种负面情绪。与一般的"不高兴"有着本质区别，它有明显的特征，综合起来有三大主要症状，就是情绪低落、思维迟缓和运动抑制。

1 情绪低落，就是高兴不起来，总是忧愁伤感，甚至悲观绝望。

2 思维迟缓，就是自觉脑子不好使，记不住事，思考问题困难。患者觉得脑子空空、变笨了。

3 运动抑制，就是不爱活动，浑身发懒。走路缓慢，言语少等。严重的可能不吃不动，生活不能自理。

产前抑郁症是一种孕期心理疾病，产前出现精神问题的发病率正呈上升趋势，而其中又以白领女性为主。有98%的准妈妈在孕晚期会产生焦虑心理，有些人善于调节自己的情绪，会使焦虑心理减轻，有些人不善于调节，心理焦虑越来越重，这样不利于胎宝宝的发育。因此，准妈妈应从怀孕起，在心理上就及时调节，做好角色转换。

心语馨愿

现代社会，有抑郁症的人不在少数，准妈妈不要羞于启齿，大声说出你的烦恼，你的家人才能理解你，才能进一步帮助你。

直击产前焦虑症的原因

◎ 准妈妈怕孩子畸形。虽然做过多次检查，但毕竟是借助于仪器和各种化验，有些胎宝宝可能会存在健康问题不能查出，准妈妈产生焦虑，怕生个不健康的孩子。

◎ 对胎儿性别的忧虑。城市人对生男生女大多能正确看待。但在一些人的潜意识里仍有某种对宝宝性别的好恶。

◎ 到孕晚期各种不适症状加重，如出现皮肤瘙痒、腹壁皮肤紧绷、水肿等不适，使心中烦躁、易焦虑。

◎ 由于行动不便，整日闭门在家，注意力集中到种种消极因素上，加重焦虑。

◎ 担心孩子出生后，自己的职业受到影响或家庭经济压力加大，而产生焦虑。

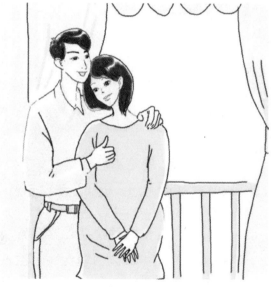

◎ 怀孕后的女性可能担心产后会失去怀孕前的一切，在准爸爸那里"失宠"，自己身材会变形。这对于自尊心很强的准妈妈而言，都是打击，因而会产生各种焦虑心理。

◎ 准妈妈大多是初产妇，缺乏对分娩的直接体验。从电视、报刊等媒体上又耳闻目睹了许多他人分娩的痛苦经历，考虑到自己也将经历此过程，心中不免焦虑。

除此之外，依据个人的不同情况，准妈妈可能还会有很多产前焦虑症的诱因，其实只要准妈妈能够坚定信心，保持轻松愉快的心情，就一定能远离产前焦虑症。

宣泄不良情绪的好途径

准妈妈在怀孕期间，会产生一些不良情绪，如伤悲、愤怒、忧郁、惊恐、焦躁、不安等，对胎宝宝有害。准妈妈平时要注意调节好自己的情绪，以免伤害到胎宝宝。

◎ 发生了不愉快的事情，可以这样对自己说："和我的宝宝相比，还有什么值得我生气的呢？

◎ 实在无法排解不良情绪的情况下，可以先让自己离开不愉快的情境，做一些自己喜欢做的事，如听音乐、画画、阅读等，让自己的情绪由坏转好。

◎ 一些不良情绪必须经过宣泄才能消除，这时可以四处走走，和朋友聊聊天，说说自己的处境和感受，宣泄不良情绪。

◎ 经常独处往往会使人闷闷不乐，可以多交些朋友，扩大自己的交际圈，充分享受友情的欢乐，感染积极愉悦的情绪，从中得到心理上的安慰和满足。

◎ 大自然是人类最好的朋友，准妈妈可以经常到大自然中去散散步，看看美丽的景色，消除自己的不良情绪，换来舒畅轻松的心情。作为即将成为母亲的准妈妈，要努力让自己保持乐观、平静、温和的情绪。只有良好的情绪，才能使胎宝宝的身心获得健康的成长。因此，如果准妈妈实在想哭，就找个地方尽情宣泄出来吧！

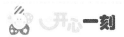

妈妈叫小刚起床："快点起来！公鸡都叫好几遍了！"小刚说："公鸡叫和我有什么关系？我又不是母鸡！"

均衡饮食，营养全面

咳嗽的应对策略

准妈妈如果感冒，引发咳嗽，可能会引起腹压增高，引起宫缩，进而导致胎膜早破，引发早产。因此，准妈妈的咳嗽一定要及时治疗，可以学习一些食疗的方法，既安全又有效。

◎ 冰糖蒸梨水：将新鲜的梨去皮去核，放入锅中，加少量冰糖，隔水蒸软食用，可以润肺止咳。

◎ 白萝卜汤：将白萝卜切成1厘米大小的块，放入干净、干燥的容器中，加入少量蜂蜜，盖紧盖子。腌3天后，每次使用时舀出少许，用温开水化开，饮用。

◎ 糖煮金橘：把金橘洗干净，每个金橘戳2～3个洞洞，加水淹没煮沸后，加入少量冰糖，继续煮至软烂，趁热食用。

◎ 烤橘子：在橘子底部挖一个洞，放入一些盐，用锡纸包好，放入烤箱中烤15分钟，去皮趁热吃。

多吃五色食物

粗粮虽好，也不能多吃。每天的粗粮摄入量为30克左右，粗粮里含有丰富的维生素和膳食纤维，摄入过多，可能会影响身体内某些微量元素的吸收。如燕麦片和补钙剂一起吃，会影响身体对钙的吸收。大量纤维素的摄入还会影响蛋白质、脂肪和胆固醇的吸收利用。准妈妈要学会如何吃粗粮：黑、黄、红色粗粮，如黑豆、赤豆，可以有选择地多吃一点，吃完后要多喝水，不要和奶制品或者药物一起吃。

特别提示

准妈妈如果食补之后咳嗽仍不见缓解，一定要去医院就诊，以免因为咳嗽引起流产、早产，千万不要讳疾忌医。

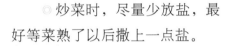

减少食盐的摄入

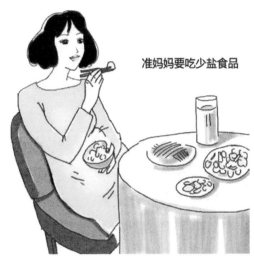

准妈妈要吃少盐食品

孕晚期时，准妈妈的血容量达到高峰，饮食上需要少摄入盐，如果食盐过多的话，很容易加重心脏的负担，诱发妊娠高血压病。每天用盐量一定要比孕中期有所减少，酱油最好不超过每天10毫升。

◎ 炒菜时，尽量少放盐，最好等菜熟了以后撒上一点盐。

◎ 多吃水果和蔬菜，用蔬果的香味刺激食欲。

◎ 不要去路边摊、大排档吃饭，这些地方的菜肴一般含盐量高。

牛肉，铁和锌的能量库

准妈妈对铁和锌的需求是一般人的1.5倍。每100克的牛腱含铁量为3毫克，约为怀孕期间铁摄入需要量的10%；含锌量8.5毫克，约为怀孕期间锌摄入需要量的77%。

充足的铁一方面能维持血红蛋白正常，以载送血氧到脑部及其他重要器官，保护心脏不致过度劳累，另一方面能使肌肉产生充足能量，活动有力并不易疲倦。缺铁的症状包括疲倦、精神不振、嗜睡、注意力不集中、头昏眼花。一旦体内储存的铁耗尽，很容易导致贫血。

锌不但有益胎宝宝神经系统的发育，而且对免疫系统也有益，有助于保持皮肤、骨骼和毛发的健康。缺锌时人的免疫力下降，容易生病，对胎宝宝的神经发育容易产生不利影响。牛肉中的锌比植物中的锌更容易吸收。人体对牛肉中的锌的吸收率为21%～26%，而对全麦面包中的锌吸收率只有14%。

鲫鱼萝卜丝是绝配

鲫鱼可以和中开胃，健脾利湿，且肉质鲜美，营养全面，是传统的孕期补品。鲫鱼的做法多种多样，可以红烧、清蒸、氽汤等，鲫鱼汤味道鲜美，具有很好的滋补功效。

◎ 温中补虚：鲫鱼含有优质蛋白质，容易消化吸收，可以作为准妈妈良好的蛋白质来源，除了可以补充营养外，还能增强抗病能力。

◎ 卵磷脂的提供者：鲫鱼含有丰富的卵磷脂，是大脑中神经介质乙酰胆碱的重要来源，可帮助胎宝宝大脑发育。

◎ 健脾利湿：能够帮助准妈妈消除水肿，同时对患有糖尿病的女性也有补益作用。

在准妈妈的日常食谱中，萝卜丝鲫鱼汤是一道补益佳品，不仅味道鲜美，还能改善准妈妈的胃口，为胎宝宝的生长发育提供优质的蛋白质和热量来源。

多吃紫色食物

紫色食物，如茄子、紫甘蓝、紫洋葱、紫山药、紫芦笋、紫秋葵等，含有一种特别的物质——花青素，具有很强的抗氧化能力，可预防高血压，还可以减缓肝功能障碍，并具有改善视力、预防眼部疲劳的作用。

医师问答

多吃花菁素有什么益处？

花青素是迄今发现的来源植物的最高效的抗氧化剂之一，体内和体外试验表明，葡萄籽提取物花青素的抗氧化效果，比维生素E强50倍，比维生素C强20倍超强，具有清除自由基、提高人体免疫力的强力效果。

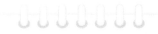

牛肉苦瓜汤

原料

牛肉200克，苦瓜1根，酱油、白糖、料酒各适量。

做法

1．将牛肉洗净切成薄片，用酱油、白糖、料酒腌半小时；苦瓜洗净切块。

2．锅加油烧热，将苦瓜放入，稍稍翻炒。

3．放入1000毫升清水，水开后，放入牛肉片，转中火5分钟。

推荐理由

人体对牛肉中的锌等微量元素的吸收率高，能补益肝肾，强身健体。

荷兰豆炒牛里脊

原料

牛里脊350克，荷兰豆100克，胡萝卜30克，白糖、盐、淀粉、料酒、姜汁、酱油各适量。

做法

1．将牛里脊洗干净切片，用淀粉、料酒、姜汁、酱油腌15分钟；胡萝卜洗干净切块；荷兰豆洗干净备用。

2．锅中放油烧热，放入牛肉片，加入荷兰豆和胡萝卜翻炒。

3．加入料酒、白糖和盐翻炒3分钟，出锅。

推荐理由

牛肉富含优质蛋白质，脂肪含量少，具有补脾胃、益气血的功效。

香酥柳叶鱼

原料

柳叶鱼500克，面粉、盐、黑芝麻、芝士粉各适量。

做法

1．将柳叶鱼洗干净，分成两半，一半抹上盐和面粉，一半抹上黑芝麻和面粉。

2．锅加油烧热，将鱼轻轻放入锅中，调至小火，炸7~8分钟。

3．起锅前开大火，让鱼彻底炸酥。

4．将上了盐的那面鱼放上芝士粉。

推荐理由

柳叶鱼含钙丰富，肉质鲜美。

火腿冬瓜汤

原料

火腿50克，冬瓜150克，香菜1根，盐、料酒、味精、香油、鸡汤、葱、姜各适量。

做法

1．将火腿切成薄片；冬瓜洗净去皮，切成薄片；香菜洗净切成末。

2．锅中放入油，油热后，放入冬瓜和火腿，翻炒。

3．放入鸡汤，盖盖煮4分钟，加入料酒、味精、香油、香菜和盐，出锅。

推荐理由

冬瓜有清热、利尿的作用。

青瓜炒鱿鱼

原料

青瓜200克，黑木耳25克，水发鱿鱼100克，姜片、蒜蓉、盐各少许。

做法

1．青瓜洗净切片；黑木耳浸泡后沥干水；鱿鱼洗净切片。

2．青瓜、黑木耳先炒熟装起，再放入姜片、蒜蓉、鱿鱼炒香，最后倒入青瓜、黑木耳炒匀，用盐调味即可食用。

推荐理由

本菜富含蛋白质、碘、维生素C，能淡化怀孕引起的色素沉着。

板栗烧鸡

原料

鸡大腿2只，板栗100克，豆瓣25克，姜块50克，葱、植物油、白糖、花椒、料酒、酱油、盐、味精、大料各适量。

做法

1．将鸡大腿洗净，斩块；板栗去壳洗净，待用。

2．锅置大火上，下油烧热，然后将鸡块放入爆炒，待鸡肉变硬时，加入料酒、姜块、豆瓣、花椒，炒至水分渐干溢出香味时，倒入适量水，放入盐、酱油和白糖、大料等。

3．加盖焖烧至六七成熟时，再加入板栗同烧15分钟左右，起锅时加入葱段及味精。

推荐理由

板栗与鸡同食既补肾气，还能活血止血，对肾亏尿频、腰腿无力的准妈妈大有裨益。

日常生活，合理安排

安心待产，少出差

孕晚期准妈妈应该在家中安心待产，不要长距离出行了。长时间的坐车会使准妈妈的睡眠质量降低，容易产生烦躁的情绪，身心疲惫，路上的汽油味也会使准妈妈恶心、呕吐、食欲降低，影响胎宝宝的营养供应。

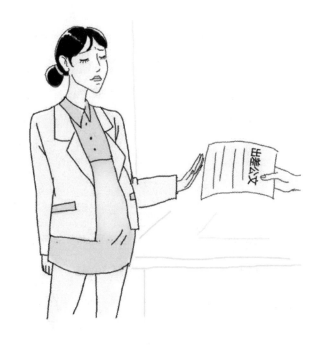

而且此时准妈妈已经大腹便便，隆起的腹部极易受到外力的撞击，从而引起早产。公共交通工具上的空气比较污浊，致病的细菌病毒散布各处，准妈妈可能会感染疾病，因此准妈妈在孕晚期不宜出差，不宜远行。

此外，孕晚期是早产的高发时期，准妈妈最好提前准备好手头工作的交接，将自己的具体情况告诉领导，请领导尽早选择合适的接班人，以免出现人手不足而不得不去出差的情况。

如果非要出差不可的话，准妈妈一定要事先做好充足的准备工作，如找好同行的同事，将就诊所需的资料随身携带。事先调查出差地妇产医院的路线等等，将准备工作做充分。一旦出差结束，准妈妈应立即回到家中。

孕晚期避免负重

在孕晚期，如果准妈妈手提重物，可能会引起下肢静脉曲张，还可能引发早产或胎膜早破，这是因为负重或者举重可能会导致腹压增高，加重子宫前倾下垂的程度，诱发子宫收缩，造成流产或者早产。

安全家居，保护大肚肚

孕晚期，准妈妈的肚子变得越来越大，家人要改变一下家中不利于准妈妈活动的家具，为准妈妈安心待产做准备。

1 如果地板太滑，最好铺上地毯，以免准妈妈不小心滑倒，需要注意的是，地毯的四个角最好固定，以免准妈妈的脚绊到地毯边而摔倒，此外，卫生间一定要铺上防滑的地垫。

2 木质沙发质地较硬，不利于孕晚期的准妈妈起来或者坐下。最好换成布艺沙发，其舒适性和安全性更高，而且不用担心会磕到或碰到。

3 把家中桌椅突起的边边角角用布包上，虽然准妈妈一般情况下不会被这些小角所伤害，但家人们一定要防患于未然，以免准妈妈突然跌到带来的伤害。

4 使用可升降的晾衣架，准妈妈伸手去拿衣架是一件极其危险的事情，家人应该贴心地换成可升降的晾衣架，轻轻摇动手柄就能随意调节高度，即使家人不在家，准妈妈也能轻松晾晒衣物。

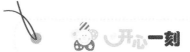
开心一刻

爸爸给女儿讲小时候经常挨饿的事，听完后，女儿两眼含泪，十分同情地问："哦，爸爸，你是因为没饭吃才来我们家的吗？"

孕晚期准妈妈会面临压力性尿失禁的尴尬，约有**40%**的准妈妈会有这样的烦恼，这是一种很正常的现象，准妈妈不要过于尴尬。

压力性尿失禁是由于体内激素的分泌导致骨盆底组织和肌肉松弛，控制膀胱的括约肌变得松弛，当准妈妈大笑、咳嗽甚至打喷嚏的时候，腹腔内和膀胱周围的压力突然增大，这种压力会挤压准妈妈的膀胱，准妈妈就会控制不住地漏尿了。

面对这种情况，准妈妈不要过于紧张和担心，

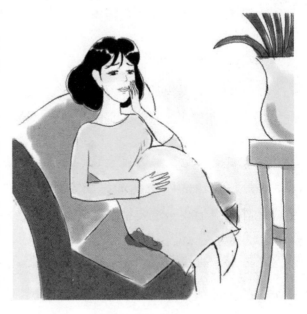

可以随身准备一些小而透气的护垫，作为补救措施。准妈妈需要注意的是，一定要及时更换护垫。此外，准妈妈可以有规律地进行骨盆底肌肉的锻炼，加强盆底肌肉的力量。

方法：准妈妈可以模仿解大便时收缩肛门的方法，做收缩肛门的练习非常方便，可以随时进行。

由于胎宝宝的重量不断地增加，准妈妈会感到沉重并且不舒服甚至可能会有漏尿症状。骨盆底肌肉锻炼法可以避免这种现象的发生。此外，骨盆底肌肉锻炼还可以锻炼准妈妈骨盆底的肌肉群，增强肌肉的弹性，提高准妈妈子宫的伸缩力，有利于准妈妈骨盆在分娩时能够充分地打开，让胎宝宝顺利娩出。

此外，分娩后，有的医院会有盆底康复仪，可以帮助恢复盆底肌肉。

孕晚期准妈妈不适合的运动

越临近产期，准妈妈的运动越要缓慢，有些运动就不可以做了。准妈妈可以选择一些舒展运动，加强盆底肌肉训练，同时加强腿部、手臂肌肉的训练。

◎ 攀高是大错：准妈妈一定要避免爬上爬下的运动，比如踩着凳子从高处拿东西，这是因为这种姿势容易摔倒，腰腹部容易被拉扯，伤及腹中的胎宝宝。

◎ 再急也不能跑步：跑步属于剧烈的运动，剧烈颠簸是准妈妈的大忌，极有可能引起早产的发生，因此准妈妈千万不要跑步，即使在紧急情况下，准妈妈也要静下心来，为了腹中的胎宝宝，慢一点，没关系。

◎ 拒绝瞬间爆发力：一些球类运动需要瞬间爆发力，突然用力会引起胎动不安，严重的会导致早产，还有一些可能会用到腰腹部力量的运动，准妈妈也不要做了。

◎ 下蹲要缓和：准妈妈的大肚子会挡住视线，在下蹲前，准妈妈最好先找个可以扶的地方，缓缓地直立下蹲，不要完全蹲下，对于力所不及的地方，准妈妈可以请别人帮忙。

爱护乳房，准备哺乳

孕晚期准妈妈要为哺乳做准备了，首先准妈妈要注意乳房特别是乳头的清洁工作，每天用毛巾蘸温水轻轻擦拭乳头和乳晕，使乳头保持清洁。

心语馨愿

乳房除了是哺乳的工具外，还是准妈妈女性美的标志，准妈妈一定要记住，呵护乳房就是关爱自己。

孕期保健与检查

孕晚期产检项目

孕晚期的产检从28周之后，每2周查1次，主要查胎宝宝的生长发育状况，这段时间是胎宝宝生长发育比较迅速的时期。有些胎宝宝有可能由于某些因素会出现发育受限的情况如母亲有并发症、胎盘、胎儿自身、脐带较细等。

如果监测发现准妈妈的体重没有明显增加，胎宝宝每次测量宫高没有明显上升，做B超检查发现胎宝宝的双顶径增加比较缓慢，达不到规定的速度，还有一些指标符合胎宝宝宫内生长受限的标准，那需要寻找原因，针对病因予以治疗。

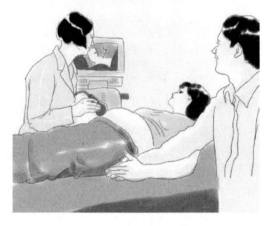

到了36周之后准妈妈每周要做1次检查，这期间医生会更加关注胎宝宝在子宫内的健康状况，一方面让准妈妈自数胎动、做胎心监护，一方面通过B超监测胎盘分级、羊水情况来帮助评估胎宝宝在宫内的状况，重点检查胎心、胎位、胎动和子宫收缩的情况。

医生经过监测之后，发现羊水越来越少或者有胎盘老化的迹象、胎动减少，医生有可能提出终止妊娠，因为考虑到宫内的环境已经不适合胎宝宝继续生存了。

孕晚期的检查比较多，项目比较烦琐，准妈妈千万不要因为怕麻烦就不去检查，这样可能会留下隐患，万一将来宝宝出生后，有什么问题的话，就会追悔莫及。

如何缓解坐骨神经痛

孕晚期，增大的子宫会给准妈妈的腰背部增加压力，挤压坐骨神经，从而产生强烈的腰腿痛或者麻木感。此外，由于胎宝宝占据了腹腔大部分的空间，会使静脉回流不畅，水分停留在下肢，引起水肿，这也可能会压迫神经。

一般情况下，孕晚期的坐骨神经是可以通过自我治疗缓解的，比如经常变换姿势，睡觉时左侧卧位或者用热毛巾热敷等，如果以上方法都不能缓解疼痛的话，准妈妈可以请专业的医护人员进行有针对性的局部按摩，具体手法是：沿坐骨神经痛的走向，手掌外侧轻柔、和缓地按摩，每次10分钟左右。

骨盆与顺产

在孕晚期，医生主要检查骨盆大小，绝大部分准妈妈的骨盆是正常的，可以自然分娩，如果骨盆窄小，前后径长、左右径窄，胎宝宝就不易娩出，可选择剖宫产。如果准妈妈骨盆异常可发生胎位异常及相对或绝对头盆不称，易致难产。

骨盆的大小与形态都很重要。骨盆的大小，以各骨之间的距离即骨盆径线大小来表示。骨盆的大小与形态，因各人的身体发育情况、营养状况、遗传因素及种族差异而不同。在正常范围内骨盆各径线，其长短也有一定的差别。如骨盆外测量各径线或某径线异常，应在临产时行骨盆内测量，并根据胎宝宝大小、胎位、产力选择分娩方式。

特别提示

有些准妈妈身材娇小，担心自己骨盆狭窄，不能顺产，其实两者之间没有必然的联系，应该以医生诊断为准。

准妈妈参加低强度、运动量少的健身活动，既可以锻炼身体，也能转移注意力，改善情绪。孕早期适合做一些针对下肢的运动，放松骨盆、耻骨联合和髋关节，伸展骨盆底肌肉群，有利于顺产和骨盆的恢复。

①把一条腿搭在另一条腿上，然后放下来，重复10次，每抬1次高度增加一些，然后换另一条腿，重复10次。

②两腿交叉向内侧夹紧、抬高阴道，紧闭肛门，然后放松。重复10次后，把下面的腿搭到上面的腿上，再重复10次。

③单腿屈起、伸展、屈起、伸展，左右各10次。

④双膝屈起，单腿上抬，放下，上抬，放下，左右各10次。

⑤单膝屈起，膝盖慢慢向外侧放下，左右各10次。

⑥双膝屈起，左右摇摆，幅度至床面为宜，慢慢放松，左右各10次。

⑦笔直坐好，双脚合十，双膝上下活动，宛如蝴蝶振翅，反复10次。

⑧同一姿势，伸直脊背深吸气，呼气时身体稍向前倾，反复10次。

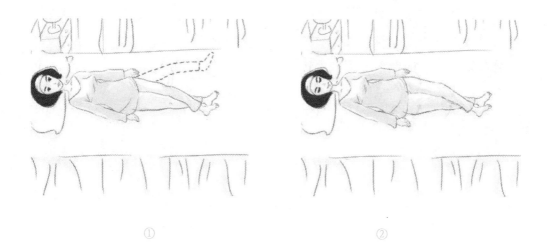

①   ②

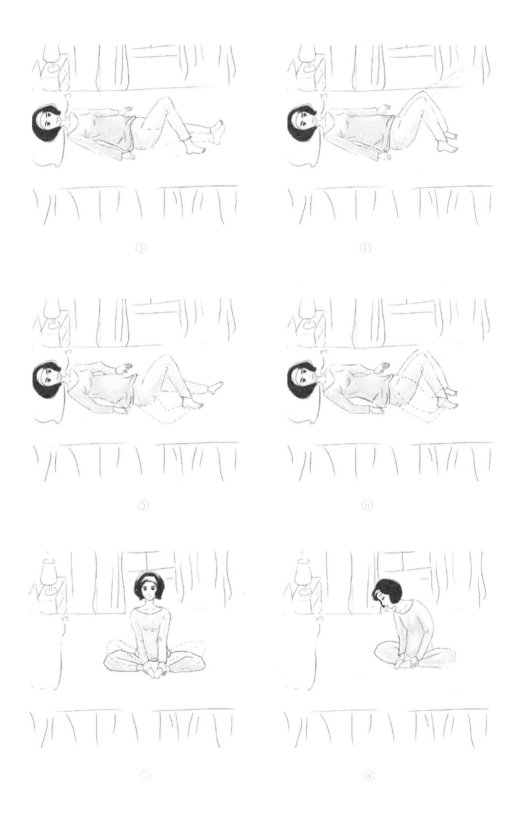

孕8月，与胎宝宝一起畅享未来

有孝才有教，做胎宝宝的榜样

教育的根本，首先要建立在孝道的基础之上，懂得孝的人才有资格教育他人，同样，准妈妈责无旁贷地成为胎宝宝的第一位教育者，这一点必须引起准妈妈的重视。教育和学习是互相促进的，如果准妈妈是一个尊敬老人、尊重兄长的人，胎宝宝也能感受到孝的益处，准妈妈也更有资格教育胎宝宝。

和胎宝宝一起阳台种菜

时间充裕的准妈妈，不妨在阳台上开辟一小块菜园，在种菜的同时告诉胎宝宝一颗小种子是怎么长成果实的。阳台蔬菜一般会选择周期性短的小油菜、芽苗菜、葱、丝瓜、韭菜等，准妈妈可以选择一些传统的花盆、生活中的器皿来种菜，须注意的是，这些器皿一定要足够坚固，能提供足够的空间和排水通道。

在种菜的过程中，准妈妈可以随时告诉胎宝宝小幼苗的变化，并与胎宝宝的成长联系起来，让胎宝宝对自己的生长发育有着更为直观的感受。而且，准妈妈还可以通过种菜，把对生活的热情传递给胎宝宝，等胎宝宝降生之后，这个小菜园将继续保留下去，这也是给胎宝宝的一份礼物！

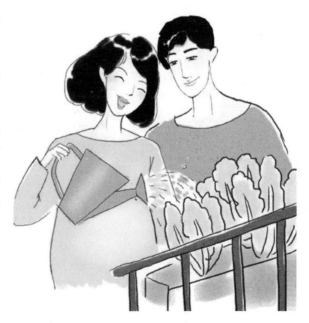

准爸爸更爱妻

准爸爸的孕晚期守则

孕晚期的任务更加艰巨，准爸爸不可以临阵脱逃哦。此时此刻，准爸爸要更加关心准妈妈的心理变化，不给准妈妈压力，多承担一些家务，让准妈妈保持愉快和稳定的心情，帮助准妈妈了解分娩的常识，减轻对分娩的恐惧。如果是职场准妈妈，准爸爸还要在工作上帮助准妈妈排解烦恼。

宝宝小名，一起取

准妈妈此时受着怀孕的折磨，可能并没有心思想这个问题，而且觉得时间还长，但是准爸爸可以提议，给宝宝取个名字，这可以让夫妻俩更切实地感受到宝宝的存在，并开始盼望他的到来，从而让准妈妈更有信心、更有勇气面对孕产。

给宝宝取名字后，可以在胎教时经常呼唤。有人做过试验，在胎儿期就经常被呼唤名字的孩子，出生后对自己的名字表现出明显的兴趣。当名字取好后，最好经常用名字来称呼宝宝，让宝宝参与到日常生活中来，要外出了、要吃饭了、要起床了、要睡觉了，都叫着宝宝的名字，跟他招呼一声。

提高准妈妈的睡眠质量

给准妈妈创造一个良好的睡眠环境，保持室内安静和空气新鲜，卧具要整洁、舒适。为了提前酝酿睡眠，准爸爸要提醒准妈妈注意以下事项：睡前2小时内不要大量吃喝，不要饮用带有刺激性的饮品，睡前不要做剧烈运动，避免过度兴奋、劳累；用温水泡泡脚，或冲个热水澡，排空膀胱。孕育宝宝应做到"有难同当"，准爸爸可以陪准妈妈聊聊天，或者为她做一些按摩。

8个月的时候，正是胎宝宝发育最快的时候，也是早产的高发期。因此准妈妈在注重营养摄取的同时还要考虑安全问题，因为8个月的时候准妈妈的肚子已经很大了，活动有所不便，但是还是要做适当的运动，在运动的过程中，安全就显得尤为重要，如何权衡休息和活动时间的比例，如何寻找最适当的活动方式，成为准妈妈的家人首要考虑的问题。

准妈妈要控制脂肪和淀粉类食物的摄入，以免胎宝宝过胖，给分娩带来困难。如果准妈妈的体重超重，也不要太紧张，毕竟还有2个月的时间，准妈妈可以通过适当的运动来控制体重，回到正常的范围。此外，日益增大的腹部会影响准妈妈的日常出行，应时刻小心，以避免意外的发生。在本章中，也重点介绍了准妈妈如何呵护大肚子，如何合理饮食，以保证胎宝宝的营养均衡，准妈妈的家人可以借鉴。

此外，这个月的胎宝宝发育已经比较成熟，能够对外界的刺激做出比较积极的回应，适当的胎教会对胎宝宝大脑的发育有极大的促进作用。准爸爸在其中起到不可替代的作用，如果此时你还没有参与胎教的话，赶快向准妈妈检讨吧，不知道如何胎教不要紧，关键是准爸爸一定要主动参与，积极向家人学习与胎宝宝沟通的技巧，一旦胎宝宝有所反应，你会发现这是一件其乐无穷的事情！

孕8月，是孕晚期的开始，这也宣告着孕期最后一个阶段的到来，熬过了孕早期和孕中期，相信平安度过孕晚期也不会难倒你！

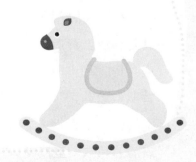

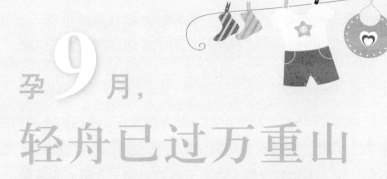

第十章

孕9月，
轻舟已过万重山

盼啊盼啊，终于到了孕9月。准妈妈的幸福是挺着骄傲的大肚子，是产检单上一个一个的"正常"，是胎心仪里清晰有力的心跳，是和准爸爸一起畅想未来的美好。胎宝宝也在同样期待着与你们的见面，不要着急，收获就在眼前。

孕9月：一起进入备战状态

准妈妈腰腹坠胀

由于胎宝宝在不断成长，子宫不断增大，多数准妈妈会觉得腰腹坠胀，骨盆后部的肌肉群和韧带变得麻木，甚至有一种被牵拉的感觉，准妈妈的行动更加艰难。与此同时，准妈妈会感到腹部抽搐，一阵阵紧缩，脸、手、脚肿得较厉害，特别是在傍晚，这种现象更加严重。

感受不同的踢法

虽然已经到了孕9月，胎宝宝的力量仍在增长，准妈妈会感到他的小手小脚非常有力量，有时让准妈妈觉得肋骨被踢，骨盆也被踢，肚皮上时不时鼓起一块。有时候准妈妈会有一种胎宝宝进入阴道的感觉。

难捱的酸痛

到了孕9月，有些准妈妈会有得了关节炎的感觉，这是因为胎宝宝的头压迫骨盆的神经和血管造成的，还与孕激素影响全身关节的韧带组织有关，全面性的韧带松弛是造成膝盖和手腕无力的原因。准妈妈可以稍微活动活动，比如散步，酸痛的感觉就会有所缓解。

 医师问答

准妈妈如何缓解腰腹坠胀？

准妈妈可以通过改变姿势来缓解腰腹坠胀，在平时走路的时候，准妈妈可以用双手稍稍托起腹部。坐下来的时候，用手掌轻轻抚摸腹部和腰骶部，缓解腰腹坠胀。准妈妈还可以请准爸爸帮忙按摩、做热敷等，但不可以做穴位按摩，因为刺激穴位可能引起早产。

颅骨的神奇组合

胎宝宝的颅骨是由分离着的骨板组成的，之间存在空隙。这将有利于胎宝宝的头经过相对狭窄的产道。胎宝宝在经过产道时头部会受到强烈的挤压，变成圆锥形。这只是暂时性的，他的头很快会变得圆乎乎的，但是颅骨板直到出生后的12～18个月才会闭合。

胎脂开始脱落

覆盖于胎宝宝全身的绒毛和在羊水中保护胎宝宝皮肤的胎脂开始脱落，这些脱落的物质会和其他分泌物一起被胎宝宝吞进去，它们将聚集在胎宝宝的肠道里面，变成黑色的混合物——胎粪，成为胎宝宝出生后的第一团粪便。

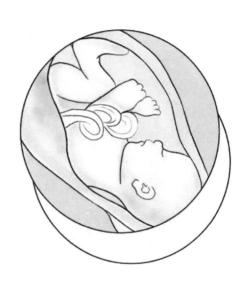

胎脂本是一层保护胎宝宝皮肤的物质，随着孕期即将结束，胎宝宝的皮肤发育基本完善，胎脂就开始逐渐脱落。这个时候，胎宝宝的皮肤不像小老头，皮下脂肪开始增多，皮肤褶皱变少了，身体变得越来越圆润。比较粉嫩，这都归功于前期胎脂的保护。

为出生做准备

孕9月，胎宝宝身长45～48厘米，体重可达2500克，头围约34厘米。胎宝宝的内脏器官基本发育成熟，具备了较强的呼吸和吸吮功能，在子宫内，胎宝宝喜欢吞咽羊水。羊水中有胎宝宝的排泄物、皮肤脱落物和其他一些物质，这些物质都是非常干净的，胎宝宝在不断的吞咽过程中，练习呼吸功能和消化吸收功能，为出生做着准备。

好"孕"缘于快乐的心态

孕9月是"宽限期"

户外散步能使准妈妈吸入更多的新鲜空气，加速体内废物的排出，能有效缓解孕晚期的不适反应，对胎宝宝大有好处。上班路上，也是准妈妈和胎宝宝交流的时间，感觉就像和胎宝宝一起逛街，沿途有什么建筑，什么风景，碰到了什么人和事情，发生了什么有趣的情景，准妈妈都可以一一讲给胎宝宝听，这时的胎宝宝可安静了，一定是竖起耳朵在听妈妈述说呢。

准妈妈要以更加饱满的热情、更加认真的态度对待生活。蓬勃、乐观的态度一定能够感染腹中的宝贝。准妈妈可以和有经验的妈妈们一起讨论怀孕的感受，探讨孕产知识。

好的心情对于胎宝宝的影响是非常大的。"宁静是最好的胎教"，尽量保持不急不躁、不郁不怒、心情愉悦的精神状态，以平和的心态来度过每一天。享受三人世界的快乐时光，下班以后的时间，属于准妈妈的"三人世界"。准爸爸会向胎宝宝"汇报"一天的工作，准妈妈当然不用汇报，因为胎宝宝就是一个"小尾巴"。

面对即将到来的分娩，准妈妈一定不要紧张，趁还有一个多月的时间，准妈妈可以好好放松一下，暂时不要考虑分娩的事情，多考虑自己和准爸爸的关系吧。

心语馨愿

准妈妈要记住：你不是一个人在战斗！你的身边还有很多亲人和朋友，他们是你最强大的精神支柱。

理解准爸爸：其实他也不容易

有很多准爸爸在准妈妈怀孕期间都会回避房事，一方面是因为在怀孕期间准爸爸意识到妻子即将为人母了，所以失去了性爱的冲动，另一个方面则是怀孕对于男性来说是个未知的世界，他们不知道在怀孕期间应该如何进行房事，所以心里感到很害怕。

为了防止准爸爸出现性冷淡，准妈妈应该多了解这个时期男性的心理，彼此多多沟通交流，告诉准爸爸怀孕的女人依然很美丽，快乐地度过这个时期。还需要注意的是，准妈妈在产后也要注意不要将心思全部放在宝宝的身上而冷落了准爸爸。

尽情享受"二人世界"

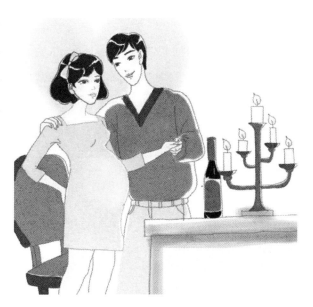

面对即将到来的三人世界，准妈妈要格外珍惜这一个多月的二人世界。准妈妈可以和准爸爸一起回味这些年二人世界的宝贵经历，条件允许的话，准爸爸可以和准妈妈去第一次约会的地方看一看，尽情享受一下二人世界的美好，回想起往事，准妈妈的心情也会格外甜蜜，准爸爸也可以借此机会把这次经历告诉胎宝宝，让你们的结晶和你们一起体味这份美好。

面对即将到来的三人世界，准妈妈也不要恐慌，胎宝宝的出生将会自然而然地改变你们的家庭结构，你所要做的，就是现在尽情享受二人世界，将来热情地投入三人世界。两个世界都同样美好，同样需要夫妻俩的付出，同样都会带来各种欢乐。

积极应对产检中的"意外"

孕晚期，准妈妈对生理和心理变化已经较为适应，一般无不良影响，但如果在产检中突发一些异常，如患上妊娠高血压病，则心理负担会加重，对这些突发"意外"，就需要及时进行心理疏导与调整。

准爸爸和家人必须对准妈妈的情绪波动尽量多包容多理解，帮助准妈妈排遣不良情绪。准爸爸要给准妈妈营造一个轻松愉快的生活环境，可以经常抽空陪着散步、听音乐、欣赏精美的宝宝图片等，尽量避免准妈妈生闷气和发怒。此外，准妈妈也要拿出母爱，面对一切可能出现的意外，此时此刻，没有什么比腹中的宝宝更重要，一定要保证好的心情。

做个自我救助的快乐准妈妈

光靠别人的呵护并不是最好的办法，准妈妈自己也要坚强起来，不过于依赖和软弱，全家人都围着自己转的感觉未必是快乐的，要懂得自我心理调适，爱护自己，争取做个快乐准妈妈。时刻以开朗明快的心情面对问题，要善解人意，心存宽容和谅解，协调好家庭关系，营造和谐的家庭氛围。

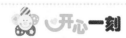 开心一刻

女儿对肚脐很好奇，就问妈妈，妈妈把脐带连着母子关系的道理简单地讲了一下，说："婴儿离开母体之后，医生把脐带剪断，并打了一个结，后来就成了肚脐。"女儿说："那医生为什么不打个蝴蝶结？"

均衡饮食，营养全面

不妨适当加个餐

孕晚期，由于胎宝宝需要更多的营养支持，准妈妈需要摄入更多的营养。所以加餐是补充营养的好方法，须注意的是，准妈妈在加餐时，要注意食物的多样化和营养的均衡性。加餐时间也要相对固定，不能想吃就吃。煮鸡蛋、芝麻糊、牛肉干、全麦饼干等都可以作为加餐的食物，准妈妈不要只选择自己喜欢吃的，而是要根据胎宝宝的需要。但要注意准妈妈的体重，一般每周增重不超过500克为宜。

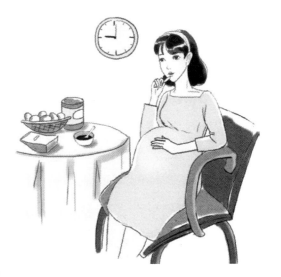

适当食用干酵母

干酵母富含维生素B_2，可以促进胎宝宝的视觉发育，营养胎宝宝的皮肤，并有效防止皮肤病的发生；还含有维生素B_6，对孕吐现象有明显的缓解效果；维生素B_1可以促进消化液的分泌，刺激准妈妈的食欲，进而有利于胎宝宝对营养物质的吸收，有助于胎宝宝的健康成长。

脂肪含量较低的食物有哪些

一般来说，动物性食物中，鸡肉、鱼肉、虾、奶和蛋的脂肪含量相对较少，而猪肉、牛肉和羊肉的脂肪含量相对较多，准妈妈可以有选择地食用，既保证营养的全面供给，又能控制脂肪的摄入。

🌸 南瓜，补气补血好食物

南瓜营养丰富，含有南瓜多糖淀粉、胡萝卜素、B族维生素、维生素C和钙、磷等成分，且含糖量很低，几乎不含脂肪，准妈妈食用南瓜，不用担心自己会长胖。

南瓜多糖能提高人体的免疫功能，促进细胞因子生成，对免疫系统具有良好的调节功能。胡萝卜素在人体内可转化成具有重要生理功能的维生素A，从而有益于上皮组织的生长分化、维持正常视觉、促进骨骼的发育。

🌸 鲈鱼，安胎良品

鲈鱼味甘、性平，入肝、脾、肾三经，具有健脾、补气、益肾、安胎之功效，且鲈鱼味道鲜美，口感好，是孕期准妈妈的美食。

◎鲈鱼富含蛋白质、维生素A、B族维生素、钙、镁、锌、硒等营养元素，具有补肝肾、益脾胃、化痰止咳之效，对肝肾不足的人有很好的补益作用。

◎鲈鱼可治胎动不安，准妈妈吃鲈鱼既补身又不会导致肥胖。

◎鲈鱼血中有较多的铜元素，铜能维持神经系统的正常功能，并参与数种物质代谢。

应选择鳞片不脱落、腹部结实饱满、表面光泽、眼睛明亮清澈的鲈鱼，适宜清蒸、红烧。

特别提示

鱼的品种非常多，但不是所有的鱼都适合准妈妈吃，一些受到污染的淡水鱼和含汞高的深海鱼就不适合。

山药，补中益气

山药营养丰富，自古以来就被视为物美价廉的补虚佳品，既可作主粮，又可作蔬菜。山药富含碳水化合物和蛋白质，将山药煮粥或者用冰糖煨熟后食用，具有补脾益胃、养肺、止泻、敛汗之功效。怀孕期间准妈妈可以吃山药，但要注意不可过量。

1 健脾益胃、助消化。山药中的淀粉酶、多酚氧化酶等物质有利于脾胃消化吸收，可治脾胃虚弱、食少体倦、泄泻等病症。

2 益肺止咳。山药含有皂苷、黏液质，有润滑、滋润的作用，可治疗肺虚、痰嗽、久咳之症。

3 降低血糖。山药含有黏液蛋白，有降低血糖的作用，可用于辅助治疗糖尿病，是糖尿病人的食疗佳品。

4 延年益寿。山药含有大量的黏液蛋白、维生素及微量元素，能有效预防心血管疾病，起到益志安神、延年益寿的功效。

防便秘食物大盘点

孕晚期，准妈妈活动减少，消化道的蠕动也减缓，食物残渣在肠道内停留时间过长，容易造成便秘，甚至引起痔疮。那么准妈妈防便秘食物有哪些？

酸奶

酸奶含有新鲜牛奶的全部营养，此外，酸奶中的乳酸、醋酸等有机酸能刺激胃液分泌，抑制有害菌生长，清理肠道。

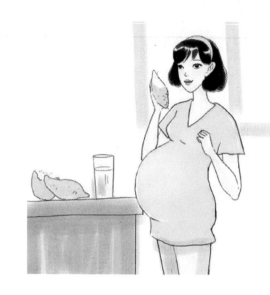

红薯

红薯富含利于胎宝宝发育的多种营养成分，同时其所含的膳食纤维能有效刺激消化液分泌和胃肠蠕动，促进排便。准妈妈在吃红薯的时候就不要吃过多的主食了，因为红薯也是碳水化合物食物。

圆白菜

圆白菜富含维生素、叶酸和膳食纤维，多吃可促进消化、预防便秘，提高人体免疫力。

生菜

常食用生菜能改善胃肠血液循环，促进脂肪和蛋白质的消化和吸收，清除血液中的垃圾，排肠毒，防止便秘。

竹笋

竹笋富含B族维生素及多种矿物质，具有低脂肪、低糖、多纤维的特点，能促进肠道蠕动、帮助消化、消除积食、防止便秘。

豌豆

豌豆富含膳食纤维，有清肠作用。

医师问答

除了膳食纤维，还有什么方法能促进胃肠道蠕动？

可以进行轻微的抚触按摩，刺激胃部蠕动，还要多喝水，适度的运动，都有利于胃肠道蠕动。

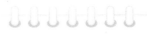

泥鳅炖豆腐

原料

泥鳅6条，豆腐300克，油、盐、味精各适量。

做法

1．将泥鳅放在清水中几天，吐尽泥沙。

2．将泥鳅洗净宰杀，切段，放入砂锅中。

3．加适量清水，放入豆腐块、油、盐、味精，清炖40分钟。

推荐理由

健脾和胃，宽中益气，祛湿消炎，增进准妈妈食欲。

胡萝卜鸡肝汤

原料

胡萝卜1根，鸡肝150克，盐适量。

做法

1．胡萝卜洗净切片；鸡肝也洗干净切片。

2．把胡萝卜和鸡肝放入清水中煮沸，转小火，加盐、盖盖5分钟即可。

推荐理由

富含锌和铁，适合孕晚期准妈妈。

◉ 鸭血豆腐汤

● 原料

鸭血50克，豆腐100克，香菜叶、盐各适量。

● 做法

1．锅中倒入适量清水，用大火煮开。

2．鸭血和豆腐洗干净，切成块，放入锅中。

3．炖煮20分钟后，放入盐和香菜叶即可。

● 推荐理由

豆腐可补钙，鸭血可补铁，是孕晚期准妈妈理想的补钙和补铁的菜谱。

◉ 双鲜拌金针菇

● 原料

金针菇250克，鱿鱼150克，熟鸡肉150克，姜片、盐、高汤、香油各适量。

● 做法

1．将金针菇洗干净，焯水，捞出。

2．将鱿鱼洗净、切细丝，与姜片一起氽水，捞出。

3．将熟鸡肉切成细丝，和鱿鱼丝一起放入金针菇碗内，加入高汤、盐和香油拌匀。

● 推荐理由

金针菇富含赖氨酸和锌，能促进胎宝宝的智力发育。

日常生活，合理安排

如何解除痔疮的烦恼

孕期随着胎宝宝的不断长大，子宫也会随之胀大，如果子宫压迫盆腔静脉或直肠肛门部位，会造成盆腔血液回流受阻，诱发痔疮。准妈妈通常会在孕28~36周出现痔疮，尤其是分娩的前1周最易发生。

越到孕晚期，痔疮对准妈妈的影响越严重，会引起出血、疼痛等症状。那么准妈妈在日常生活中要如何来防治痔疮呢?

首先，要养成良好的排便习惯，不要用力排便。在平时可适当进行一些轻量活动，使肠管运动增强，缩短食物通过肠道的时间，并能增加排便量。注意养成定时排便的好习惯，排便的最佳时间是在饭后，特别是在早餐后。

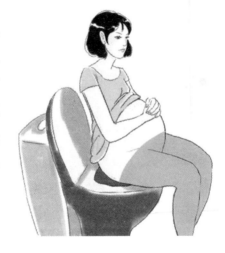

其次，要养成良好的饮食习惯。平时要多吃一些含纤维素多的绿叶蔬菜和水果，如菠菜、韭菜、李子、葡萄、无花果、梨。避免摄取含咖啡因、酒精或者辛辣的、酸的、容易导致便秘的食物。此外，还要多喝水，每天早晨空腹喝杯水，能刺激肠管蠕动，有助于排便，一天最好喝6~8杯水。

如果大便很干燥，可以用点开塞露。排便时避免过度用力，否则会使腹压增高，容易引起胎膜早破。大便干燥也可以服用一些药物，如乳果糖（即杜秘克），这种药物不升高血糖，准妈妈服用是安全的。

营养补充的误区

1 补品越贵越有营养。很多准妈妈认为补品越贵越有营养，事实并非如此。比如说价钱昂贵的燕窝、鱼翅，营养并不像人们想象的那么全面，即便它们富含蛋白质，但主要是胶原蛋白，而不是完全蛋白，并不能被人体充分吸收和利用。因此，准妈妈在饮食方面还要注重营养的均衡，做到饮食的多样化，不要一味追求对营养品的过度补充。

2 多喝骨头汤补钙。其实喝骨头汤补钙的效果并不理想，骨头中的钙不容易溶解在水中，也不容易被胃部吸收。而且油脂较多，可改喝鱼汤。

3 吃肉不如喝汤。由于肉汤的鲜味往往超过了肉的鲜味，由此常被人们误认为汤的营养比肉好。其实，炖煮后的肉类，只是其中一些水溶性营养物质溶于汤内，大部分非水溶性营养成分仍留在肉里。因此，只喝汤不吃肉，只是满足了口感而已，而没有获得最大程度的补益。

4 孕期要多吃肉。过多进食肉类对准妈妈的身体有害无益。因为肉类会加重消化道负担，还会让准妈妈摄入过多的脂肪，引发准妈妈肥胖。

5 认为水果太凉。很多准妈妈认为水果是凉性的，吃多了对胎宝宝不好，其实不然。大部分的水果都适用于孕期，只要控制好食用量，是不会造成腹泻等情况的。

心语馨愿

对于腹中的胎宝宝，准妈妈总想给他最好的，但过多的补品对胎宝宝的发育没有益处，准妈妈一定要把握"度"，才能给胎宝宝最好的母爱，而不是盲目的。

放松心情，准备好迎接新生命

快到预产期了，准妈妈有些欢喜，也会有些不安，虽然此时胎宝宝已经发育得基本完善了，但离预产期还有一段时间，准妈妈这种矛盾的心理可能会影响胎宝宝的发育哦。准妈妈千万不要着急，请放松心情，漫长的孕期都挺过来了，不在乎这一刻的等待。

不是人人都要吸氧

很多准妈妈都想去吸氧，认为吸氧对胎宝宝发育好。其实，如果胎宝宝发育正常、供氧充足，准妈妈没必要去吸氧。一般吸氧的原则：一是时间不能太长，一般在半小时以内；二是吸氧最好在医院进行，有专业的医护人员陪伴。

其实，准妈妈最好的吸氧就是走到大自然中，呼吸新鲜空气，既能补充氧气又能陶冶性情，医用氧气也不如大自然中的纯天然氧气好。

做好分娩的准备

第一，精神准备：准妈妈应该要有信心，用愉快的心情来迎接宝宝的诞生，准爸爸应该给准妈妈充分的关怀和爱护，周围的亲戚朋友及医务人员也要给准妈妈一定的支持和帮助。实践证明，思想准备越充分的准妈妈，难产的发生率越低。

第二，身体准备：睡眠休息。分娩时体力消耗较大，因此分娩前必须保证充分的睡眠。

第三，生活安排：接近预产期的准妈妈应尽量不外出旅行。

孕期保健与检查

羊水适量最好

羊水的成分98%是水，另有少量无机盐类、有机物和脱落的细胞。羊水的重量，一般来说会随着怀孕周数的增加而增多，在20周时，平均是500毫升；到了28周左右，会增加到700毫升；在32～36周时最多，约1000～1500毫升；其后又逐渐减少。因此，临床上是以300～2000毫升为正常范围，超过了这个范围称为"羊水过多症"，达不到这个标准则称为"羊水过少症"，这两种状况都是需要特别注意的。羊水被称为胎宝宝的第一道保护线，能有效保护胎宝宝娇嫩的肌肤，缓冲外部力量对胎宝宝的撞击。虽然很不起眼，却是胎宝宝生命最重要的保护神。

1 在孕期，羊水能缓和腹部外来压力或冲击，使胎宝宝不至直接受到损伤。

2 羊水能稳定子宫内温度，使之不会过于剧烈变化，在胎宝宝的生长发育过程中，能有一个活动的空间，因而，肢体发育不至于形成异常或畸形。

3 羊水可以减少胎宝宝在子宫内活动时引起的母体感觉不适。

4 羊水中还有部分抑菌物质，这对于减少感染有一定作用。

5 在分娩过程中，羊水形成水囊，可以缓和子宫颈的扩张。

6 在臀位与足位时，可以避免脐带脱垂。

7 在子宫收缩时，羊水可以缓冲子宫对胎宝宝的压迫，尤其是对胎宝宝头部的压迫。

8 破水后，羊水对产道有一定的润滑作用，使胎宝宝更易娩出。

严防胎膜早破

胎膜在临产前破裂，称胎膜早破。其发生率占分娩总数的2.7%～17%。可发生于孕期及分娩期。再次怀孕时，胎膜早破的发生率可达16%～32%。

胎膜破裂后，准妈妈可突然感到有较多液体自阴道流出，流液量时多时少，破口大且位置低则阴道流液多，腹压增加时（咳嗽、负重等）羊水即流出。后穹窿可见液池，阴道检查时触不到前羊膜囊，上推胎先露时见到羊水自阴道流出。若破口较小或高位破膜，则临床表现不典型，可能表现为仅有少量、间断阴道流液，会误以为阴道分泌物增多。

准妈妈要重视孕期卫生及产前检查，早发现、早治疗下生殖道感染。加强孕期保健，避免负重和外伤，孕晚期应禁止性生活。

如果出现胎膜早破，准妈妈也不要惊慌，及时就医能在最大程度上为挽救胎宝宝作出努力，准妈妈在去医院的路上应保持平躺，防止羊水过度流失，以免出现胎宝宝宫内缺氧的情况发生。到了医院之后，医生会检查胎膜早破的具体情况，针对不同情况迅速采取治疗方法，在这个过程中，准妈妈所要做的就是保持冷静。

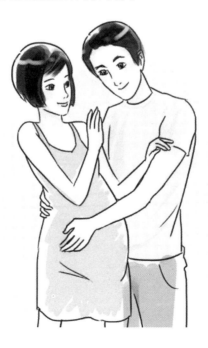

孕晚期超声波的检查

日常用于妇产科的超声波所输出的能量是非常小的，超声也不会长时间地固定在某一处进行探测，况且超声检查剂量也没有累加效应，所以即使多做几次，对胎宝宝和准妈妈也不会造成伤害，还能及时发现胎宝宝可能存在的问题。

孕晚期超声检查的作用

◎胎宝宝的某些异常，通过超声波的监测可尝试在产前给予药物、输血、引流，甚至实施子宫内矫治手术，尽量争取更多的时间让胎宝宝发育成熟，避免造成胎宝宝因器官畸形过度恶化而无法挽救的后果。

◎超声波密切监测胎宝宝的健康状况，能够更准确地断定准妈妈的分娩时间与分娩方式。

孕晚期超声检查的内容

◎胎宝宝生长状况：出现子宫内生长受限的胎宝宝，到了怀孕晚期会显现出与正常胎宝宝之间的生长差，可通过超声波检查得到判断。

◎羊水量多少：孕晚期检查出羊水量太多或太少，都有可能是胎宝宝异常的一种警告讯息。

◎是否有脐带绕颈情况。

注意观察胎盘成熟度

到了孕晚期，胎盘逐渐趋于成熟。一般到了孕38周胎盘进入Ⅲ级，标志胎盘成熟。胎盘并不是越成熟越好，过早成熟的胎盘意味着胎盘老化得快，容易导致胎宝宝供氧不足，甚至会导致胎宝宝的生长发育迟缓。如果怀孕37周以前发现了胎盘已经进入Ⅲ级，应警惕胎盘早熟。

特别提示

孕期超声是必需的检查，如果准妈妈拒绝做的话，有可能埋下隐患，一旦胎宝宝降生后才发现问题，会追悔莫及。

脐带缠绕怎么办

脐带缠绕是指脐带环绕胎宝宝身体，通常以绕颈最为常见，分娩时，看到脐带绕颈一、二圈的并不稀奇。另外，躯干及肢体的缠绕也有可能发生。发生脐带缠绕的胎宝宝，缠绕多为1～2圈，3圈以上较为少见。

一般来说，被脐带缠绕一周的胎宝宝，因脐带缠绕及压迫程度较轻，是不会出现临床症状的，这种缠绕对胎宝宝危险不大，准妈妈仍可经阴道将其顺利娩出。即使是脐带绕颈，由于胎头的活动性较小，只要脐带没有被勒紧，通常不会危及胎宝宝健康。在孕期，如果发现有脐带缠绕现象，只要胎宝宝继续在活动，准妈妈就不必太担心。

然而，缠绕周数多及压迫程度重的胎宝宝，分娩时出现胎心减慢，如每次宫缩时都会有胎心减慢的情况，就要采取剖宫产了。

如果处理不及时，可能会导致胎宝宝的营养供应和氧供应缺乏，胎宝宝会出现宫内窘迫等情况，严重时还会危及胎宝宝的生命。所以准妈妈在平时一定要注意观察胎宝宝的胎动情况，一旦出现不适，立即就诊。

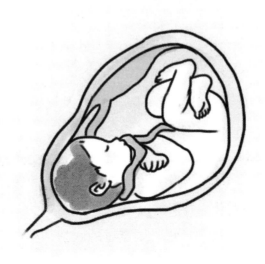

孕9月，将胎教进行到底

写下期待，并告诉胎宝宝

准妈妈肯定对胎宝宝有很多期许，快快写下来吧，准妈妈的手写体能够更直观地给胎宝宝刺激，准妈妈在写的时候要一边写一边说给胎宝宝听，并想象胎宝宝的小模样，这种情感上的交流与互动是很好的胎教。

给胎宝宝讲讲自己小时候的故事

准妈妈在有空的时候，可以给胎宝宝讲讲自己小时候的事。在回想自己小时候事情的时候，多数人感觉特别温馨、美好。

给胎宝宝讲故事也不能随便讲，最好能选择一下，选择那些可爱有趣的事。让自己感觉伤心或委屈的事，就没有必要讲了。半躺在床上或躺椅里，沐浴着阳光，就可以开始讲了。语言上需要设计好，开头可以是这样的："宝宝，今天给你讲讲妈妈小时候的事吧，妈妈小时候可是个人见人爱的小丫头呢，有一天……。"每次讲一个小故事，不要讲太多，以免影响胎宝宝休息。

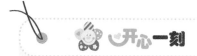

小小在阿姨家吃饭，阿姨做了鱼给他吃。小小边吃边说："这鱼真好吃，要是不放刺就更好了！"

讲小时候的事时，可以结合着照片进行。拿出照片，描绘照片的样子，跟胎宝宝说说这个时候自己多大，穿着什么衣服，留着什么发型，拍照片时的情形，有什么好玩的事发生，自己当时是什么心情等。

准妈妈还可以拿出自己小时候穿过的衣物，玩过的玩具等旧东西，一样一样地给胎宝宝介绍，让胎宝宝有直观的印象，胎宝宝出生后，会对准妈妈小时候用过的物品产生强烈的好奇心。

准妈妈进行绘画不仅能提高审美能力，产生美的感受，还能通过笔触和线条，释放内心情感，调节心情。

画画的时候，不要在意自己是否画得好，可以持笔临摹美术作品，也可随心所欲地涂抹，只要你感到是在从事艺术创作，感到快乐和满足，你就可以画下去。在绘画的过程中，你还可以向胎宝宝解释你画的内容。看看自己的笔下是否充满了童趣？通过这种笔触你就可以进入宝宝的世界。线条先要用铅笔画，整个完成了再用彩笔或勾线笔把画画好。

几笔画个游动的鱼

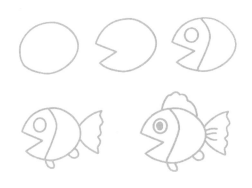

几笔画个漂亮的小鹿

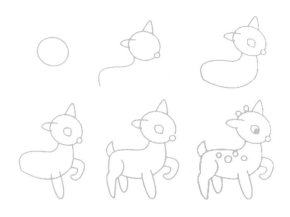

准妈妈还可以学习一些民间手艺活，比如剪纸。剪纸时，你要先勾轮廓，而后细细剪，剪个"胖娃娃""双喜临门""喜鹊闹梅""小二放牛"，或宝宝的属相，如牛、猪、狗、兔、鸡、虎、羊等，别怕麻烦，别说不会剪，因为问题不在于你剪得好坏，而在于你的用心，在向胎宝宝传递深深的爱和美的信息。

窗花是装饰中一个永恒不变的话题，怎么样做窗花，怎么样做出漂亮个性的窗花呢？跟着我来看看吧，希望你能找出更加漂亮的做法。

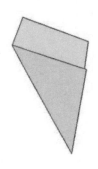

①将纸折叠。

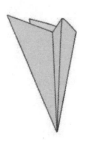

②将纸分成三等分。

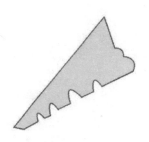

③然后剪下如图所示纹路（也可以自己创新，会有不一样的发现）。

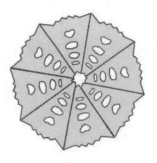

④最后逐层打开，一幅圆形。

准爸爸更爱妻

准备好住院所需的物品

◎ 母子健康手册及孕期保健和产前检查时的医学资料。

◎ 一套洗漱用品。医院会提供所需的洗漱用品，但准妈妈不一定喜欢，最好家人准备好。

◎ 衣服、鞋。医院会为准妈妈准备消毒的住院服，但只限于外套，其他所有的衣服和鞋子都需要自己带好，提前打包，待住院时由准爸爸拿来。

◎ 交通工具和交通路线的提前准备和规划。准妈妈快要分娩之前，家中的交通工具最好不要被他人使用了，准爸爸可以多规划几条交通路线，以备不时之需。

时刻准备处理突发情况

很多准爸爸在准妈妈分娩前没有做好心理准备，一直对分娩充满了恐惧，或对准妈妈表现出的疼痛的耐受性比较差，医生、护士都能理解准爸爸的焦躁，但理解归理解，准爸爸焦躁对妻子顺利分娩没有任何好处，甚至会影响准妈妈的情绪，最终发生难产，不得不行剖宫产。因此，分娩前准爸爸的心理准备是非常重要的。现在大多数医院都帮助准妈妈制订分娩计划，不但针对准妈妈，还针对准爸爸，这样做会增加顺产的机会。准爸爸要做准妈妈的卫士，为准妈妈加油打气，在关键时刻，帮准妈妈拿主意。

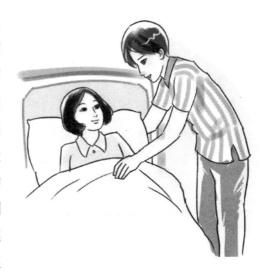

幸"孕"加油站 好的心理疏导能起事半功倍的效果

进入怀孕第9个月，将近临产，准妈妈的身体变得沉重，行动笨拙，还会产生产前焦虑心理。做好产前心理疏导，排除恐惧与紧张的情绪，保持良好的心态，将会有助于即将到来的分娩。

准妈妈的子宫继续在往上、往大长，子宫底的高度达到耻骨上28~30厘米，已经升到心口窝。腹部还在向前挺进，有时，准妈妈一个小动作便引起腰部外伤，导致腰椎间盘突出，因此家人要对准妈妈的日常行动格外关注，也要对家居环境中潜在的危险因素再次进行排除。

孕9月是了解分娩知识的黄金月，经过前期的准备工作和与医生的多次沟通，准妈妈已经对即将到来的分娩有了一定的物质准备和心理准备，如入院物品的整理与归纳。避免单独外出，如果确实需要外出的话，一定要有家人的陪同，并随身携带医疗本、医保卡和足够的现金，以备不时之需，须注意的是，尽量减少外出的时间和频率。

准妈妈须格外注意的是，越到孕晚期，越需要充足的睡眠，积攒能量。这是因为睡眠是一种生理现象，有时睡眠比吃饭更重要。准妈妈由于身体损耗极大，容易疲劳，就更需要充分的睡眠，可以说，睡眠是天然的补药。要注意提高睡眠的质量，睡得越深沉越好，睡眠不好会使准妈妈心情烦躁、疲乏无力、精力不集中，影响胎宝宝的身心健康。

此外，产前心理疏导依旧是家人不可忽视的工作，排除恐惧与紧张的情绪，保持良好的心态，有利于顺利分娩。准妈妈可根据自己的性格和爱好，参加一些文化活动，如唱歌、绘画，分散自己对大肚子的过度关注，消除消极情绪。

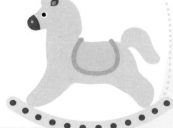

第十一章

孕10月，第一声喜悦的啼哭

10个月的孕程即将结束，马上就能和大肚皮拜拜了，你是不是会有点不舍呢？这10个月虽然短暂，却融入了丰富的情感体验。属于你们的小宝宝即将到来，此时此刻的你，有没有准备好呢？你即将成为一位伟大的母亲啦！

孕10月：等待身份的转变

子宫出现规律宫缩

孕10月，准妈妈的子宫颈会变得特别柔软，子宫可能会出现有规律的宫缩，这正是分娩的信号，子宫收缩在身体运动时会更加剧烈，如果准妈妈发现子宫收缩有一定的规律，且间隔时间越来越短，最好马上去医院。

刺痛感越来越明显

由于胎宝宝将降到骨盆腔，不断增大的子宫压迫坐骨神经，准妈妈的尾骨和骨盆中间可能会出现强烈的刺痛感，走路时会不舒服。有时候，准妈妈会感觉到骨盆附近有压力或者是刺痛感，并且这种刺痛感还可能会扩散到背部或者是大腿。

无所适从的感觉

由于准妈妈的腹部已经是一个"大皮球"，不管用何种姿势，准妈妈都会觉得不舒服，坐也不是，站也不行，简直就是坐立不安，即便是刚摆好一个较为舒适的姿势，也维持不了几分钟，尤其是那些还在上班的准妈妈，会有力不从心的感觉，但是准妈妈千万不要因此而影响心情，从而影响胎宝宝的发育。

 医师问答

宫缩达到怎样的频率就要去医院了？

如果准妈妈见红了，但没有宫缩，这时不必紧张，有时可能坚持好一阵才分娩。当宫缩时准妈妈感到比较疼痛，并有一定的规律，时间间隔越来越短的时候，如5～6分钟1次时，准妈妈就可以去医院了，如果准妈妈出现了破水的情况，应该立即就医。

准妈妈可能体重不增长了

最后这1个月，准妈妈会发现自己的体重居然减轻了。这是因为激素开始转移体液，羊水量不再增加，甚至有所减少。再加上由于不断增大的子宫的压迫，准妈妈夜尿频频，体内的水分含量整体下降，导致准妈妈的体重有所减轻，这都是正常的现象，准妈妈不必焦虑。

胎宝宝完全成熟了

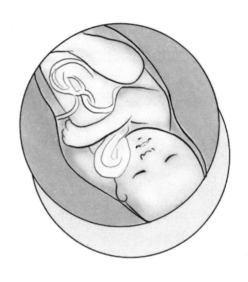

孕10月胎宝宝体重为3200~3400克，身长50厘米左右。由于准妈妈的体质和饮食摄入量的不同，胎宝宝的体重会存在差别，有的胖一点，有的瘦一点，只要体重超过2500克就都是正常的。一般医生会在孕晚期的B超中判断胎宝宝的体重，这比仅从腹部大小来判断要准确得多。只要胎宝宝各方面发育正常，不要太在意他的体重。胎宝宝在出生前还在继续长肉，这些脂肪储备将会有助于他出生后的体温调节。

肺是最后成熟的器官

胎宝宝现在已经属于成熟儿了，身体各部分已经发育完全，但他的肺部是最后一个成熟的器官，在出生后几小时内经过外界的刺激才能建立起正常的呼吸模式。此时此刻，胎宝宝的脐带正在加班加点地为胎宝宝传送营养物质，为胎宝宝来到这个世界做着充分的准备工作。胎宝宝更多的是在做向下运动，压迫你的子宫颈，这是因为他迫切地想要呼吸新鲜空气。

胎头完全进入骨盆

胎宝宝皮肤表面的褶皱已经消失，看起来又胖又圆，非常可爱。手脚的肌肉变得发达，能够有力地抓握和踢腿了。胎宝宝的头现在已经完全进入骨盆了，被周围的骨架保护着，头围几乎与双肩和臀围相等；没有大脑袋占据空间，胎宝宝的手脚在子宫中有相对较多的活动空间了。如果此时胎宝宝还不肯倒立，那胎位自动转正的机会就很小了，你可以咨询医生，一般情况下，医生会为了你和胎宝宝的安全，建议你剖宫产。你千万不要一味坚持自然分娩，那样可能会导致难产的发生，从而造成不可挽回的可怕后果。

脂肪的旺盛"精力"

孕10月，胎宝宝的脂肪依旧保持着旺盛的精力，以每天14克左右的速度增加着，皮肤的颜色也由于脂肪的充实开始从粉红色变成白色或者嫩红色，脂肪的增加有利于胎宝宝出生后更好地面对外界气温的变化，尽量减少因温度变化而引发的疾病。颅骨还没有完全固化，这是因为分娩的过程会对颅骨造成挤压，以便胎宝宝顺利通过产道。

迷人的小头发

很多胎宝宝这个时候的头发已经长得很长很多，可有1~3厘米长，如果父母中某一方头发是自来卷，你的胎宝宝也很可能是个小卷毛头哦！有的胎宝宝的头发又黑又多，有的胎宝宝的头发少而发黄，除了营养因素之外，遗传也是很重要的原因之一。

特别提示

胎宝宝的头发类型个体差别非常的大，有些胎宝宝的头发浓密乌黑，而有些则稀疏，一般情况下，后天加强营养都能弥补回来。

好"孕"缘于快乐的心态

记录梦境，分析情绪

还有不到1个月的时间就能见到自己的宝宝了，很多准妈妈都会想象宝宝的模样。日有所思，夜有所梦。准妈妈的梦境也开始有了主题，通常与分娩有关，可能会梦到阵痛和分娩过程，有时候会梦到照顾宝宝，等等。

面对这种情况，可能会造成截然不同的两种结果。一些准妈妈会对分娩和照顾宝宝产生恐惧心理；而另一些准妈妈则会对即将到来的这个阶段充满好奇，并将以极大的热情和精力投入到未来的生活中去。前一类准妈妈要向后一类看齐，分娩是自然而然的过程。准妈妈一定要放松心情，对不好的梦境不要过于关注，这些都只是梦而已。

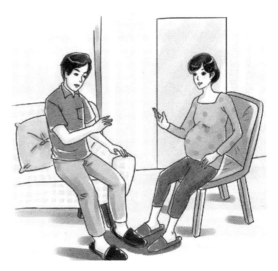

准备迎接"三人世界"

马上就要告别二人世界了，准妈妈做好心理准备了吗？如果此时此刻你还对三人世界有所畏惧的话，将会对你的产程、坐月子和照顾宝宝产生非常不好的心理影响。准妈妈开始行动吧：首先，从心理上接受这个事实，毕竟日渐隆起的大肚子就在眼前；其次，多和家中的老人们交流，提前感受一下拥有孩子的快乐感觉；再次，一定要和准爸爸一起添置孩子的东西。只有在不断的准备、购买、选择的过程中，准妈妈才会逐渐产生三人世界的感觉。

坚定信心，坐好月子

很多准妈妈在分娩之前都会请教过来人，在不断被传授经验的过程中，有些准妈妈可能会对即将到来的月子生活感到恐慌。有些习俗认为坐月子不能洗澡、不能洗头、不能下床，甚至还有很多的饮食禁忌。准妈妈一想到这些，情绪就会变差。其实，坐月子的规矩是因人而异的，适合别人的不一定适合你，传统观念里的一些习俗也不一定科学，准妈妈只需要坚定信心，科学选择方法，就一定能坐好属于你自己的月子。

学习如何巧妙处理婆媳关系

婆媳关系，恐怕是家庭关系中最微妙的关系了。随着孩子的降生，有很多婆婆会进入到你们曾经的二人世界，尤其是在带孩子的方法方面，可能会产生冲突。

◎ 保持距离。婆媳尽可能避免住在一起。媳妇对婆婆要尊敬，要以礼相待，该尽的义务要尽，该喊妈的时候要喊。

◎ 无欲无求。对婆婆的期望越大失望越大。指望婆婆打电话对自己嘘寒问暖或是为孩子准备东西不切实际，因为婆婆跟媳妇相处时间不长，并没有多少感情，小孩还没有见面更谈不上感情。

◎ 勿求回报。常常听见媳妇抱怨自己对婆婆如何好，但婆婆还是对自己不好，好像一块石头焐不热。

◎ 不要比较。婆婆对自己的女儿、儿子比对媳妇好，那是天性，没有必要嫉妒。婆婆对别的妯娌好，媳妇也要理解。

心语馨愿

　　随着临产日子越来越近，准妈妈可能会担心日后的生活方式，不要想太多，随遇而安，眼下最重要的事情是顺利地把孩子生下来。

均衡饮食，营养全面

临产饮食的安排

准妈妈在快临产时，可以少食多餐，一天安排5餐左右，尽量让准妈妈吃好吃饱，食物的选择以容易消化、少渣和可口为好，半流质食物就是不错的选择，如鸡蛋番茄面条汤、排骨海带汤等等。但准妈妈须注意的是，切忌大吃大喝，大吃大喝不但不利于顺产，还可能引起消化不良和呕吐。另外，孕晚期，准妈妈依旧要注意补充水分，多吃水果。

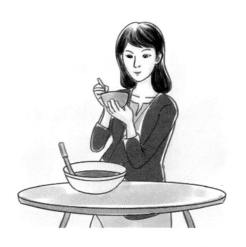

需补充的重点营养元素

孕10月，胎宝宝的发育已经进入冲刺阶段。为了有助于分娩，准妈妈尤其要注意以下几种营养元素的补充：

◎锌：胎宝宝对锌的需求量很高，孕晚期应保持每日补充锌16.5毫克，以满足胎宝宝的生长发育需要。准妈妈可以补充含锌丰富的食物，如牛肉、贝类和羊肉等等。

◎B族维生素：这一阶段胎宝宝的神经开始发育出起保护作用的髓鞘，这个过程将持续到出生以后，而髓鞘的发育依赖于B族维生素，牛肉、猪肝、猪心、牛奶和鸡蛋等食物中含有丰富的B族维生素。

◎蛋白质和碳水化合物：蛋白质和碳水化合物不仅能为胎宝宝长身体补充能量，还能为准妈妈的分娩添加能量。准妈妈在产程中需要耗费大量的体力，这些体能的储备都是孕期积攒起来的。须注意的是，孕晚期准妈妈的饮食依旧要遵循丰富和均衡的原则，不能顾此失彼，如果因此而导致某种营养素的缺乏，将对给胎宝宝的健康带来损害。

补充维生素B$_1$，助分娩

孕晚期需要充足的水溶性维生素，尤其是维生素B$_1$（硫胺素）。因为准妈妈需要维持良好的食欲与正常的肠道蠕动。由于摄入的热量增加，维生素B$_1$的需要量也随之增加，可在医生的指导下服用。维生素B$_1$是人体内物质与能量代谢的关键物质，具有调节神经系统生理活动的作用，可以维持食欲和胃肠道的正常蠕动以及促进消化。

准妈妈缺乏维生素B$_1$，会出现食欲缺乏、呕吐、呼吸急促、面色苍白、心率快等症状，并可导致胎宝宝低体重，易患神经炎，严重的还会患先天性脚气病。维生素B$_1$含量丰富的食物有谷类、豆类、干果、酵母、硬壳果类，尤其在谷类的表

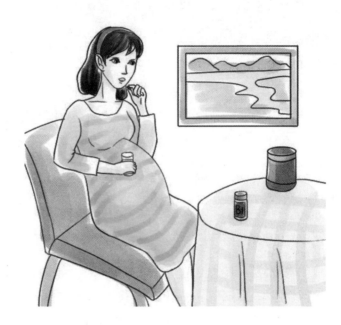

皮部分含量更高，故谷类加工时碾磨精度不宜过细。动物内脏、蛋类和绿叶蔬菜中维生素B$_1$的含量也较丰富。

补充维生素E，缓解紧张

维生素E有助于氧气的输送，可以消除准妈妈的疲劳，缓解准妈妈临产前的紧张情绪，可以使绷紧的肌肉放松。富含维生素E的食物有植物油、坚果类、黄色蔬菜和绿色蔬菜等，临近分娩时，准妈妈可以多吃这类食物，为安全分娩做好充足的准备工作，好的情绪、乐观的态度，再加上一个健康的身体，都有利于顺利分娩。

是否继续服用钙剂

在整个孕期和即将到来的哺乳期，准妈妈都是胎宝宝钙元素的最主要提供者，所以孕期准妈妈补钙是非常重要的一件事情。当准妈妈出现腿部抽筋的情况时，尤其需要注意钙剂的按时补充。

如果准妈妈在孕期没有得到充足的钙剂补充，极有可能为将来的生活埋下隐患，比如骨质疏松等情况的发生。具体每日钙剂的摄入量，准妈妈应该咨询医生，具体情况具体分析。

早餐多吃全麦食物

全麦食物指的是用没有去掉麸皮的麦类所做的食物，比精制面粉的颜色黑一些，口感也较粗糙，但由于保留了麸皮中的大量维生素、矿物质、纤维素等，因此营养价值更高。人在经过一夜的营养消耗后，体内所缺的维生素、矿物质能在早餐时得到及时补充，是一种非常健康的饮食方式。目前，市面上可以买到的全麦食物包括燕麦、大麦、糙米、全麦面包、全麦饼干等。不过还要提醒一下，虽然全麦食物有诸多益处，但也不能一味地只吃粗粮。注意粗粮与细粮的平衡，保证食物多样化，这样才能得到全面、均衡的营养。

早餐可以选择燕麦片、全麦面包和牛奶、水果一起食用，体内胆固醇检验正常的人还可加个鸡蛋，但粗粮所占比例最好不要超过1/4。

医师问答

小腿抽筋需要补钙吗？

最好也补钙，因为孕产期女性的脱钙率最高，不补钙，准妈妈以后可能会有骨质疏松的情况发生。

海参，养胎利产佳品

海参是典型的高蛋白、低脂肪的食物，不仅肉质鲜美，还富含18种氨基酸和多种微量元素，非常适合准妈妈食用。海参富含的DHA是胎宝宝脑神经细胞生长发育必不可少的营养物质。海参所含的磷脂、胆碱等都是构成大脑皮质神经膜的重要物质。海参素能对人体骨髓红细胞的生长进行刺激，

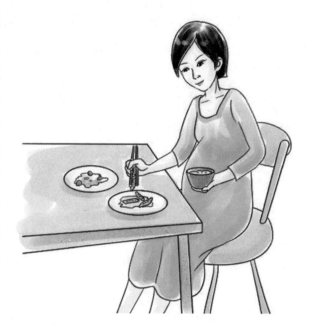

使人体的造血功能增强，有效预防贫血。海参富含多种生物活性肽，能抑制发癣菌、曲霉菌和毛滴虫等致病细菌和真菌，很好地维护孕期准妈妈和胎宝宝的健康。

海参的食用方法多种多样，可以和荤素各种食材搭配，在食用前需要发制。

植物油预防婴儿湿疹

婴儿湿疹是一种常见的、与变态反应有密切关系的皮肤病，一般以剧烈瘙痒、多种形态的皮肤损害、反复发作为特点，婴儿湿疹多发生在出生的头半年，半年后逐渐减轻，大多数患儿在1岁左右可逐渐自愈。

人体所必需的脂肪酸，如亚油酸、亚麻酸和花生四烯酸等，不能在体内合成，只能靠食物提供，而这些脂肪酸主要存在于植物油中，动物油中含量极少。准妈妈在孕期多吃植物油，婴儿湿疹的发生率就会明显降低。

鸡肉，温中益气的佳品

鸡肉富含优质蛋白质，丰富的氨基酸种类，而且很容易被人体消化吸收，能增强准妈妈和胎宝宝的体质。

◎鸡肉具有温中益气、补精填髓、益五脏、补虚损的功效。

◎鸡肉适于由脾胃气虚、阳虚引起的乏力、胃脘隐痛、浮肿、产后乳少、虚弱头晕等症的病人食用。

◎鸡肉是高蛋白、低脂肪的健康食物，其中氨基酸的组成与人体的需要十分接近，极易被人体吸收，同时鸡肉含有的脂肪酸多为不饱和脂肪酸，对人体有益。

鸡肉食用方法

◎鸡肉不仅适于热炒、炖汤，而且比较适合冷食凉拌。

◎鸡肉与金针菇一起吃，可以防治肝脏、肠胃疾病，有益于胎宝宝的智力发育，能增强记忆力，促进脑细胞的成长。

准妈妈吃鸡肉的注意事项

◎高温油炸的鸡肉不仅热量极高，准妈妈经常食用易患乳腺癌，对胎宝宝的发育也有很大的影响。

◎鸡胸肉是整鸡中热量和脂肪含量最低的部位，常食用可以有效预防妊娠期高血压疾病的发生。

◎不吃鸡皮可以有效减少脂肪和胆固醇的摄入。

◎公鸡肉属阳，温补作用较强，适合阳虚气弱者食用；母鸡肉属阴，适合准妈妈、年老体弱及久病体虚者食用。

特别提示

有些准妈妈在孕晚期体质偏热，尽量少吃公鸡，可以选择吃一些滋补的母鸡炖品，以免上火。

虾，优质蛋白质供应源

准妈妈在孕晚期适量吃虾，对胎宝宝的健康很有益处。这是因为虾是优质蛋白质的供应源，还含有丰富的微量元素，脂肪含量极少。如果准妈妈吃虾以后没有不良反应，如过敏、腹痛等，可以吃虾。

◎虾营养价值高，含有比较丰富的优质蛋白质，且易消化吸收。

◎虾含有丰富的镁，镁对心脏活动具有重要的调节作用，准妈妈吃虾能很好地保护心血管系统。从而为胎宝宝的生长发育提供充足的营养物质和氧气。

◎虾含有很丰富的钙，准妈妈从第4个月开始要多吃含钙的食物，注意补钙。

◎虾肉中的卵磷脂能促进宝宝大脑发育，是神经细胞重要的组成成分。

须注意：虾不要和山楂、葡萄、石榴、柿子等水果类食物一起吃。孕前有过敏史的准妈妈最好不要吃虾，如果因为吃虾而发生过敏反应，所使用的药物可能会对胎宝宝造成刺激，引起不必要的后果，那就得不偿失了。

开心一刻

明明在家写作业，小朋友不停地在下面喊他名字，他妈妈："作业没写完，不能出去。"明明："妈妈，我可以打开窗户大叫吗？"他妈妈："可以啊！"明明打开窗子，大喊："就让我不快乐的童年随着岁月流逝吧！"

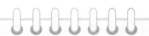

葱香孜然排骨

原料

排骨400克，小葱2根，冰糖30克，油、豆瓣酱、姜末、蒜片各适量。

做法

1．酱排骨洗干净，切成段，汆水；小葱切段。

2．锅中放适量的油，烧热，放入冰糖溶化，再放入豆瓣酱、姜末、蒜片，炒出香味。

3．将排骨放入，再加入适量的蒜片，翻炒片刻，放入葱段即可。

推荐理由

排骨富含优质蛋白质，自然和香葱能开胃提神。

樱桃银耳汤

原料

水发银耳300克，红樱桃10个，白糖30克。

做法

1．银耳掰成小块；红樱桃切片。

2．锅中放入适量清水，煮开，放入银耳和白糖。

3．沸腾5分钟后，放入红樱桃，盖盖煮20分钟即可。

推荐理由

色泽美观，清爽可口。银耳含有丰富的蛋白质和多种矿物质，能滋阴润肺、益气和血。

蜜烧红薯

• 原料

红薯500克，大枣、蜂蜜各80克，冰糖50克，植物油500
毫升。

• 做法

1．红薯洗干净，去皮，切成长方块；大枣洗净去核，切成末。

2．锅中放入油，烧热，放入红薯炸熟，捞出。

3．另起锅放入冰糖和清水，熬化后，放入炸过的红薯，煮至
汁黏。

4．加入蜂蜜和大枣，再煮5分钟即可。

• 推荐理由

口感好，促进新陈代谢，最有益于孕晚期胃口不好的准妈妈。

虾仁炒豆腐

• 原料

青虾仁100克，豆腐200克，淀粉5克，油、姜末、盐、料酒、
葱花各适量。

• 做法

1．将虾仁洗净，用料酒、葱花、姜末、淀粉腌10分钟。

2．豆腐洗净，切小块。

3．锅中热油，放入虾仁，用大火快速翻炒。

4．放入豆腐，继续翻炒，3分钟后放入盐即可。

• 推荐理由

含钙丰富，还含有磷、铁、蛋白质，能预防小腿抽筋。

日常生活，合理安排

计划产假，完美交接

休产假的时间，可以根据个人情况来确定，如果产检一切正常，你可以工作到预产期前1周，如果身体不允许，你最好提前1个月或者更早。如果天气太热或者太冷，你也可以选择早点休假。一旦你有休假的决定，至少要提前1个月开始准备交接工作。

◎ 告诉领导你的休假规划。建议你选择在领导工作不太忙的时候和他谈，首先感谢他的栽培、照顾和理解，然后再谈具体的安排，包括产假期间的工资、具体由谁来接手工作，这非常重要，关系到你休产假时的待遇和休完后的工作安排。

◎ 和接任者交接工作。先将整个工作流程展示给他，然后再分步骤，一项一项地传授，如果你要交接的对象同时还有其他的工作，你可以将自己工作的主要内容和注意事项列成详单给他。

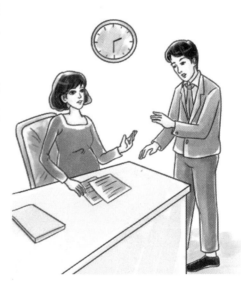

◎ 为自己的工作做一个小结。准妈妈可以趁工作交接之际，为自己的工作情况做一个小结，充分了解近段时间的工作情况，也为将来的打算提供思路。

出门一定有人陪

由于随时有可能临产，准妈妈在孕10月最好不要单独外出，尽量和准爸爸或者其他亲人一起出门，且随身携带与孕产有关的资料，以便万一紧急临产，能及时就近送医，不耽误宝贵的时间。

适当运动，储备体力

准妈妈在分娩时要消耗大量的体力，有针对性的运动能帮助准妈妈补充体力，为产程助力。

◎骨盆底肌肉锻炼：骨盆底肌肉能支撑并保护子宫，准妈妈应该经常锻炼此处，缓解孕晚期不适。具体的锻炼方法是：仰卧位，头部垫高，双手放在身体两侧，双膝弯屈，用力收紧骨盆底肌肉，停顿片刻，再重复收紧，重复10下，每日3次。

◎大腿肌肉力量训练：可以增强背部肌肉的力量，使两腿在分娩时能很好地分开，还能有助于准妈妈下半身的血液循环。具体的锻炼方法是：盘腿坐下，保持背部直立，两腿弯屈，脚掌相对并尽量靠近身体，双手抓住同侧脚踝，双肘向外用力压迫大腿内侧，伸展韧带，每次保持15秒，每日3次。

◎下蹲姿势训练：锻炼准妈妈骨盆关节的灵活度，增加背部和大腿肌肉的力量以及会阴部的皮肤弹性。具体的锻炼方法为：扶着坚固的栅栏，两腿稍稍分开，面对栅栏站好，两膝向外分开并且蹲下，用手扶着栅栏，动作要缓慢。

◎腹部肌肉训练：躺在床上，右手放在下腹部，左手放在头下，保持腰背部不离开床面，按照从耻骨到头的顺序慢慢抬高，一边吸气以便恢复到原来的姿势。须要注意的是，准妈妈一定要量力而行，动作轻柔和缓，千万不要刻意强迫自己练习。一旦出现不适的症状，准妈妈一定要立即停止动作，并去医院咨询医生，千万不可麻痹大意。

特别提示

孕晚期准妈妈的锻炼原则是：不强求。因为准妈妈随时可能分娩，如果因为运动剧烈而影响分娩的话，得不偿失。

注意个人卫生

孕晚期准妈妈最重要的是要注意个人的卫生清洁，此时肚子越来越大，宫底越来越高，会有难以行动的感觉，容易显得疲劳。可适当运动，但不要过度，每天勤淋浴，保持身体清洁但要尽量避免去公共浴池洗澡，不仅容易滑倒，还容易感染。如有破水、出血、阵痛等现象就应立即去医院。

远离产前焦虑

产生焦虑症的因素很多：城市女性大多缺乏对生孩子的直接体验，心中不免焦虑；怕生个不健康的宝宝，虽然做过多次检查，但检查毕竟是通过仪器和各种化验。准妈妈产前焦虑会对自身和胎宝宝造成直接的影响，并可导致早产、流产。

◎要纠正对分娩的不正确认识。生育是女性与生俱来的能力，分娩也是正常的生理现象，绝大多数女性都能顺利自然地完成，如存在胎位不正、骨盆狭窄等问题，现代的医疗技术也能顺利地采取剖宫产的方式将宝宝取出，最大限度地保证母婴安全。

◎准妈妈应学习有关知识，增加对自身的了解，增强生育健康宝宝的自信心，保持良好情绪。

◎有产前并发症的准妈妈应积极治疗并发症，与医师保持密切关系，有问题时及时请教。

◎和一些妈妈们交流一下，讨教一些经验。

◎临产前做一些有利健康的活动，如编织、绘画、唱歌、散步等，不要闭门在家，不要整日躺在床上，不要把注意力集中到对未来的担忧上。

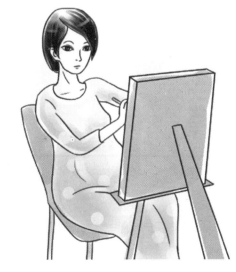

孕期保健与检查

孕10月，产前检查项目

临产前的检查意义重大，能判断你分娩的时间和适用的分娩方式，最后这个月的身体检查包括以下内容。

◎ 多普勒检查：测定胎宝宝的心跳强度和频率，了解胎宝宝的健康状况。

◎ 测定子宫大小：通过超声波或内诊检查，测定子宫大小。

◎ 血压检查：留意有没有不正常的血压变化。

◎ 尿检：检查有没有尿路感染，测量蛋白质含量和尿糖含量。

◎ 体重检查：怀孕10个月共增重11~16千克属于正常范围。

每周1次的胎心监护

胎心监护是胎心胎动宫缩图的简称，是应用胎心率电子监护仪将胎心率曲线和宫缩压力波形描记下来供临床分析的图形，胎宝宝心率受交感神经和副交感神经调节，通过信号描记瞬间的胎心变化所形成的监护图形的曲线，可以了解胎动时、宫缩时胎心的反应，以推测宫内胎宝宝有无缺氧。

胎心监护视屏上主要是两条线，上面一条是胎心率，正常情况下波动在120~160之间，一般基础心率线表现为一条波形直线，出现胎动时心率会上升，出现一个向上突起的曲线，胎动结束后会慢慢下降。胎动计数每小时大于30次为正常，小于20次提示胎宝宝缺氧。下面一条表示宫内压力，只有在宫缩时会增高，随后会保持20毫米汞柱左右。

做胎心监护前，可以吃点东西，这样可以刺激胎宝宝动得更多。左侧位躺着，还可以在背后垫个靠背，胎心监护操作人员会把两个小圆饼形状的电极绑在准妈妈的肚子上。这两个小圆饼，一个用来监测宝宝的心跳，另一个记录准妈妈的宫缩情况。

看看你是否适合自然分娩

自然分娩对准妈妈和胎宝宝都有极大的好处，在身体情况允许的前提下，准妈妈选择自然分娩的好处如下。

◎ 阴道自然分娩，很快能下地活动，大小便自如，饮食、生活也很快恢复正常，可以有充沛的精力照顾自己的宝宝。由于恢复得快，也容易早下奶，能很好地进行母乳喂养。

◎ 自然分娩住院时间短，产后最多3天就可出院，产后还可以尽早进行锻炼，有利于身材的恢复。

◎ 阴道分娩可免受剖宫产手术带来的痛苦与弊端，如麻醉的风险，手术的出血、创伤，术后的肠胀气等。

◎ 从长远来看，阴道分娩后容易选择避孕方法，而且一旦怀孕，需做人工流产时，不必担心刮宫引起子宫瘢痕部位穿孔等问题，而且也不会发生由于腹部手术引起肠粘连，腹壁切口的子宫内膜异位症等问题。

自然分娩对宝宝的好处更是不言而喻的，主要有以下几个方面。

◎ 有规律的子宫收缩会促使胎宝宝肺部迅速产生一种叫做肺泡表面活性物质的磷脂，使胎宝宝出生后肺泡弹力好，能很快建立自主呼吸，与此同时，呼吸道里的黏液和水分都被挤压出来，能预防新生儿吸入性肺炎的发生。

◎ 能帮助新生儿获得一种免疫球蛋白G（IgG），此外，胎宝宝在经过产道时会主动参与一系列适应性的转动，增加皮肤和末梢神经的敏感性，有利于身心协调的发育。

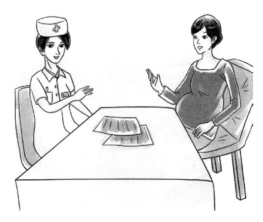

是否剖宫产由医生决定

分娩方式应该由医生决定，如有手术指征，则准妈妈应该配合医生，在适当的时机进行剖宫产手术。医生决定是否剖宫产，是建立在对准妈妈身体状况检查的基础之上的，是有充分理由的，对胎宝宝和准妈妈是有益处的。

但是因为很多准妈妈怕痛，或者是想选一个吉日生孩子，由于这类原因造成的剖宫产就完全没有必要了。因为自然分娩的好处是很多的，妈妈恢复比较快，对下次的妊娠也基本没有影响。无医学指征剖宫产不但不能降低围生儿的死亡率，反而增加了剖宫产术并发症及产妇死亡率，因此不主张无医学指征行剖宫产术。

剖宫产对妈妈的影响包括：手术过程中可能有子宫损伤切除或者其他脏器的损伤，术后可能引起伤口感染；术后恢复较慢，容易出现腹腔感染、组织粘连等，且泌尿系统和宫外孕的发生率较高；术后会留下子宫瘢痕，不利于再次怀孕。

高危妈妈应尽早入院待产

患有高血压、心脏病、肾炎、糖尿病的准妈妈，骨盆狭窄、前置胎盘和胎盘早剥的准妈妈，以及初产年龄大于35岁，体重小于45千克或者大于86千克，有过不良分娩记录的准妈妈都属于高危妊娠。此外，如果胎宝宝有宫内发育迟缓、胎位不正、脐带绕颈等情况，都应听从医生安排，尽早入院待产。

 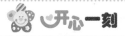 开心一刻

到幼儿园去接宝宝，门口有个发放宣传单的。我随意看了看传单的内容，就顺手扔在一边儿。宝宝连忙捡起来，将其放进了不远处的垃圾箱里。宝宝的举动让我有点不好意思，赶紧夸赞他懂事。小家伙一本正经地说："罚钱可不是小事儿。罚了钱，妈妈就不能给我买吃的了。"

如何确定过期妊娠

怀孕达到或超过42周，称为过期妊娠。其发生率约占妊娠总数的5%～12%。过期妊娠的胎儿围生病率和死亡率增高，并随妊娠延长而加剧，怀孕43周时围生儿死亡率为正常3倍，44周时为正常5倍。初产妇过期妊娠较经产妇危险性增加，危害包括：胎儿窘迫、羊水量减少、分娩困难及损伤。

只有极少数准妈妈会在预产期这一天分娩，大多数准妈妈都可能提前或者错后，一般在满37周后，和超过预产期2周以内分娩，都是正常的。准妈妈需要照常去做产前检查，医生会核查准妈妈的预产期，然后观察胎宝宝是否健康，羊水和胎盘是否正常，有没有引产的必要，假如一切都很好，准妈妈可以耐心等待。

此时准妈妈可以进行一些促进分娩的活动，比如延长散步的时间，增加运动量，但要适当，如果准妈妈感觉较累，则不必过多活动，孕晚期不建议爬楼，这样对准妈妈会有一定的危险性。如果检查后医生认为需要引产，医生会告诉准妈妈手术的日期，在和医生讨论后，如果准妈妈还不能确定要不要引产，可以请医生再给你1～2天时间考虑一下。

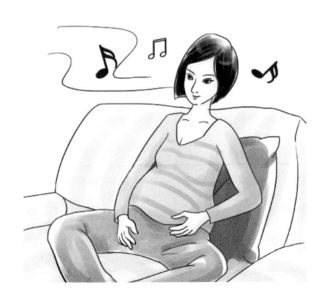

孕10月，站好最后一个月的胎教岗

聆听助产音乐，轻松进入状态

孕10月可选择听一些柔和、充满希望的乐曲，如《梦幻曲》。通过各个声部的完美交融以及充满表现力和想象力的音乐语言，给胎宝宝刻画一个梦幻般的童话世界，表现儿童天真、纯洁的幻想。

情绪胎教，告诉胎宝宝要勇敢

告诉胎宝宝，他的出生是你们两个人共同努力的结果，准妈妈可以多看一些母子之间温馨的电影或者照片，传递给胎宝宝母子连心的感觉。虽然准妈妈自己可能也会害怕分娩的过程，但是准妈妈一定要给胎宝宝加油，告诉胎宝宝要勇敢面对。由此，准妈妈自己也会产生坚强的承受能力和勇敢的心理，并传递给胎宝宝，这是胎宝宝性格形成的早期教育。

教胎宝宝认识自己的家

准妈妈不妨当个向导，给胎宝宝介绍一下家里的情况，让他早一点认识自己的家，少一点陌生感，多一点安全感。准妈妈在介绍的时候一定要在脑海中形成线路图，把每一个房间的印象印在大脑里，并有意识地传输给胎宝宝，你可以这样说："亲爱的宝贝，这是爸爸和妈妈的卧室哦，你的小床就在我们的大床旁边，你出生以后，妈妈时时刻刻都会陪伴着你！"在描述的过程中，最好能有具体的介绍，并给出方位和距离等概念。

特别提示

孕晚期，准妈妈的胎教最好不要太多，也不要太复杂，一方面可能会导致准妈妈疲劳，另一方面可能会影响到胎宝宝的休息。

准爸爸更爱妻

一起安排产前生活

准爸爸要积极地和准妈妈商量产前的各项准备工作，共同迎接小宝宝的降生。

◎安排好送准妈妈去医院的交通工具。准爸爸要提前把交通工具准备好，最好其他人不要使用，以便准妈妈出现宫缩等临产征兆时，能及时就医。

◎打扫卫生。准爸爸要将房间重新布置，首先考虑妻子和小宝宝的需要，把他们的东西放置在采光好、通风好、安静和干燥的位置，为准妈妈坐月子和小宝宝的新生活保驾护航。

◎检查婴儿用品是否齐全。准爸爸要写出采购清单，仔细检查有没有遗漏，并交给准妈妈一并检查，如果有遗漏，准爸爸应及时补上，以免小宝宝出生后措手不及。

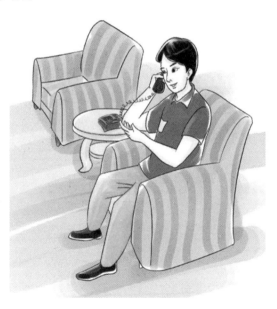

◎通知其他家人做好准备。准爸爸要一一打电话告知其他家人准妈妈的预产期，以免出现突发状况时没有得力的人能马上帮助准爸爸。

陪伴准妈妈分娩

此时此刻，准爸爸一定要给予准妈妈精神上最大的支持，经常给准妈妈积极的心理暗示，告诉准妈妈："有我呢，我是你和宝宝的坚强后盾！"让准妈妈能乐观地面对这个自然的过程。而不是天天和她说一些诸如生孩子危险的话题。

幸"孕"加油站 最后的冲刺

十月怀胎，一朝分娩，终于进入孕10月。焦急、忐忑、喜悦和恐惧交织在你的心中。面对随时有可能来到的分娩过程，你是不是感到不知所措。面对即将开始的三人世界，你是不是还没有心理准备？孕10月的准妈妈，无论从身体到心理，都将经历着巨大的转变。从某种程度上说，这不仅仅是身份的转变，而将会是一次新生。

处在这个阶段中的你，大腹便便，不断增大的子宫压迫着你的膀胱，胎宝宝的小动作打扰着你的好梦，还有时刻悬着的那颗心，如此种种，让准妈妈时刻处于一种紧张的状态。除此之外，你会发现有很多非常简单的动作无法独自完成，比如弯腰捡拾东西，剪自己的脚趾甲，伸手晾晒衣物，等等。硕大的肚子让你的行动不再灵巧，下肢的水肿让你迈起步来格外的吃力。有人说，孕10月是黎明前的黑暗。马上你就能冲破黑暗，迎接属于你的黎明了。

回想起怀孕以来的种种经历，很多准妈妈和准爸爸都会感慨万千，这一路的不容易，将会是你们人生经历中的一抹亮色，现在，你们在一起共同期待着新生命的降生，这将是一件多么神奇的事情。

身为准爸爸，你可不要有一点点的放松和懈怠。再次检查新生宝宝的物品是否准备妥当吧，千万不要在下一个阶段手忙脚乱哦！如果你觉得自己实在理不清头绪，可以向双方的老人或者有孩子的同事、朋友请教，这些过来人会积极地给你提供宝贵经验，在这短短的1个月时间里，你能迅速成长为一名合格的奶爸！

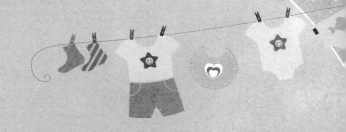

第十二章

十月怀胎，一朝分娩

　　十月怀胎，一朝分娩。准妈妈终于等到了这一刻：期待中的新生命即将降临。生命的降生是如此神圣，孕期中虽然有各种煎熬与等待，但到了这一刻，准妈妈觉得一切都是那么值得。宝宝的诞生，是整个家庭的幸福。全家人一起，共同迎接这最最甜蜜的收获吧！

掌握分娩常识，做到心中无忧

自然分娩第一产程

第一产程从有规则的宫缩开始到宫颈口扩张到10厘米。第一产程的时间最长，如果这是准妈妈第1次分娩，大约需要11～12小时。曾经生过宝宝的准妈妈会快一些，在6～8小时。

准妈妈的宫颈在整个孕期都是紧紧地闭合并被宫颈黏液栓保护着，但在第一产程快要结束的时候，宫颈会一直保持打开的状态，以便胎宝宝从宫颈口通过。

1 在第一产程早期，宫口从开始扩张至开大到2厘米阶段，宫缩并没有规律。但渐渐地，随着宫缩的规律变得越来越明显，准妈妈的宫颈会变得越来越软、越来越薄，宫口也开得越来越大，这时候准妈妈可能会觉得痛，也可能只是稍稍有些不舒服。当准妈妈的宫口开大到3厘米，这时准妈妈可能就在医院了。

2 第一产程活跃期，准妈妈的宫缩强度会进一步加大，宫缩次数也会越来越频繁。每两次宫缩间隔时间大约为5分钟，每次宫缩持续时间约为1分钟，这种宫缩疼痛节奏会延续1小时左右。

3 第一产程过渡期，当宫口开大到8厘米，准妈妈就进入了过渡期。过渡期的时间长度因人而异，从几分钟到几小时不等。大多数准妈妈都觉得过渡期是整个产程最难熬、最痛苦的阶段。如果准妈妈没有选择无痛分娩，可能会浑身颤抖、恶心甚至呕吐。不要紧张，这些反应都很正常，并不说明准妈妈或胎宝宝出了什么问题。准妈妈的宫颈口这时要再张开一些，开大到8～10厘米，然后准妈妈就可以进入产房了。

自然分娩第二产程

自然分娩的第二产程是指从宫口开全到胎宝宝娩出的这段时间。通常在第一产程末期宫缩会暂停一会儿，让胎宝宝和你能够稍微休息一下。当宫缩再次开始时，准妈妈会感觉到胎宝宝的头部对会阴后部有一种压力，迫使每次宫缩时，准妈妈不由自主地向下用力。

在第二产程，你需要使用腹部的肌肉力量来让胎宝宝娩出，有些准妈妈说这种感觉就像使劲拉大便一样。每次向下用力的时间越长越好，你会发现在一次宫缩的时候，你能够用力数次，不只是1次。

第二产程的持续时间从几分钟到几小时不等，如果准妈妈以前有过孕产史，可能只需要5～10分钟。但如果这是初次孕产，就可能需要2小时左右。如果准妈妈接受了无痛分娩，第二产程的时间也会更长一些。

当医生或助产士从阴道口看到胎宝宝的头出现后，准妈妈的会阴就会开始随着每次向下用力而向外凸出、膨胀，并且可能会有灼热感。与此同时，准妈妈的身体可能会产生一种巨大的向下推挤的自然冲动，但医生也许会要求准妈妈一点点用力，或者干脆先不要用力，因为这样阴道口张开的速度太快或容易撕裂。

当胎宝宝的头大部分都从阴道口出现时，就叫作"着冠"。疼痛开始减轻，起先感到的那种难以置信的压力感也会消失。等胎宝宝的头和脐带都出来后，医生会要求准妈妈再用1次力，然后会把胎宝宝转个身，让肩膀依次娩出，接着胎宝宝的整个身体会跟着完全娩出。

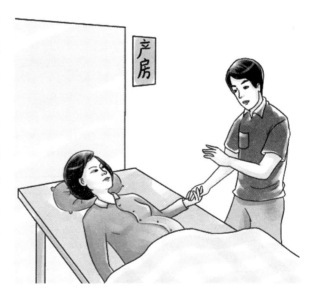

自然分娩第三产程

胎宝宝娩出后，就进入了第三产程，胎膜和胎盘将会娩出。胎盘是一个煎饼状的器官，是胎宝宝的生命支持系统，在过去的9个月里，一直通过脐带给胎宝宝供给营养及氧气，并把废物带走。

胎宝宝生出后，准妈妈的宫缩会重新开始，但是强度会小得多。这时的宫缩会使胎盘从子宫壁上剥离下来，到达子宫的下方。你可能会再次有向下用力的感觉。这样，胎盘带着胎膜，可能还有一些羊水就会一起排出阴道。胎盘娩出一般需要5~15分钟，但有时也会长达1个小时。这取决于第三产程是自然进行的，还是人工处理的。自然娩出的胎盘，这个过程最长需要30分钟。如果30分钟后胎盘还没有剥离的话，则需要人工剥离胎盘了。

大部分人的第三产程都会非常顺利，在胎盘娩出后，医生或助产士会仔细检查胎盘和胎膜是否完整，以便确认子宫内没有任何残留物。医生还会用手摸一下准妈妈的腹部，检查子宫是不是收缩得很好，是不是变得比较硬，因为这样才能让胎盘剥离的部位停止出血。

至此，自然分娩的产程结束。准妈妈经过漫长而又辛苦的产程之后，光荣地成为了一名新妈妈。其实，在整个产程中，虽然很痛，但是新妈妈会发现这种疼痛其实是可以承受的，并没有传说中的那么可怕。

心语馨愿

最大的痛苦即将过去，看到自己的宝宝，新妈妈是不是特别激动。不要着急，等医生处理好你的伤口吧，未来的日子，宝宝将与你相伴。

🌥 分娩时的辅助方法

辅助方法的目的是使全身松弛，减轻子宫阵缩、宫颈口扩张引起的不适。

◎松弛法：在子宫收缩的间歇期，可采取自觉舒适的侧卧位姿势，暗示自己放松精神、放松全身肌肉，这可以消除疲劳，镇定情绪，保持体力。练习放松力气时，肘关节与膝用力弯屈，然后放松伸直以体会肌肉紧张和放松的差别。接着可以把手脚伸直，以体会用力放松的紧张与松弛的感觉。

◎按摩法：阵痛发作时，可进行腹部按摩，将更轻松。腹式按摩又可分为水平按摩和轮式按摩两种，可以交替运用。双手四指并拢，以手掌置于下腹两侧，配合腹式呼吸。在深吸气的同时，双手向内、上方推起。呼气时，双手向下及侧方按摩。

◎压迫法：第一产程，大腿、臀部和腰部会产生酸痛或慵懒无力的现象，请人或自己压迫这几个部位，就会显得较为轻松。可以单手或双手握拳按压腰腿部痛处。

🌥 自然分娩中的注意事项

注意休息以及适当活动：利用宫缩间隙休息，节省体力，不能烦躁不安，如果胎膜未破，可以下床活动，适当活动可以促进宫缩，有利于胎头下降。

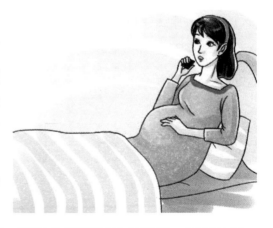

思想放松，精神愉快：紧张的情绪会直接影响子宫收缩，从而引起疲劳以及烦躁，此时做些深吸气，同时也要逐渐鼓高腹部，呼气的时候慢慢下降，这样可以减少痛苦。临产妈妈要尽量吃些高热量的食物。例如粥、牛奶、鸡蛋等。同时也要多喝汤水，这样就可以保证足够的精力来分娩。

剖宫产率增高的原因

正因为看到手术分娩能够如此神速、安全而且无痛，所以现在有越来越多的准妈妈都误解它是一种帮助分娩的快捷方式。事实上，剖宫产并不是正常的分娩方式。虽然它能够减轻准妈妈在分娩时的痛苦，但它也失去了很多产道分娩给今后生活带来的好处。

剖宫产的过程

当准妈妈听到医生建议采用剖宫产的方式分娩的时候，大多数人会显得不安，其实，剖宫产的过程并不神秘。

◎麻醉和消毒：医生会先用胎心仪听一听胎宝宝的胎心情况，然后给准妈妈注入麻醉药（多采用硬膜外麻醉），准妈妈必须采取侧卧并弯腰的体位，并尽量保持不动。待麻醉成功后，医生开始消毒，铺无菌单。

◎切开腹壁：医生把腹部的皮肤切开，分开脂肪层，肌肉层一般用手分开，而不是用刀，这样有助于术后的恢复。再切开腹膜。

◎切开子宫：一般会选择子宫下段切开一个长约3厘米的横切口。术者与助手同时向两侧分开子宫壁约10厘米。

◎拉出宝宝：主刀医生托住宝宝的头，站在助手位置的医生则会向子宫底部加压把宝宝向下推，大多数情况下胎宝宝的头就可以顺利地娩出来了。

◎清理宝宝：宝宝的头娩出后，医生会初步清理一下胎宝宝呼吸道里的羊水和黏液，然后将他的身体逐渐娩出，等全部娩出后再将脐带夹住剪断。

◎缝合：助产士将宝宝身上的羊水擦干净和处理脐带，并为宝宝称体重等。与此同时，医生会为准妈妈缝合子宫和腹壁。

开心一刻

有一次，糖豆看见房子里有一串蚂蚁爬来爬去，问妈妈："它们在干什么？"

妈妈："它们在找吃的。"

糖豆："真奇怪，它们怎么不做饭？"

什么是无痛分娩

通常所说的"无痛分娩"，在医学上其实叫作"分娩镇痛"，是使用各种方法使分娩时的疼痛减轻甚至消失。分娩镇痛可以让准妈妈们不再经历疼痛的折磨，减少分娩时的恐惧和产后的疲倦，让她们在时间最长的第一产程得到休息，当宫口开全时，因积攒了体力而有足够力量完成分娩。

当宫口开到3厘米时，准妈妈对疼痛的忍耐达到极限，如果此时麻醉医生在准妈妈的腰部将低浓度的局麻药注入蛛网膜下隙或者硬膜外隙，采用间断注药或者用输注泵自动持续给药，达到镇痛效果。麻醉药浓度相当于剖宫产麻醉时的五分之一，浓度较低，镇痛起效快，可控性强。

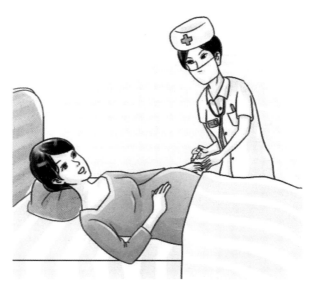

无痛分娩的优缺点

无痛分娩大大减轻了准妈妈在分娩中的疼痛感，减少分娩时的恐惧与产后的疲倦。可以使产妇在时间最长的第一产程中得到充分的休息，当宫口开全时有更多的体力分娩。因为疼痛减轻，产程中可以更好地配合医生做各种检查，也能在清醒的状态下自我调整呼吸、用力，使分娩更加顺利。

无痛分娩虽好，却并不是人人都适合的。无痛分娩的适应人群虽然很广，还是要在产科和麻醉科医生认真检查后才能确定是否可以采取这种分娩方式。有阴道分娩禁忌证、椎管内麻醉禁忌证的人不可以采用此分娩方法。有凝血功能异常的人绝对不可以采用无痛分娩。

臀位分娩和头位分娩的不同

臀位分娩是指先露出胎儿臀部，接着上肢和肩膀娩出，最后是胎头娩出。头位分娩时，先露出胎头，胎儿娩出部位的先后次序和臀位是颠倒的。而臀位是异常胎位中最常见的一种，发生率约占分娩总数的3%～4%。

臀先露的种类包括混合臀先露、单臀先露、单足先露、双足先露几种。臀位分娩时，臀先露，胎头后出，胎儿肩部和头部娩出必须按一定的分娩机转来转动，以适应产道的各种不同条件方能娩出，因而容易难产。如果脐部娩出后，在8分钟之内仍未结束分娩，使脐带受压时间过长，可致胎儿死亡。

特别提示

水中分娩也不是完美的分娩方式，如果准妈妈没有做好心理准备，医院没有相关设施，家人就不要强求水中分娩了。

准爸爸也可参与的分娩

现在，越来越多的医院鼓励准爸爸参与到准妈妈分娩的过程中来，这是因为，只有亲眼所见，准爸爸才能更加真切地感受到准妈妈的伟大与不容易。在准妈妈的过程中，准爸爸可以作为精神支柱待在产房内，不断为准妈妈和胎宝宝加油，还可以配合助产士和医生，医生可以通过准爸爸了解准妈妈孕期的情况，因为此时的准妈妈大多数已经没有心思来回答问题了。

准爸爸在参与分娩之前，一定要做好充分的心理准备，千万不要因为看到血腥的场面而留下心理阴影，也不要因为第一次看到被产道挤压的宝宝，而产生抵触情绪，也不要因为看到准妈妈狼狈不堪的模样，而有所怨言。保持一颗平常心，做准妈妈的坚强后盾。如果准爸爸晕血的话，最好不要陪产了。

什么是会阴切开术

会阴切开术是产科手术中最常见的手术，在第二产程进行。适时的会阴切开有助于保护盆底软组织，避免其过度伸展及胎头长时间压迫造成的组织损伤，而且伤口整齐，愈合较好。一般还是保护会阴为重，不会随便侧切。会阴切开术的适应证如下：

◎ 会阴弹性差、阴道口狭小，或会阴部有炎症、水肿等情况，估计胎宝宝娩出时难免会发生会阴部严重的撕裂。

◎ 胎宝宝较大，胎头位置不正，再加上产力不强，胎头被阻于会阴。

◎ 35岁以上的高龄准妈妈，或者合并有轻度心脏病、轻度妊娠高血压病等高危妊娠时，为了缩短产程，当胎头下降到会阴部时，就要做会阴切开术。

◎ 子宫口已开全，胎头较低，但是胎宝宝有明显的缺氧现象，胎宝宝的心率发生异常变化，或心跳节律不匀，并且羊水浑浊或混有胎粪。

会阴切开术后的护理

会阴切开术后，新妈妈要多摄取高纤食物，以避免便秘。并要养成规律的排便习惯。多补充水分，每天喝足2000毫升。此外，还要对伤口进行特别的照顾。

◎ 如厕后冲洗：生产完，大小便之后都应该用水冲洗会阴，如同用卫生纸擦拭一般，要由前往后冲洗，才能避免细菌感染。

◎ 保持伤口干燥：如厕、洗完澡后，用面纸轻拍会阴部，保持伤口的干燥与清洁。

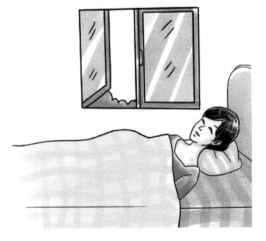

◎ 随诊：如果新妈妈出现瘙痒、有分泌物流出的情况，一定要去医院咨询医生，以免引起局部的感染。

好"分娩"缘于快乐的心态

自我暗示，消除紧张

十月怀胎，准妈妈终于等到了这一刻，面对分娩时的无助与痛苦，准妈妈倍感不安。此时此刻，准妈妈一定要把前面10个月积攒的正能量全面调动起来，不断自我暗示："我能行！"尤其是在第一产程和第二产程，准妈妈疼痛难忍，如果能够不停地自我暗示，一定能够在最大程度上消除紧张，积极配合医生和助产士。

站好最后一班岗

与此同时，准妈妈也要检查一下宝宝的东西是否已经准备妥当，如果还有需要买的，请准爸爸购买，总之此时此刻，分娩在即，全家人的工作重心都是你和即将出生的胎宝宝了。

与准爸爸一起学习分娩常识

拉上准爸爸一起学习分娩常识是非常有意思的。准妈妈在向准爸爸讲解宝宝是如何出生的过程中，准爸爸的共鸣能让准妈妈产生强烈的母爱和责任感。而且，准妈妈在不断的讲述过程中，也会对产程有了更加全面和客观的了解，也就不会那么的紧张和害怕了。

准爸爸在了解分娩知识的过程中会发现，原来孕育生命是和自己息息相关的事情，妻子的分娩过程是非常辛苦的，他的责任感和使命感也会得到加强。

心语馨愿

家人会给准妈妈提供很多保持愉快心情的小妙招，但是，可能引起准妈妈大笑的妙招最好不要用，因为大笑本身会调动腹部肌肉的力量，可能会刺激子宫，引发早产等情况。

权衡最佳的分娩方案

入院待产的时机选择

自然分娩的准妈妈在孕38~42周分娩的占80%，少于38周分娩的占10%。临产最主要的现象就是规律的腹痛，特点是疼痛的间隔时间越来越短，持续时间越来越长，强度越来越大。如果持续半分钟以上，间隔5分钟左右，可能就是临产症状，准妈妈可以和家人一起去医院了。

准妈妈和准爸爸最好提前了解从家中去医院所需的时间、路径和交通状况，计算好可能需要的时间，如果交通非常拥挤，最好提早出发，以免耽误分娩。最好有两个或者两个以上的人陪着准妈妈去医院，一个负责办理住院手续，另一个可以陪着准妈妈，让准妈妈放松心情。

需要提前住院的突发情况

如果准妈妈出现以下的情况，那就预示着准妈妈需要提前住院。

◎感觉胎动减少。

◎发生胎膜早破。

◎确诊为前置胎盘。

◎发现羊水过少。

◎有并发症和合并症的准妈妈。

◎胎心异常或者脐血管血流异常，有阴道出血的准妈妈。

◎胎位不正，骨盆狭窄，事先已经决定做选择性剖宫产的准妈妈。

如果准妈妈存在以上情况，一定要和医生做全面详细的沟通，确定住院时间，提前准备好入院物品和交通工具，以免措手不及。即使是没有以上情况的准妈妈，在待产的这段时间里，也绝对不可掉以轻心，应该提前把所有的事情都安排好，做好随时出发的准备。

提前准备待产包

待产包里包括准妈妈用品和宝宝用品，还有一些其他用品，如果准妈妈在入院之前没有准备好待产包，将会给入院后的自己和宝宝带来很多不必要的麻烦，所以，快点检查一下你的待产包吧。

◎待产包里准妈妈用品包括开襟外套、出院服装、哺乳式胸罩若干；产妇卫生巾、卫生纸若干；还有毛巾、水盆、吸管、水杯、牙具、餐具等。

◎待产包里宝宝的用品包括包被、婴儿衣服、围嘴、奶粉、奶瓶若干，以及奶瓶消毒器、纸尿裤、湿纸巾、护臀霜等。

◎资料：母子健康手册、病历本、医保卡、身份证。

◎现金、银行卡：两者都需要准备，并事先了解医院的支付方式。

◎笔记本、笔：记录阵痛、宫缩时间，记录出院注意事项。

面对这么多的东西，准妈妈一定想要有一些整理待产包的好方法。

◎按照使用时间放置：将物品按照入院、分娩、住院、出院的时间段，分开放置在不同的袋子里，然后再装入待产包。

◎按照物品功能放置：将物品按照使用功能分别放置在不同的袋子里，如衣服放在一起，洗漱用具另放等。

◎按照贵重程度放置：医院人流量很大，准妈妈最好把贵重物品单独放在一个小包里，随身携带。这些贵重物品包括：身份证、银行卡、现金、医保卡、母子健康手册、笔记本等。

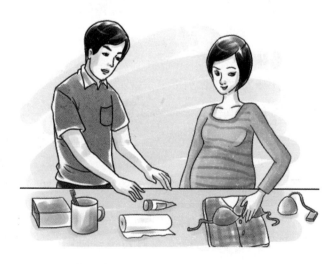

需要一位导乐吗

在准妈妈分娩的过程中，可以由一位富有爱心、善解人意、精通妇产科知识的女性陪伴全部程，这位陪伴女性就是导乐。导乐能在整个产程中给准妈妈持续的心理、生理和情感上的支持，帮助准妈妈渡过难关。一般情况下，导乐都由经过专业培训、经验丰富的老助产士或者妇产科医生担任，一般都有过生育经历，有爱心、耐心和责任心，善于沟通，临危不乱。

导乐会及时了解准妈妈的心理状态，告诉准妈妈分娩的进程，安抚紧张情绪，还会回答准妈妈和家属提出的问题，并对准妈妈进行生活上的护理，在分娩过程中，她会指导准妈妈在宫缩阵痛时如何深呼吸，或者按摩子宫和腰骶部，缓解疼痛感。如果想要预约导乐的话，先了解好医院是否提供这一项服务，提前见面，了解情况。另外，有的医院有护士可以替代导乐。

缓解阵痛的姿势

适当的姿势能帮助准妈妈缓解阵痛。

◎在子宫收缩时分开两脚站立，将自己的身体背靠在陪护者的怀里，头部靠在其肩膀上，双手托住下腹部，陪护者的双手环绕抱住准妈妈的腹部。

◎在床上或者地板上放几个松软的垫子，跪趴在垫子上，陪护者在床的一边，用双手不断地抚摸准妈妈的后背，可以减轻产痛引起的腰背疼痛。

◎找一把舒适的座椅，面向椅背而坐，胸腹部靠在柔软靠垫椅背上，头部放松地搭在其上，陪护者在准妈妈身后，不断用手按压准妈妈的腰部，缓解腰部的疼痛。

分娩时如何正确用力

分娩中用力有严格的方向性，用力形成的腹压必须顺着产道的方向才有用，否则毫无意义。用力方向是：将手掌放在肛门附近，然后用力，如果方向正确，手掌就会被向前推。此外，分娩时用力是随着宫缩走的，1次宫缩持续1分钟，在这1分钟里，至少要用力3次才有效，产程越长，耗力越多，用力的秘诀是吸足气后暂停几秒再用力。先充分吸气，从鼻子吐气的同时停止呼吸，几秒钟后再慢慢像要排便一样逐渐用力。

如果在用力的过程中只有腹部或者面颊隆起，或者身体向上向下滑动、臀部浮起、脊背挺起等情况，都说明准妈妈用力方式不对。

产房中的分娩倒计时

进入产房后，医生会询问准妈妈的感觉，检查胎位，检查子宫，确认宫口张开的程度，做胎心监护，了解此时胎宝宝在宫内的情况，如果没有异常，准妈妈就可以上产床了。

准妈妈要将注意力集中于产道，收紧下颌，尽量分开双膝，身体不要后仰，脚掌稳稳地踩在脚踏板上，脚后跟用力，抓住产床的把手，像摇船桨一样，背部不要离开产床，在宫缩的间隙用哈气法换气，然后深呼吸，等宫缩来临时向下用力，并配合医生的指示。

进入产房的时候准妈妈可以带一些巧克力、水、卫生纸和包被。尤其注意，最好带吸管杯，因为准妈妈在分娩的过程中处于躺着的状态，没法起身喝水，吸管能方便地解决这一难题。

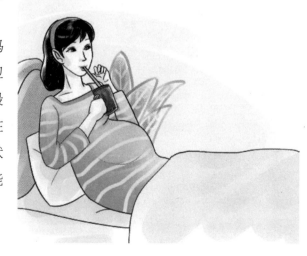

谁为宝宝剪脐带

如果医院允许的话，可以让准爸爸亲自为宝宝剪脐带，准爸爸能够更真切地感受到妻子在这个孕育和分娩的过程中所经历的辛苦，以及生命的来之不易，今后会更有责任感，会更加疼爱宝宝和妻子。准爸爸在进入产房前必须和医生一样严格消毒，所有的步骤都要在专业护理人员的指导下进行。在剪脐带前，医生会保留好脐带的长度，准爸爸只需在医生的指导下用医院提供的消毒无菌器械剪断脐带，不会给宝宝带来任何伤害和感染。

与此同时，准爸爸还可以系统地学习到医生是如何护理脐带的，并将这些知识运用到对新生宝宝脐带的护理上。等新生宝宝回到病房之后，护士还会教具体的护理手法，以及如何观察宝宝肚脐的健康状况。一般情况下，宝宝出生后半个月左右，脐带结会自然掉落。

什么是后阵痛

分娩完成并不是阵痛完全结束，下腹部还会出现有规律的疼痛，与产前阵痛类似，被称为后阵痛。准妈妈不要小看后阵痛，对子宫的恢复起着促进作用，后阵痛一般在分娩的当天或者第二天达到高潮。哺乳时，后阵痛可能会加剧，这是由于此时泌乳素水平较高，导致了子宫收缩加剧而引起的。后阵痛的强度一般不大，但是如果疼痛达到了无法忍受的地步，准妈妈一定要向医生咨询。

心语馨愿

准爸爸在剪断脐带的那一刻在想什么呢，你一定是突然有了一种神圣的使命感，从此以后，这个小人儿就与你们血脉相连了！

分娩前后异常状况的应对

如何处理临产时胎位变化

在门诊检查时，如发现胎头后部朝向母体一侧、朝向正前方或正后方、朝向后侧方均是属于异常胎位，如胎头俯屈不良，前囟、额、面部等部位处于最低位置时也是异常胎位，这些胎位不正都要等到宫口开大4厘米后才能确定，至少也要开大2厘米可初步诊断。

然而这些胎位不正在诊断后又不能立即处理，因为有一部分是临时的初始胎位，在临产一段时间后，由于分娩产力的作用，可能使胎头发生旋转和俯屈，回到其正常的位置。

另外，还有一部分准妈妈胎位不正在宫口开大7~8厘米以后，可以用手转动胎头，使其到正常位置，得以顺产，只有少部分经处理后不能回到正常位置，或恢复后又回到异常位置，或产程无进展，则需要根据胎宝宝大小、骨盆大小及胎头高低等情况行产钳助产或剖宫产。

产后出血的应对办法

一般情况下，产后24小时之内会有出血现象，也叫产后出血。产后出血的处理原则是针对病因来加以处置：

◎ 子宫无力者：可按摩子宫及给予静脉缩宫药以刺激子宫收缩。

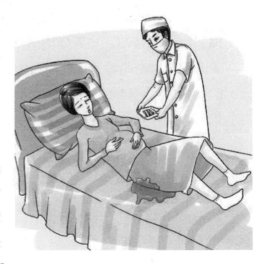

◎ 产道裂伤、阴道血肿、胎盘残留、胎盘植入等需要医生及时处理。产后出血对产妇的影响，主要是由失血量的多少和产妇本人的情况决定的。如果出血量不多或产妇体质强壮，耐受力强，一般经过治疗即可痊愈，不会留下什么严重的后遗症。

过期妊娠的危险

10%的孕妇过了42孕周才分娩，称为"过期妊娠"，它的危害在于会给胎宝宝带来不良影响，属于高危妊娠范畴。

◎过期妊娠时，胎盘老化，经胎盘供给胎宝宝的氧气和营养减少。容易发生宫内死亡，即使出生，其健康状况也比正常新生儿差，常常因脱水、肺部感染等夭折。

◎过期妊娠时，若胎盘的功能没有明显衰退，胎宝宝会在子宫内继续发育生长，最后形成巨大儿，不仅会增加分娩的困难造成难产，同时也会增加胎宝宝颅内出血、母体产道损伤的概率。

◎缺氧还可引起胎宝宝肛门括约肌松弛，使胎粪排入羊水中，易造成新生儿吸入性肺炎。

胎盘滞留，危害子宫

正常分娩时，胎宝宝娩出后，胎盘应在30分钟内排出，但有的情况下，胎盘超过30分钟未能排出，此种情况叫作胎盘滞留。

胎盘滞留可能由于胎盘粘连，胎盘生长到子宫的肌层之中；或胎盘已与子宫壁分离；或因为有部分胎盘残留在子宫腔内。不论哪种情况，都可引起出血，尤其是在胎盘部分已与宫壁分离，而另一部分仍未分离时，分离部分的血管开放，而未分离部分又排不出来，子宫不能很好地收缩，就可能出血不止。

如果有一小部分胎盘残留在宫腔内，未能引起注意，也会造成很大的危害，可能引起产褥晚期的大量出血。

开心一刻

到菜市场买菜，看到一个孩子在看摊，我问："一只鸡多少钱？"那孩子回答："23。"我又问："两只鸡多少钱？"孩子愣了一下，一时间没算过来，急中生智大吼一声："我不卖鸡！"

辅助分娩的常用措施

并不是所有的分娩都是一帆风顺的。从分娩开始，每时每刻都可能存在特殊情况和风险，需要及时干预来帮助分娩正常进行，一般情况下，常见的辅助分娩措施有以下两大类。

1 引产。所谓引产就是用药物促使宫缩形成，比较常见的是缩宫素（催产素）引产。催产素是一种脑垂体激素的合成物，通过静脉滴注，加强宫缩的强度，以刺激分娩的进程，帮助胎宝宝顺利被分娩出来。

2 产钳。产钳是助产工具之一，医生使用产钳是在准妈妈的宫口全开，宫缩乏力时；还有一种情况是胎宝宝的胎心率变慢，有危险时。产钳可以有效防止胎宝宝宫内窒息等危险的发生。

以上的方法，都是在分娩过程中常见的补救措施。准妈妈千万不要因为看到这些措施而对正常的分娩过程产生恐惧心理，毕竟只有少部分准妈妈可能会经历以上的措施。大部分的准妈妈是会经过正常的产程，无须辅助工具就能顺利生下宝宝的。产程中使用辅助工具是为了胎宝宝和准妈妈的生命安全，是根据当时的具体情况采取的措施。

缓解阵痛的姿势

等待分娩的过程中，准妈妈可以站立，坐在椅子上或者蹲下，这些姿势都能促进子宫收缩和胎宝宝娩出。一般情况下，准妈妈的姿势在方向上如果与重力的方向相同就会很省力。也可以在能活动的范围内做走路、下蹲、扭腰、横躺、仰卧等姿势，通过增加血流量来缓解阵痛。走路有促进分娩的效果。

学习分娩技巧，早日见到宝宝

自然分娩的放松技巧

分娩时的疼痛主要来自子宫收缩、肌肉紧张和心理恐惧。这三者的相互作用，使得疼痛感越发强烈，如果巧用放松法，可以轻松地缓解自然分娩带来的痛苦。

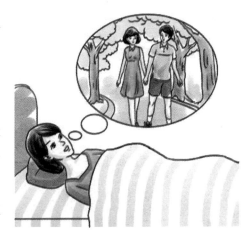

◎想象放松：准妈妈在疼痛的过程中，要积极地想象，比如在拉梅兹呼吸法中呼气的时候尽量想象痛苦随着呼出的空气排出体外，想象胎宝宝正在积极努力往外走。

◎忘却放松：准妈妈不要刻意强调自己多么的疼痛。应该努力分散注意力，多想想轻松、美好的事情，尽量忘记自己正在经受痛苦。

◎触摸放松：准妈妈可以将手轻轻放在腹部疼痛感最强烈的位置，轻轻触摸，并配合做深呼吸，能非常有效地缓解疼痛。

剖宫产的放松技巧

如果准妈妈不得不选择剖宫产分娩的话，也不必紧张。准妈妈可以在分娩前学习一下剖宫产的常识，做到心中有数，此外，准妈妈还要相信医生，配合医生，在麻醉前尽量与医生沟通自己的各种担心。剖宫产后准妈妈的恢复可能会比自然分娩慢，准妈妈不要着急，应该以轻松、自然的心态来面对这一结果。如果准妈妈因此天天焦虑，有可能会影响奶量和心情，导致刚出生的宝宝没有奶吃，还有可能引起产后抑郁症。

准妈妈最好向其他有剖宫产经验的妈妈请教，这些过来人能向你传授很多有用的经验，而且他们会告诉你很多有效的缓解紧张情绪的小妙招。

分娩时的腹式深呼吸

一般而言，在分娩的第一产程，准妈妈容易焦躁不安，为了稳定情绪，平安度过这一时期，可尝试做腹式深呼吸。

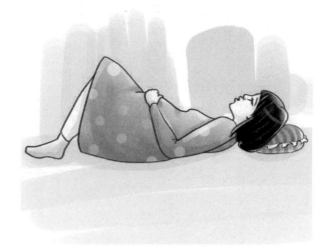

腹式深呼吸有镇静效果，在宫缩开始和结束时，对准妈妈会有帮助。反复地做，可减弱因子宫收缩而引起的强烈刺激。此外，腹式深呼吸还可防止胎宝宝氧气补给功能的低落，借此项运动，可松弛产道周围肌肉的紧张，促进子宫口扩张。

腹式深呼吸方法并不难，准妈妈两腿轻松地张开，膝盖稍微弯曲。两手的拇指张开，其余四指并拢，轻放在下腹部上，围成三角形。两手的拇指约位于肚脐的正下方。深吸气时，使下腹部膨胀般地鼓起。吐气时，使下腹部恢复原状。

分娩时的浅呼吸法则

即将临盆，分娩阵痛避无可避，尤其是自然分娩的准妈妈。好的呼吸方法可以帮助准妈妈在分娩过程中正确用力，保证分娩的顺利进行。因此，掌握正确的呼吸方法对准妈妈来说很重要。浅呼吸具有以下镇静的效果。

分娩时，当宫缩达到顶点，浅呼吸会对准妈妈有帮助。而且方法非常简单，准妈妈用口吸气和呼气，吸气时只吸到肺的上半部。浅呼吸约10次之后需要做1次深呼吸了，之后再做10次。当子宫收缩达到高点时可采用这种浅呼吸。

拉玛泽呼吸法放松肌肉

拉玛泽呼吸法的姿势是坐着或躺着都可以，眼睛注视一个焦点，在训练呼吸的同时辅以手的按摩，用不同的呼吸方法作用于不同分娩阶段。

◎ 廓清式呼吸：这是拉玛泽呼吸法中最基础的方法。用鼻子慢慢吸气到肚子，用手指轻轻从腹部外围往上做环行按抚，然后用嘴唇像吹蜡烛一样慢慢呼气，同时用手指轻轻从腹部中心往下做环行按抚。

◎ 胸部呼吸：由于准妈妈行动不便，当无法做正常活动的时候，就需要用到胸部呼吸。在做胸部呼吸之前，先做一个廓清式呼吸，然后鼻子慢慢吸气至胸腔，嘴唇像吹蜡烛一样慢慢呼气。结束的时候再做一个廓清式呼吸。每分钟做6~9次，每次有60秒的收缩。

◎ 喘息呼吸：在分娩前的紧要关头，子宫收缩的时候，先做一个廓清式呼吸，然后做4~6次喘息呼吸，喘息呼吸的技巧在于用嘴呼气，用力吹，速度要短要快，像吹袋子一样。结束时，再做一个廓清式呼吸。

◎ 吹气：当子宫尚未完全舒张，开始第一个收缩时，使用加速或减速的喘息呼吸法，想用力时，进行短而有力的吹气，直到用力的想法消失，再回复喘息呼吸。

◎ 闭气用力：宝宝随时会出来，这时产程的长短决定于是否会用力，因此要把握子宫收缩时用力，而子宫停止收缩时放松。闭气用力的要点是大口吸气后，憋气往下用力，此时下巴要紧贴胸前，眼睛注视肚脐，尽量憋气20~30秒，换气后再闭气用力，直到宫缩结束。

特别提示

不论是哪一种呼吸方式，准妈妈都要量力而行，千万不要盲目选择，强迫自己必须采用哪一种呼吸方法。

分娩时饮食注意事项

第一产程中，准妈妈最好吃一些碳水化合物类的食物，因为这类食物在胃中停留的时间比较短，不会在宫缩紧张的时候引起准妈妈恶心、呕吐；在第二产程中，准妈妈可以适当喝点果汁和菜汤，补充因为出汗而导致的水分丧失，还可以进食一些高热量、容易消化的食物，比如巧克力，牛奶等。

分娩时的正确姿势

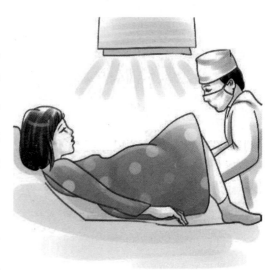

分娩时，准妈妈一般以仰卧的姿势来用力，如果感到很不舒服的话，可以和医生商量，改为侧卧或者跪趴等。怎样的姿势让准妈妈觉得舒服，那就是最佳姿势。

◎仰卧：产妇平躺在床上，两腿张开抬高，目前多采取此种分娩姿势。可以帮助胎宝宝转换胎位，便于分娩，但是增大的子宫会压迫到静脉，回心血量减少。

◎侧卧：侧向躺着，蜷缩背部，准爸爸可以帮忙把准妈妈的一只脚抬起。这种姿势能使会阴放松，减少静脉受压，以及防止胎宝宝窘迫和产后出血增多。

◎前倾：准妈妈将手放在床上或者支撑物上，两腿分开。这样的姿势可以降低阴道撕裂进行会阴切开术的概率。但准妈妈可能会比较累，可放些抱枕、靠垫在膝盖和手下面垫着，使其舒服一些。

◎站立：准妈妈直立站着，可有人搀扶或手抓握栏杆等。直立姿势可以充分利用重力的作用，先露部直接压迫子宫下段的宫颈部，可反射地使子宫收缩强而有力，有效地缩短第二产程。这个姿势会比较累，但累的时候可以改变姿势。另外，站立容易引起会阴部裂伤，不易愈合。

准爸爸更爱妻

准备宝宝的温馨小窝

准爸爸，你准备好迎接宝宝了么？宝宝的睡眠时间比较长。尤其在刚出生的头3个月里。因此，准爸爸一定要为宝宝挑选一张合适的床。木质的小床最为合适，手感好，又结实。金属床冰冷坚硬，不太适合刚出生的宝宝。此外，需要注意小床的轮子是否有制动装置，有安装了牢固制动装置的小床，才既能自由推动，又能固定在一个位置。

小床围栏的高度一般以高出床垫50厘米为宜。如果高于这个高度，将不利于抱出和放入宝宝。如果太低，宝宝可能会翻出婴儿床。

再次确认宝宝衣物寝具的安全性

首先，准爸爸要检查宝宝的小褥子的材质和面料，最好使用白色或者浅色的棉布，会有利于对宝宝大小便颜色的检查。褥子里面应该用好的棉花填充，纯棉的通气性和舒适性比腈纶棉好很多。其次，准爸爸要检查宝宝的被单有没有脱线，如果有，赶紧把线头剪掉，这样可以防止宝宝的手脚被缠住。

准爸爸陪产的减痛妙招

当阵痛来临的时候，准爸爸可不能束手无策地站在旁边，帮助准妈妈坐在健身球上吧，利用健身球的弹性上下晃动身体，帮助准妈妈放松躯干和会阴，减轻不适感。此外，准爸爸最好准备一些轻松愉快的音乐，在准妈妈听音乐的时候，为她轻轻按摩四肢、腰部，加强镇痛效果。

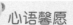

心语馨愿

准爸爸的细心周到能让准妈妈倍感温馨，准妈妈在疲惫中生下宝宝，也会非常快乐。

幸"孕"加油站 产痛——生命中可以承受之痛

很多人都会考虑这样一个问题：我们为什么生孩子？打算什么时候要孩子？我们有没有能力带好孩子？这三个问题基本上囊括了大部分人对生孩子的疑惑。其实，生孩子是人的本能，是女性身体的功能。没有什么为什么，如果你想要，那就生吧。须注意的是，如果你打算要孩子的话，最好趁着年轻。

有人曾经说过：如果把疼痛的标准分为十级，生孩子肯定是最高级。看到这句话，肯定有很多女性望而却步。但是还有一句名言：没有生孩子疼死的。所以这绝对是可以承受的疼痛。另外，有很多准妈妈担心身材会走样，其实，只要生完孩子后合理锻炼，身材是能够恢复的。对于这一点，本章中也有重点介绍。和看到宝宝的欢乐相比较，生孩子的疼痛又算得了什么呢？

你的母亲，母亲的母亲，都经历这个过程，才会有你，而你，给了你孩子新的生命，虽然过程会给你带来疼痛，但这种疼痛能带来新的收获和希望，和结果相比，十级疼痛又算得了什么呢？等到你和孩子朝夕相处之后，你会发现，哪怕是奉献自己的所有，甚至是生命，你也会毫不犹豫，这就是最伟大的母爱。十级的疼痛只是其中微乎其微的一点。

关于生孩子，过来人有很多经验可以传授。但你必须知道，只有亲身经历才能明白这其中的诸多艰辛，只有亲自哺育，才知道你该如何度过无数个难熬的夜晚。只有看着宝宝一天一天地长大，你才会真正明白生命的意义。所以生孩子本身并不是最大的困难，孩子出生后你所要面对的才是真正的考验！

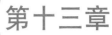

第十三章

坐好月子，健康妈妈更美丽

　　刚刚经历了分娩的新妈妈，身心经历了一次奇妙的冒险。俗话说：坐月子是女人的重生。新妈妈的全身器官和组织都要恢复到产前的状态，坐好月子，将有利于这种恢复。因此，新妈妈的家人一起行动起来吧，让新妈妈安心、开心地坐好月子，成为更加幸福的女人。

产后妈妈的身体变化

子宫的逐步收缩恢复

刚生完孩子，子宫底和肚脐的高度平齐，以后每日下降1~2厘米。分娩后1周，子宫约为孕12周大小，准妈妈可以在耻骨联合上触摸到，产后10天，子宫下降到盆腔内，在腹部摸不到子宫底，一般在产后6周左右，子宫恢复到孕前大小，重量也会由分娩结束时的1000克左右降至孕前的50克左右。

子宫内膜的神奇再生

产后子宫的恢复主要包括子宫体、子宫内膜、子宫颈三部分的恢复。其中子宫内膜的恢复尤为关键。

胎盘和胎膜与子宫壁分离，由母体排出以后，从子宫内膜的基底层，会再长出一层新的子宫内膜。产后10天左右，除了胎盘附着面外，其他部分的子宫腔会全部被新生的内膜所覆盖。

阴道壁肌张力的逐步恢复

分娩会使阴道扩大，产后阴道壁肌张力会逐渐恢复，但不能完全达到孕前的水平，黏膜皱襞约在产后3周左右开始重新出现。会阴部的轻度裂伤会在5天左右愈合。

 医师问答

为什么产后要多运动？

分娩后要多活动，有些地方的习俗是月子里要尽量卧床休息，其实这样并不利于新妈妈的产后恢复。产后活动有两个好处：一是恶露容易排出、防止感染；二是防止血栓，因孕晚期准妈妈血液高凝，如不活动，容易造成血栓，血栓会造成严重后果。

胸式呼吸转为胸腹式呼吸

在分娩前由于腹部变大，准妈妈多采用胸式呼吸法，分娩后，因为胃、小肠、大肠等脏器回到原来正常的位置，新妈妈也将由胸式呼吸转为胸腹式混合呼吸。对于刚恢复到孕前呼吸状态的一些新妈妈，可能一时无法适应这种转变，会出现呼吸不适的现象，但是这一情况较为短暂，随着对胸腹式混合呼吸的逐渐熟悉，新妈妈会很快适应。

产后肠蠕动减慢

产后新妈妈的肠蠕动明显减慢，常常会有肠胀气发生，如一次进食过多过饱，反而增加胃肠负担。再加上在分娩过程中大耗精力，新妈妈会感到非常疲惫，月子期间一般食欲都不太好，进食少，再加上水分排泄多，活动量不够，照顾宝宝非常操劳等情况，有可能月子期间心情也会抑郁。多种原因都可能导致产后新妈妈发

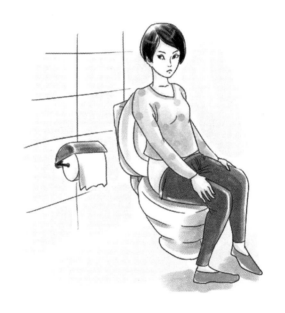

生便秘的情况。如果采用少食多餐，则有利于新妈妈胃肠功能的恢复。

产后泌尿系统的变化

增大的子宫会压迫输尿管，造成肾盂和输尿管积水，一般在产后4～6周才能恢复。在分娩的过程中，如果发生滞产，会导致母体膀胱区充血、水肿及黏膜充血，严重时会阻塞尿道形成尿潴留。产后，新妈妈腹壁松弛、膀胱括约肌张力减弱，会出现膀胱肌肉收缩功能障碍，会阴创伤的疼痛，还会反射性的使膀胱括约肌痉挛，增加排尿困难，严重的时候，可能不能自行小便，而需要导尿。

产后3天左右出现初乳

哺乳期间宝宝对乳头的吮吸刺激，会导致垂体催乳素释放，促进乳汁分泌。吮吸动作还可反射性地引起激乳腺和腺管的肌上皮细胞收缩，促进乳汁的流出。一般情况下，新妈妈会在产后2天左右出现乳房极度膨胀、静脉充盈的感觉，会有少量初乳分泌，初乳为淡黄色，含有极其丰富的营养成分，是新生儿理想的早期食物。一般新妈妈会在产后第4天左右开始分泌乳汁，母乳喂养的宝宝，由于摄入了母体的抗体，患肠道感染的概率会大大降低。

血液循环系统的新变化

孕期，大量血液供应子宫，产后母体循环的血液量会增加，妊娠期间过多的组织间隙液会回收，新妈妈血容量增多，心脏负担会加重。一般这种改变会在产后3~6周左右恢复到孕前水平。

子宫的收缩会导致下腔静脉的压力减少，静脉血回流增加，产后第1天的血容量会明显增加，此后，血容量会慢慢减少，血细胞比容基本稳定。一般情况下，在产褥第1周时中性白细胞数会很快下降，血浆球蛋白及纤维蛋白原量会增加，红细胞会出现凝集的倾向。

产后妈妈皮肤的变化

很多新妈妈在怀孕期间皮肤变化非常大，干燥、色斑，甚至出现皮炎，而产后黄褐斑也一同来侵扰新妈妈的皮肤，新妈妈在坐月子期间，不但应该好好休养，恢复体力和身材，对于皮肤的呵护，更要重视。

特别提示

新妈妈千万不要用化学护肤品，因为月子里新妈妈的皮肤非常脆弱，而化学护肤品中多含有汞。

不可小视的产后心理调适

产后多休息

有了宝宝也不能忘记自己。很多新妈妈一看见新生宝宝，就会全然不顾自己产后虚弱的身体，凡事都要亲力亲为。其实，照顾宝宝是一个持续而长期的工作，需要付出很多心血，有好的身体才是关键。只有休息好了，乳汁才能充盈，才能给宝宝足够的营养，因此，新妈妈在坐月子这段时间要把所有与养身体和带孩子无关的事情都抛开。

提前沟通照顾月子的方式

一般情况下，照顾妈妈月子的人最好有过生育经验，要不就是受过专门的培训，知道照顾月子的常识。

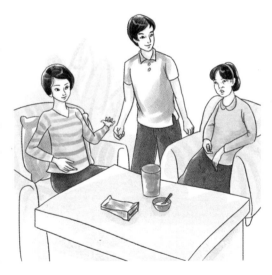

很多新妈妈会首选自己的妈妈或者婆婆照顾月子。但是新妈妈必须明确一点：老人家虽然经验丰富，但很多都是以前的老方法，现在不一定适用。比如说，妈妈或者婆婆总是想让女儿多吃一点，导致新妈妈体重超标。或者，与婆婆沟通不畅，可能导致新妈妈的心情变得很差。总之，无论是什么情况，无论请妈妈或者婆婆，都要提前把相关情况沟通好，把自己的想法说明白，以免产生不必要的误会。

此外，还可以在正规机构雇请月嫂帮忙，毕竟月嫂受过这方面的专业培训。但月嫂和新妈妈的沟通可能也需要磨合，比如月嫂的具体照顾对象、照顾的具体方法等，一般情况下，不是月嫂分内的事情不要强求，可以把具体的任务写在纸上。

"完美主义"不可取

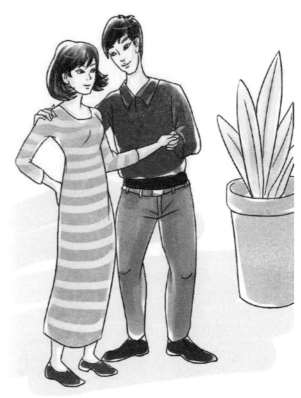

作为母亲，对自己、对丈夫、对孩子的期望值要接近实际，对生活的看法也要实际，不能有完美主义的想法。比如说，过去你是被照顾对象，现在则肩负照顾宝宝的责任，你需要有足够的心理准备，注意克服损失感，如失去自由和许多娱乐，失去以往的身份，失去苗条身材等。

此外，新妈妈一定要注意，千万不要强迫自己做所有的事情，也不要期望每一件事都做得完美无缺，在不感到疲惫的前提下尽力而为即可，世上本无完美。

培养积极的认知和情绪模式

新妈妈要主动培养自己自信、乐观、积极和健康的性格，提高对环境的适应能力。比如如何处理哺乳期与周围同事之间的关系等。初为人母，新妈妈变得较为敏感，可能同事之间一句无心的话会给新妈妈造成心理阴影。新妈妈应学会从正面去理解同事话语的含义，而不是过于纠结其中的某些词汇，或者纠结他人的表达方式等。用积极的认知模式和情绪模式去理解周围的人和事，能让自己的心情始终处于乐观、豁达之中，即便出现一些小的意外，新妈妈的内心也会因积极、乐观变得强大，能更快地适应角色的转变，也能较快的接受外界事物的改变。

"变化"其实没那么可怕

对于很多新妈妈而言，做妈妈是一场全新之旅，从身体到心灵，从衣食住行到工作等等，都因此发生改变，如果新妈妈对这一系列变化都不能很快接受的话，何谈顺利进入角色呢？新妈妈首先要明白的一点是，变化其实没那么可怕，人生本就在变化之中，多学习、多体谅、多顺应，变化就能很快变成生活中的常态，只有这样，才能帮助自己平稳度过陌生和慌乱期。

不急躁、不激动，远离产后抑郁症

产后月子期间是抑郁症的高发期，新妈妈要做好生活方式调适和心理调适，新爸爸和家人要多给予理解、关心和支持，尽量避免和降低不良因素的影响，使新妈妈保持良好的心态。

1 新妈妈会有精疲力竭的感觉，疲劳和缺乏睡眠很容易导致情绪低落。尽可能多休息，不要什么事情都亲自去做，宝宝睡觉时新妈妈也尽量睡觉。

2 要学会寻求新爸爸、家人和朋友的帮助，例如由新爸爸帮助完成家务和夜间喂奶的工作，由家人帮助准备食物或者处理家务等等。

3 保持良好的健康习惯，适度锻炼身体，走出户外，带着宝宝到户外活动、散散步，呼吸新鲜的空气，感受温暖的阳光。

4 注意和他人分享你的感受，多与新爸爸在一起，告诉他你的感受；找一个信任的朋友，向他倾诉一下你的感受；和别的新妈妈聊聊天，相互沟通。这样可以缓解你的情绪，也可以学习到新的应对方法。

5 提高对环境的适应能力。自信、乐观、勇于面对困难，积极调动内部力量或求助于外部力量克服困难，使不良影响降到最低。避免消极应对方式，如自我否定、悲观消极、回避解决问题等。

产后1周护理面面观

产后黄金8小时

一般情况下，分娩、产后处理等程序结束后，新妈妈需要在产房的观察室安静地休息2小时以上，在此期间，医生和家人要密切观察新妈妈的情况，确定没有不妥之后，新妈妈将会被送到产科病房好好休息。

通常分娩后休息8小时即可下床，护士会陪伴新妈妈上洗手间，并指导如何更换恶露垫。须注意的是，新妈妈一定要及时排尿，如果出现排尿不畅，一定要告诉护士，并进行导尿。

对会阴侧切伤口的疼痛一般情况下可以耐受，如果实在疼痛难忍，可以在医生的指导下服镇痛药。

多吮吸，刺激泌乳

◎让宝宝多吸吮乳头：最初由于静脉充盈使乳房发生膨胀，此时仅有少量的初乳分泌。宝宝经常吸不出多少奶水，往往不愿意再吸吮。而产妇的乳房却很胀痛，碰触时疼痛难忍。有时不一定能完全尽心让宝宝吸吮。以上这些都是不对的。

◎产后要注意愉快心情：新妈妈尽管身体极度疲劳，也要让宝宝多吮吸乳头，这是最有效的促进泌乳的方法，精神上的振奋和愉悦会促使体内的催乳素水平增高，从而使奶水尽快增多。

◎对乳房进行按摩：每次哺乳前，先将湿热毛巾覆盖在左右乳房上，两手掌按住乳头及乳晕，按顺时针或逆时针方向轻轻按摩10~15分钟。按摩既能减轻产妇的乳胀感，又能促使奶水分泌。因为按摩乳房的作用相当于宝宝对乳头的吸吮刺激。这种刺激，可以通过神经纤维传入下丘脑，促使脑垂体生乳激素释放，反射性引起脑垂体释放催产素，刺激乳腺和乳腺腺管收缩，将乳汁射入通向乳头的输乳管里，进而促进奶水分泌。

进食催乳食物

有些食物具有促进奶水分泌的作用，产后如果奶水不下，或少奶、无奶，千万不要轻易放弃母乳喂养的机会，不妨试一试以下的催乳食疗方。

◎鲫鱼汤：鲜鲫鱼500克，通草6克，煮汤，吃鱼喝汤，每天1次，连喝3~5天。鲫鱼能和中补虚，渗湿利水，温中顺气，具有消肿胀、利水、通乳之功效；通草可通气下乳，与鲫鱼相配，效果更佳，但鲫鱼汤宜淡食。

◎花生粥：生花生米(带衣)100克，大米200克，将花生捣烂后放入淘净的大米里煮粥。粥分2次喝完，连吃3天。花生米富含蛋白质和不饱和脂肪酸，有醒脾开胃、理气通乳的功效。

科学使用产褥束缚带

将纱布束缚带横向对折，卷紧呈一实心圆筒状备用。仰卧，双膝竖起，脚底平放在床上，膝盖以上的大腿部分尽量与腹部成直角。将臀部抬高并于臀部下垫2个垫子。两手放在下腹部，将内脏往心脏的方向推托。将臀部下面的垫子拿开后缠绑束缚带。一开始要尽量绑紧，再渐渐放松。前7圈重叠缠绕，每绕一圈半要"斜折"1次（将束缚带的正面转成反面，再继续缠绕，斜折的部位为臀部两侧）绑紧，后5圈则稍放松些，每圈往上挪2厘米，绕到肚脐上横隔膜部位后，再以安全别针固定住。

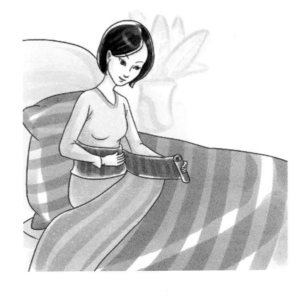

建议在使用束缚带之前咨询医生。此外，每天3次按摩肚子，顺时针按摩，多下地活动，是最有利于恢复的。

产后1周的护理安排

◎产后第1天：产后一般有护士指导喂奶和乳房按摩，一般情况下，第1天新妈妈的乳房没有肿胀感，但此时宝宝的吮吸可以有助于乳汁的分泌。在医院分娩的准妈妈，会有护士帮助清洗消毒外阴部。可以进行擦浴，自己排便排尿。

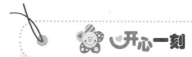

开心一刻

收拾屋子时，我不小心把手机碰到地上了。我急忙捡起来看看是否正常，看了没问题，4岁的儿子在旁边问我："妈妈，手机说什么了？是不是说它摔疼了？"

◎产后第2天：身体比前一天有了较好的恢复，要注意多补充营养。此时，新妈妈可能出现乳房肿胀，可以在护士的指导下多花些时间按摩乳房，选择可以支撑丰满乳房的胸罩来保护乳房。注意保暖，注意营养均衡。

◎产后第3天：此时，新妈妈的乳汁开始多了起来，新妈妈要及时让宝宝吮吸乳头，刺激泌乳。此外，宝宝吮吸乳汁的时候，可能促进子宫的收缩。如果宝宝没有将乳房里的奶吃干净，新妈妈可以自行将多余的乳汁吸出来，以保护乳房，促进泌乳。

◎产后第4天：一般情况下，新妈妈的会阴侧切伤口已经恢复，是否需要拆线，请咨询医生和护士。

◎产后第5、第6天：新妈妈向医生和护士学习如何照顾宝宝和自己，例如如何给宝宝换尿布，哺乳的姿势，等等。

◎产后第7天：新妈妈可以准备出院了，出院当天会有很多手续需要办理，最好有2~3名亲人或者朋友陪同，新妈妈要穿准备好的衣服，最好带上帽子，带宝宝回家，开始新生活。

在新妈妈住院期间，家人可以打扫卫生，将新妈妈和宝宝的衣服被褥洗干净，并在太阳下暴晒消毒。仔细清点一下相关用品是否准备齐全，还可以到月子中心请专门的人来照顾宝宝和新妈妈。

剖宫产的产后护理原则

尽早活动可以预防血栓性静脉炎，剖宫产术后麻醉作用消失、双脚恢复知觉，就应该进行肢体活动，24小时后应该练习翻身、坐起，并下床慢慢活动，导尿管拔除后应多走动，这样不仅能增加胃肠蠕动，还可预防肠粘连及静脉血栓形成等。

◎ 及时大小便，预防尿路感染、便秘。一般术后第2天静脉滴注结束会拔除导尿管，拔除3～4小时后应排尿，以达到自然冲洗尿路的目的。如果不习惯卧床小便，可下床去厕所，再解不出来，应告诉医生，直至能畅通排尿为止，否则易引起尿路感染。

◎ 清淡饮食，可以避免呕吐或腹胀。术后尽量避免摄取容易产气的食物，其他则依个人喜好适量摄取。避免油腻和刺激性的食物，多摄取蛋白质、维生素和矿物质以帮助组织修复(如鱼、鸡肉)。此外，多摄取纤维素以促进肠道蠕动，预防便秘。

◎ 密切观察恶露，避免产后出血。无论是自然产还是剖宫产，产后都应密切观察恶露。剖宫产时，子宫出血较多，应注意阴道出血量，如发现阴道大量出血或卫生棉垫2小时内就湿透，或超过月经量很多时，应及时告知医护人员。

◎ 保持伤口清洁，预防伤口感染。若产妇术后体温高，而且伤口痛，要及时检查伤口，发现红肿可用95％的酒精纱布湿敷，每天2次。若敷后无好转，伤口红肿处有波动感，就确认可能有感染，要及时拆线引流。

◎ 适当按摩子宫，避免产后大出血。在脐下方可以摸到一团硬块，即为子宫。产妇可适当地按摩子宫，增强子宫收缩，避免发生产后出血。

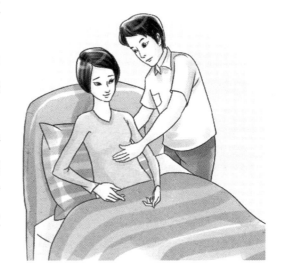

自然分娩的产后护理原则

◎按摩子宫：先找出子宫的位置，对于正常分娩的产妇，可以轻易在肚脐下触摸到一个硬块，即子宫的位置。当子宫变软时，用手掌稍施力量于子宫位置环行按摩，使子宫硬起，则表示收缩良好。

◎恶露的观察：恶露是指由子宫所排出的分泌物，产后1~3天，量多、颜色较红，以后颜色减淡、量少，10天后呈淡黄色，一般在4~6周会完全消失；若恶露有大血块、恶臭或鲜血流出等异常现象，应立即到医院检查。

◎小便：由于会阴伤口疼痛及分娩时膀胱和尿道受损及压迫，可能在产后有解小便或解不干净的感觉，新妈妈应于产后2小时开始解小便，若解小便不通畅，请通知护理人员协助。

◎大便：产妇在产褥期应以易消化的半流质食物为主，特别注意多吃含纤维素多的新鲜水果和蔬菜，适当下床活动，并养成每日按时排便的良好习惯。必要时可以口服蜂蜜，以促进肠蠕动。

◎活动：下床动作要慢，先坐于床缘，无头晕再下床。剖宫产于手术后24小时后可下床活动，可以促进肠蠕动，减轻腹胀，及预防血管栓塞，下床时，可以使用腹带或用手支托伤口，以减轻伤口疼痛。

◎情绪调整：大多新妈妈是初次生宝宝，没经验，对于宝宝不了解而产生一种自觉没用的感觉，如喂奶、换尿布、哭啼等，如果缺少了家人和医护人员的安慰、帮助，易引起极度紧张，感到孤立无援，再加上严重睡眠不足，会影响产后的情绪，严重的会在产褥期内出现抑郁症状。

特别提示

如果新妈妈下床时感到头晕，千万不要勉强自己下床，而应该立即扶着床沿坐下，并告诉医生自己的不适症状。

不可忽视的坐月子细节

尽量早活动

只要体力允许，新妈妈应该尽量早下床活动，这样可以促进肠蠕动功能的恢复，促进子宫复位，还可以避免发生肠粘连或者血栓性静脉炎等，还可以缓和新妈妈抑郁的心情。

自然分娩的新妈妈可以进行的健身锻炼包括：仰卧，双膝屈曲，两臂上举伸直，做仰卧起坐；俯位，两腿屈曲向胸部，大腿与床垂直并抬起臀、胸部和床贴近（膝胸位），早晚各做1次。剖宫产的新妈妈产后3个月内不要做剧烈运动，以免子宫的切口愈合不良造成出血，3个月后可做健身运动。

剖宫产避免过量使用止痛药

剖宫产术后，随着麻醉药作用的逐渐失效，新妈妈会觉得伤口越来越痛。一般在术后数小时，伤口开始剧烈疼痛。为了能够好好休息，新妈妈可以请医生开一些止痛药物。但是新妈妈最好先自己忍耐，实在不行了再求助于止痛药，因为药物止痛可能会影响肠蠕动功能的恢复，不利于排气排便，而且药物中的某些成分可能会进入新妈妈的乳汁，对宝宝的发育不利。

剖宫产后取半卧位

剖宫产术后的新妈妈最好取半卧位休息，这是因为剖宫产容易发生恶露不易排出的状况。半卧位既有利于剖宫产术后的休息，也有利于恶露的顺势排出。如果新妈妈发现自己的恶露一直都有，没有完全排干净的话，必须立即告诉医生，请医生帮助，采取治疗措施，让恶露彻底排尽，以免留下隐患。

勤换衣服，注意卫生

新妈妈的月子服很有讲究，要选棉质的，符合吸汗和宽松的原则。还要根据季节、房间温度加以选择。须注意的是，月子服不是越厚越好。夏天，新妈妈完全可以穿长袖的单衣，但是尽量不要挽起袖口和裤脚；冬天里，新妈妈需要穿具有保暖功能的衣服、袜子和帽子。新妈妈的衣服需要天天洗，因为新妈妈出汗多，经常洗有利于新妈妈保持身上的清洁。

新妈妈一定要注意，如果室温较低，必须穿上带后跟的棉拖鞋保护脚跟，还可以选择护膝、护腕等保护关节，以免受风。

月子里能洗头吗

分娩过程耗费了新妈妈很多体力，也分泌了大量汗液。如果新妈妈在月子里长期不清洁身体，不仅容易滋生细菌，毛孔和汗腺还会堵塞，阻碍正常的新陈代谢。因此，月子里是可以洗头的，但是在洗头的过程中，新妈妈一定要注意保暖。洗头的速度要快，最好在5分钟内洗完，水温宜用40℃左右。

此外，新妈妈也可以洗澡，洗完后及时擦干身体，用干燥的毛巾包裹身体保持温度，迅速穿上干净的鞋袜。一般情况下，新妈妈只要注意保暖，动作迅速，都不会受凉。

不要过度用眼

月子期间，新妈妈处于虚弱的状态，如果用眼过度，眼睛容易干燥、肿胀或者疼痛，新妈妈不注意的话，可能会导致视力下降，或者出现迎风流泪的毛病。因此，月子期间新妈妈一定要注意不能过度用眼，如果出现用眼疲劳时，应立即停止用眼，此外，新妈妈不要轻易流泪。

心语馨愿

从现在开始，你已经是一个孩子的母亲，所以你要变得强大起来，因为你的孩子需要你的保护。

🌸 不宜过早节食减肥

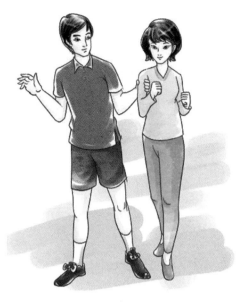

很多新妈妈看到自己产后肥胖的身材，就想立马投入减肥的大军中。产后减肥不当，引起新妈妈和宝宝健康出问题的例子不在少数。

一般情况下，新妈妈会通过两种手段减肥：控制食量和加强锻炼。这两种办法都不适合刚刚分娩的新妈妈。这是因为新妈妈的身体虚弱，不吃或者少吃会造成营养不良和贫血。运动可能会导致新妈妈的脏器下垂。因此，医生建议新妈妈产后不要马上开始减肥。

🌸 保持伤口卫生清洁

不论是自然分娩还是剖宫产的新妈妈，都要注意保持伤口的卫生清洁。每天都要做清洁工作。如果新妈妈由于身体虚弱而忽视了这一点，可能会引起伤口感染，进而引发败血症等情况的发生，造成可怕的后果。

🌸 正确的哺乳姿势

在有扶手的椅子上坐直，将宝宝抱在怀里，用前臂和手掌托着宝宝的身体和头部。喂右侧时用左手托，喂左侧时用右手托。放在乳房下的手呈U形，不要弯腰，也不要探身，而是让宝宝贴近你的乳房。这是早期喂奶的理想方式。

如果你是剖宫产，或者乳房较大，下面这种方式比较合适。将宝宝抱在身体一侧，胳膊肘弯曲，手掌伸开，托住宝宝的头，让他面对乳房，让宝宝的后背靠着你的前臂。为了舒服起见，可以在腿上放个垫子。

疲倦时可躺着喂奶。身体侧卧，让宝宝面对你的乳房，用一只手揽着宝宝的身体，另一只手将奶头送到宝宝嘴里。这种方式适合于早期喂奶，也适合剖宫产的新妈妈。

剖宫产妈妈的哺乳姿势

床上坐位喂奶法：新妈妈取坐位或半坐卧位，在身体的一侧放小棉被或枕头垫到适宜高度，同侧手抱住宝宝，宝宝下肢朝新妈妈身后，臀部放于垫高处，胸部紧贴新妈妈胸部，新妈妈对侧手以"C"字型托住乳房，宝宝张大嘴巴含住同侧乳头及大部分乳晕吸吮。

床下坐位喂奶法：病房坐椅一张放于床边，新妈妈坐于椅上靠近床缘，身体紧靠椅背，以使背部和双肩放松，新妈妈身体的方向要与床缘成一夹角。宝宝放在新妈妈床上，可用棉被或枕头垫到适宜高度，新妈妈环抱式抱住宝宝哺乳，其他姿势同床上喂奶法。

正确的含乳方式

正确的吸奶方式是同时含住乳头及乳晕。当宝宝同时含着乳头及乳晕时，他的下嘴唇会翻起来，嘴巴会张得很大；如果宝宝只含住乳头，他不仅无法顺利吸到乳汁，新妈妈的乳头也会有疼痛、破皮或裂开的情形。

如果宝宝没有顺利地吸吮到奶水，新妈妈的奶水没有被吸出到体外，久而久之，也会阻碍奶水的分泌，提供下列方式帮助观察宝宝是否吸到奶水：

◎宝宝慢而深地吸吮：一开始吸吮的速度可能很快，大约1秒钟两三次，但是当宝宝吸到奶水时，吸吮的动作会变慢，大约1秒1次。

◎有吞咽的表现：你可以看到吞咽动作或是听到吞咽声音。你会观察到宝宝有这样的动作循环：吸吮→放开→暂停(吞咽)。

医师问答

如何判断宝宝是否吃饱？

一是新妈妈可以感觉自己的乳房充盈度是否下降，二是看宝宝的表情，如果是有满足感，一般就是吃饱了的表现。

避免过早的性生活

怀孕、分娩引起生殖系统的变化对性欲有一定的抑制作用，产后2个月内，性欲下降是正常的，这是因为器官还没有恢复正常，一般情况下，随着身体的逐渐复原，新妈妈的性欲也会有所下降。此外，新妈妈照顾宝宝，需要耗费大量的精力，自然也提不起兴趣。

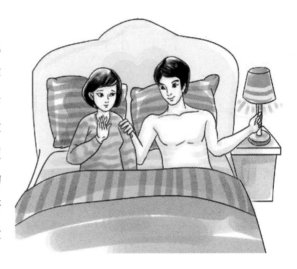

此时此刻，新爸爸应该给予理解和支持，帮助新妈妈分担一些。新妈妈还有可能担心新爸爸不满意自己的身材，担心损伤伤口，担心怀孕，这些都有可能让新妈妈压抑性欲。

月子房的布置

很多妈妈为了自己能更快地恢复健康，很注意产后的营养和锻炼，但往往忽略了在月子里居住环境的布置。如果居住环境比较杂乱无章、空气污浊、喧嚣吵闹，都会使妈妈们的身心健康受到很大影响，可能会因此而心情不好，不利于产后恢复。

◎ 月子房的通风效果要好，不要接近厨房等多油烟的房间。

◎ 要选择阳光和坐向好的房间作月子房。这样，夏天可以避免过热，冬天又能得到最大限度的阳光照射，使房间温暖。

◎ 由于产后妈妈的抵抗力降低，居室需要保温、舒适，不宜住在敞、湿的房间里。

◎ 家里最好用3%的甲酚溶液，即来苏尔溶液，湿擦或喷洒地板、家具和2米以下的墙壁，并彻底通风2小时。

◎ 卧具、家具也要消毒，阳光直射5小时可以达到消毒的目的。

◎ 保持卫生间的清洁卫生，要随时清除便池的污垢，排出臭气，以免污染室内空气。

坐月子，科学饮食很重要

月子里的饮食原则：软、稀、杂

月子期间，新妈妈需要充足的热量和各种营养，同时还要照顾到尚未完全恢复的肠胃功能。因此，总的饮食原则如下。

◎食物要松软、可口、易消化吸收。

◎少吃多餐：新妈妈的肠胃功能还没有恢复正常，要少吃多餐，可以每天吃5～6次。

◎干稀搭配：这样更利于消化和吸收。干的保证营养供给，稀的保证足够水分。荤素相宜，清淡适宜。

◎少吃盐等调味料：若是在坐月子期间，吃得太咸或饮食含有酱油、醋、番茄酱等调味品，或是食用腌渍食品、罐头食品等，都会使身体内的水分滞留，不易排出。产后1周少吃盐等调味料，能达到"利水消肿"的目的。

忌久喝红糖水

红糖能帮助新妈妈恢复体力，补充精血，产后的新妈妈身体虚弱，需要丰富的碳水化合物和铁。红糖是很好的补益佳品，但长期喝红糖水对子宫复旧不利，红糖的活血作用可能会导致恶露的血量增多，造成新妈妈失血。

喝汤一定要除油脂

家人通常会在新妈妈坐月子期间为其熬制高脂肪的浓汤，这会影响新妈妈的食欲和体型。高脂肪也会增加乳汁的脂肪含量，不耐受的宝宝，会由于吃入过多的脂肪，引起腹泻。因此，新妈妈应该喝有营养但是不油腻的汤，以满足新妈妈和宝宝对营养的需求。

月子里适合吃的食物

为了恢复体力和准备哺乳、育儿，应尽量趁早开始正常饮食，多吃营养价值高的食物。下面的几种食物是不可或缺的月子补品。

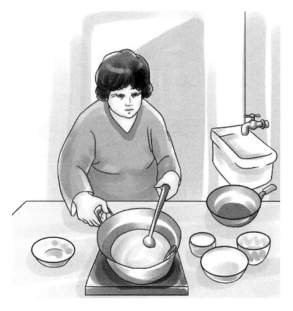

◎ 小米粥：小米粥是月子里必吃的食物，其营养优于精粉和大米。同等重量的小米含有的铁比大米高1倍，维生素B_1比大米高$1.5 \sim 3.5$倍，维生素B_2比大米高1倍，纤维素含量比大米高$2 \sim 7$倍。

◎ 面汤：最适宜新妈妈食用，既可下挂面，又可做薄面片、细面条汤。汤品对新妈妈产后身体的恢复是有很大好处的。同时，有些汤品还有利于乳汁的分泌，如鲤鱼汤、猪蹄汤、豆汤等，也应多吃。

◎ 鸡蛋：蛋白质及铁含量较高，且容易被人体吸收利用，对于新妈妈身体康复及乳汁的分泌很有好处。有些地方的人甚至在"坐月子"的这1个月内只吃鸡蛋这一种食物，这是不恰当的，单一的食物营养并不全面。

◎ 牛奶：含有丰富的蛋白质和钙、磷及维生素D等，是补充体内钙质的好食物，且容易被人体吸收利用，对产妇健康的恢复及乳汁分泌很有好处。

◎ 鱼、肉：鱼和肉是动物性蛋白质的主要来源，含较丰富的氨基酸，这对宝宝身体的发育成长十分重要。

◎ 大豆及豆制品：大豆及其制品是经济、优质的植物性蛋白质来源。

◎ 薯类：薯类含B族维生素、维生素C较丰富，又是热能之源；绿叶蔬菜含胡萝卜素、C和钙；海草类是钙、碘等矿物质之源。

坐月子营养食谱推荐

益母糖茶

● 原料

绿茶2克，益母草200克，红糖25克。

● 做法

1. 先将益母草择去杂物，清水洗净。

2. 把益母草放入砂锅内，加入适量的清水，置于火上，用武火煮沸，放入绿茶和红糖，再煮几遍，即可饮之。

● 推荐理由

可活血祛瘀、缓解腹痛，适于产后恶露不尽。

木瓜鱼尾汤

● 原料

木瓜750克，草鱼尾600克，盐、姜片、油各适量。

● 做法

1. 木瓜洗净、去核、去皮、切块；草鱼尾洗净备用。

2. 锅加油烧热，放入姜片，煎香草鱼尾。

3. 木瓜放入煲内，加水煲滚，放入煎香的草鱼尾同煮，用小火煲1小时，下盐调味，即可饮用。

● 推荐理由

有补脾益气、通乳健胃之功效。最适合食欲缺乏、体虚力弱、乳汁不足的新妈妈食用。

鸡爪焖黄豆

● **原料**

黄豆100克，鸡爪250克，桂皮、八角、香叶、花椒、盐、老抽、糖各适量。

● **做法**

1．将鸡爪汆水，切去指甲与老茧，再用凉水冲洗干净。

2．油锅内下糖，炒到糖化，倒入鸡爪，炒出糖色，加入老抽，放入黄豆与所有调料，小火慢炖30分钟。

● **推荐理由**

具有益气安神、健脾宽中、润燥消水、养血通乳的功效。适宜产后虚弱的妈妈食用。

红烧猪肘

● **原料**

猪肘750克，枣（干）50克，陈皮5克，姜片、葱段、料酒、盐、酱油、胡椒粉、味精、花生油各适量。

● **做法**

1．将猪肘切块，汆去血水，捞出，用清水冲干净。

2．锅置大火上，加适量花生油，放入猪肘、盐同炒，加水、枣、姜片、葱段、陈皮、胡椒粉、料酒、酱油，大火烧开去浮沫，改小火炖至汤浓稠时，放入味精调味即成。

● **推荐理由**

此菜适用于脾胃虚弱、食欲缺乏、食后不化、肺虚咳嗽、病后体弱、产后气血不足、乳汁缺乏等症。

坐月子的常见疾病

什么是产褥感染

产褥感染是指分娩时及产褥期生殖道受病原体感染，引起局部和全身的炎性反应，发病率为1％～7.2％，是产妇死亡的四大原因之一。产褥病率是指分娩24小时以后的10日内用口表每日测量4次，体温有2次达到或超过38℃。产褥感染与产褥病率的含义不同。虽造成产褥病率的原因以产褥感染为主，但也包括产后生殖道以外的其他感染，如泌尿系感染、乳腺炎、上呼吸道感染等。

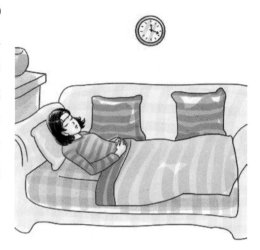

如何应对乳腺炎

乳腺炎是指乳腺的急性化脓性感染，是产褥期的常见病，最常见于哺乳期女性。乳腺炎并不可怕，通常有以下几种治疗方法。

◎ 注意清洁：注意休息，暂停患侧乳房哺乳，清洁乳头、乳晕，促使乳汁排出（用吸乳器或吸吮），凡需切开引流者应终止哺乳。

◎ 中药外敷：哺乳期女性若服用口服药物的话，就会对用母乳喂养的宝宝有所影响。若不治疗，对于哺乳期女性的生活也会带来很大的困扰。一般此时建议采取中药外敷疗法。

◎ 预防乳腺炎的方法是及时清理多余乳汁：在每次新生宝宝吃完奶之后，新妈妈应该尽量将乳房中的奶水排空，以免造成乳汁堆积，堵塞乳腺管而引发炎症。及时排空乳房也有利于提高乳房的产奶量。

已有化脓的乳腺炎，应停止给宝宝哺乳，可用吸乳器吸出污染的乳汁，并由医务人员酌情治疗。

直面乳房湿疹

乳房湿疹是皮肤的一种非特异性过敏性炎症，原因复杂，与人体的过敏素质有密切关系。但以哺乳期的女性最常见，这可能与宝宝吮吸乳头、乳汁等刺激有关。

乳房湿疹患者多为过敏体质，常有过敏性疾病病史。哺乳、宝宝的吮吸、局部的过分潮湿、过多使用肥皂等局部刺激，常可诱发乳头及附近皮肤的过敏性反应，而出现乳房湿疹。经久不愈的乳头及乳晕区的湿疹并不少见，故应与湿疹样乳腺癌相鉴别。

有些患者对某些物质具有高度的敏感性，每当接触到某些物质即引起湿疹，如丝织物、动物皮毛、某种肥皂、化妆品、染料均可诱发湿疹。此外还有某些食物如鱼、虾、药物。还有失眠、精神紧张、劳累过度等，都可引起或加重乳房湿疹。

急性期可以选用非特异性脱敏药，如特非那定、异丙嗪（非那根）等，并避免摄入海鲜及其他刺激性食物。影响休息与睡眠者，可使用轻型的镇静药及激素类药物以减轻局部症状。

局部用药根据局部皮肤损害而定。急性渗出、丘疹者可用3%硼酸溶液湿敷；丘疹、红斑、渗出不多者可选用新松糊剂、樟硫炉等水粉剂。慢性湿疹可用激素类药膏，如氟轻松软膏，皮肤有增厚者可选用硫煤膏等。顽固性湿疹可作局部皮损处浅表X线治疗。

特别提示

乳房湿疹时，妈妈最好暂时停止哺乳，以免湿疹的渗出液引发宝宝皮肤方面的疾病。

幸"孕"加油站 好好休息，天天健康

"坐月子"在我国是一种习俗，是传统生产文化中非常重要的一项。从现代医学观点来看，坐月子仍有其重要性。坐月子是指胎儿、胎盘娩出后到产妇身体复原的一段时期，一般需要6～8周。新妈妈要卧床休息，调养好身体，促使生殖器官和身体尽快康复，并以均衡的营养来补充分娩时的消耗及满足哺乳所需。

在漫长的10个月孕期中，准妈妈担负着胎宝宝生长发育所需要的营养供应责任，母体的各个系统都会发生一系列的变化，尤其是子宫变化最为明显，除此之外，准妈妈的肾脏、骨骼、肌肉、脊椎、韧带等都会发生相应的变化。分娩过程本身会耗费大量的体力，也会造成一些损伤，如胎盘剥离时在子宫壁留下的创面、会阴部的撕裂伤或剖宫产的手术伤口，这些都需要休养，好让新妈妈恢复体力，伤口得以复原。

月子期间若养护得当，新妈妈恢复较快，基本能恢复到孕前的水平；若稍有不慎，调养失当，则恢复较慢，且多患产后疾病，甚至贻害终身。此外，月子期还是心理适应期，新妈妈可以充分利用这个时间段来调试自己的心情，慢慢适应并习惯母亲这个崭新的角色，还可以学习到育儿经验，为将来养育宝宝做好充分的准备。

新生宝宝的到来终结了你们的二人世界，但同时也会带给你们意想不到的快乐！当你想到将来的幸福生活，就会发现，好好坐月子是多么重要的一件事情，还有什么比健康的身体更加重要呢！

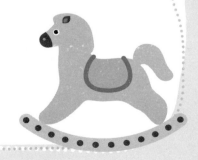

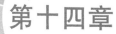

第十四章

新生宝宝，
最美的天使

当新生宝宝第一次向你睁开双眼的时候，你一定觉得这是世界上最迷人的眼神。确实，这一刻，你可能等了很久，新生宝宝就是你最美的天使，是你甜蜜的责任，你将看着他一步一步成长，听到他喊第一声妈妈……你终于体会到：母亲真伟大！

新生宝宝在不断成长

宝宝的一般身体情况

新生宝宝一般的身体情况是：体重2500~4000克，身长47~53厘米，头围33~34厘米，胸围约32厘米，呼吸每分钟40~60次，心率每分钟140次左右。

听觉很敏感

虽然新生宝宝大部分情况下都在睡觉，但他的听觉是非常敏锐的。如果用温柔的呼唤作为刺激，宝宝的头可能会转向说话的一侧。

已有嗅觉偏好

新生宝宝也知道刺激性强的气味不好闻，他会本能地做出排斥反应，并且灵敏的嗅觉还能帮助宝宝分析和寻觅长期闻到的味道，这也是宝宝在妈妈怀中能迅速找到乳房，并含住乳头开始吃奶的原因。

宝宝爱睡觉

新生儿时期是宝宝一生中睡眠时间最多的时期，每天基本要睡17个小时左右，约占一天时间的三分之二。睡眠周期一般是45分钟左右，包括浅睡和深睡。深睡时新生宝宝平静，眼球不转动，呼吸有规则。而浅睡时，新生宝宝有吮吸动作，面部有很多表情。

宝宝能看多远

新生宝宝一出生的时候就有视觉能力，虽然这个阶段中，宝宝不能看到太远的物体，但是如果妈妈能试着让宝宝看你的脸，能刺激他的大脑发育，由于宝宝视焦距调节能力差，最佳视物距离是19厘米，因此妈妈可以在20厘米远的地方挂一些色彩鲜艳的玩具。

健康嘹亮的哭声

宝宝那第一声清脆的啼哭，宣告他的到来，这哭声让你激动，永远无法忘怀，因为这哭声表示你的宝宝是健康正常的，说明他在第一时间就学会用肺部呼吸这个世界的空气，学会了生存的第一步。哭声也是新生儿表达饥饿、不舒服、想睡觉等情绪的方式，可以说，在新生儿期间，除了吃奶、睡觉、排泄，哭声是宝宝和外界交流最重要的方式了。新妈妈和新爸爸要认真去领会宝宝哭声的真正含义。

粉红娇嫩的皮肤

新生儿的皮肤是极其细嫩和富有弹性的，一般外观呈粉红色，覆盖有一层奶油样的胎脂。有时候，新生宝宝的鼻尖、鼻翼和脸颊上可能还会有一些因皮脂堆积形成的小点点，新妈妈不要过于担心，随着宝宝逐渐长大，这些小点会逐渐消失。此外，宝宝出生时大部分胎毛已经脱落，但可能会在面颊部、肩膀上、背上留有一些胎毛，这也是很常见的，一些宝宝还会出现红色斑点、青斑等胎痣，一般随着宝宝年龄的增大逐渐消失。

新生宝宝的生殖器官

一般情况下，男宝宝、女宝宝出生时生殖器都会显得比较大，男宝宝的阴囊大小不等，睾丸可能已经降至阴囊内，也可能还停留在腹股沟处或者摸不到，在阴茎、龟头和包皮处可能有松弛的黏膜。而女宝宝的小阴唇相对较大，大阴唇发育成熟，能遮住小阴唇，处女膜微凸，可能会有少许分泌物流出。

特别提示

宝宝出生前睾丸一般已降入阴囊。如果某些因素阻碍了睾丸下降，而导致男宝宝出生后阴囊里没有或只有1个睾丸，医学上叫作隐睾。

产后新妈妈的心理准备

努力学习，充实知识储备

即便是在坐月子期间，新妈妈也要不断充实新生宝宝的相关知识。比如，月嫂在照顾宝宝的时候，你可以在旁边边看边学习如何照顾新生宝宝，换尿布、喂奶、洗澡、换衣服等等，尤其是宝宝吐奶的时候怎样去应对。此外，肯定会有很多人来探望你和新生宝宝，准妈妈也要抓住这一时机，虚心向过来人请教。

不厌其烦，喷上便便也快乐

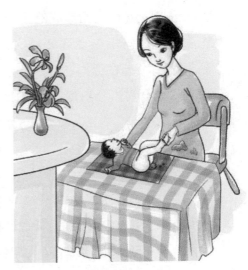

新妈妈可能还没有心理准备面对宝宝的大便和小便。但随着和宝宝的密切接触时间越来越长，妈妈会发现，即使是身上被溅到宝宝的排泄物，自己完全不觉得脏或者恶心，反而会有喜悦的心情。如果你没有这种反应也不用着急，这本身就是一个自然而然的过程。总有一天，你也会因为爱宝宝而爱上宝宝的黄金便便。

冷静对待宝宝生病

宝宝出生后，生病是很正常的事情。但面对如此娇弱的宝宝，很多妈妈会哭。其实宝宝生病的时候最需要的就是妈妈坚强的怀抱，因此，请冷静对待宝宝生病这回事，这和大人生病的道理一样，只要及时就医，不耽误治疗，一般情况下都会好的，新妈妈千万不要太过焦虑。如果新妈妈过于焦虑，会影响自己的休息和泌乳，这样反而会对宝宝的健康成长不利。

新生宝宝的护理要点

新生宝宝的睡眠姿势

由于宝宝的胃呈水平位，胃的入口贲门肌肉松弛，而出口幽门肌肉较紧张，吃奶后容易溢奶，严重的会将溢出的奶汁吸入气管中而发生窒息，因此，喂奶后，可让宝宝右侧卧，在0.5～1小时后可平卧。

在正常情况下，大部分宝宝是采取仰卧睡觉姿势，因为这种睡觉姿势可使全身肌肉放松，对内脏，如心脏、胃肠道和膀胱的压迫最少。但是，仰卧睡觉时，因舌根部放松并向后下坠，而堵塞咽喉部，影响呼吸道通畅，如再给宝宝枕上一个较高的枕头，就会更加加重呼吸困难，此时应密切观察宝宝的睡眠情况。

最好不要采用俯卧位睡觉，因为这个时期的宝宝还不能抬头、转头、翻身，尚无保护自己的能力，俯卧睡觉容易发生意外窒息，另外，俯卧睡觉会压迫内脏，不利于宝宝的生长发育。

睡眠不安是怎么回事

1 正常情况：如宝宝睡着时忽惊忽跳的，但确定没有醒来，同时宝宝各方面生长发育正常，则属于正常现象，不必过分担心，这是因为婴儿中枢神经兴奋性较高，大脑皮质发育不完善，睡眠较浅引起的。

2 缺钙：宝宝往往伴有枕秃、多汗、烦躁等情况。可到医院做血钙化验以确诊，也可常规补钙预防。

3 生活不规律：如睡前吃得过饱，白天玩得过于兴奋。

每个宝宝的睡眠时间都存在个体差异，一般只要精神好、吃奶正常、发育正常就属于正常，不用担心。

防止头颅变形

宝宝的颅骨质地柔软而富有弹性，容易变形。另外，宝宝生长发育迅速，尤其是大脑发育较快，头部重量相对较重。宝宝一天中有15～18小时是在睡眠中度过的，也就是说宝宝的头大部分时间离不开枕头。如果家长不注意宝宝的睡眠姿势，总是朝一个方向睡，时间长了，头很容易变形，呈扁形。对于已发生扁头的宝宝，若能及时采取措施加以矫正，还是可望恢复的。年龄越小越易矫正，最好在1周岁内进行。

囟门是新生命的印记

宝宝的头部有一个柔软的、有时能看到跳动的地方，医学上称之为囟门。囟门在出生时主要有两个：一个称为前囟，在头顶前部，由两侧顶骨前上角与额骨组成，出生时斜径为2.5厘米，一般在1～1.5岁时闭合；另一个称为后囟，由顶骨和枕骨交接而组成，在头顶后部，一般出生时就很小或已闭合，最晚在2～4个月时闭合。

怎么护理囟门最科学

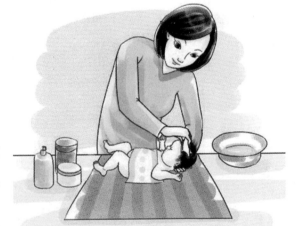

在冬天外出应戴较厚的帽子，在保护囟门的同时又减少了热量的散失。

囟门的清洗可在洗澡时进行，可用宝宝专用洗发液而不宜用强碱肥皂，以免刺激头皮诱发湿疹或加重湿疹。

清洗时手指应平置在囟门处轻轻地揉洗，不应强力按压或强力搔抓，更不能以硬物在囟门处刮划。

如果囟门处有污垢不易洗掉，可以先用麻油或精制油蒸熟后润湿浸透2～3小时，待这些污垢变软后再用无菌棉球按照头发的生长方向擦掉，并在洗净后扑婴儿粉。

重视肚脐护理

肚脐是准妈妈供给胎宝宝营养和胎宝宝排泄废物的通道。正常情况下，脐带在宝宝出生后24~48小时自然干瘪，3~4天开始脱落，10~15天自行愈合。新生宝宝脐带被结扎后，脐窝创面血管还没有完全闭合，再加上脐窝处容易积水而不易干燥，因此，很容易滋生病菌引发感染，严重时甚至会发生败血症。

因此，妈妈要每天检查新生宝宝脐部，保持脐部清洁干燥，不受尿便污染；脐带脱落前应保持干燥，不可进行全身洗浴；每天可用75%酒精棉棒擦拭脐根部。脐带脱落后，脐凹可能还会有分泌物，此时仍需用酒精消毒。遇有结痂时，应去除痂皮，彻底清洁底部。脐部不可随便涂拭痱子粉等，以免感染。

如何护理小屁屁

做好宝宝臀部的护理，每次便后要及时更换尿片，并立即用温度适中的清水清洁臀部残留的尿渍、粪渍，然后涂上婴儿护臀霜；夜间或外出不便于用水清洗时，可选用刺激性小的湿纸巾。

肛门周围皱褶较多，易残存粪便，清洗肛周时要注意将皱褶处残存粪便清除干净，以防对肛周皮肤产生不良刺激。腹股沟、阴茎与阴囊相邻处及阴囊与会阴相邻处皮肤易藏污纳垢，如不及时清洁和保持干燥，易出现糜烂，应作为重点清洁部位。

女宝宝臀部的护理更为重要，女婴尿道较短，易被肛门周围的细菌感染，导致外阴炎、阴道炎，甚至尿路感染。如果女婴的会阴粘有粪便时，应按照从会阴到肛门的顺序及时用温水将粪渍冲掉，以防来自肛门的细菌污染阴道和尿道。

特别提示

保持干爽和卫生是保证小屁屁不红的前提，妈妈千万不要觉得给宝宝换尿不湿或者尿布是特别麻烦的事情，一定要勤洗勤换。

正确抱新生宝宝的姿势

1～2个月的宝宝，主要是平抱，也可采用角度较小的斜抱。平抱时让宝宝平躺在成人的怀里、斜抱时让宝宝斜躺在成人的怀里。不论是平抱或斜抱，成人的一只前臂均要托住宝宝的头部。另一只手臂则托住宝宝的臀部和腰部。对于易吐奶的宝宝则应采取斜抱，这样可防止吐奶或减轻吐奶的程度。

3个月的宝宝主要采取斜抱或直立抱。斜抱时宝宝向上倾斜的角度可稍大些。宝宝采取直立抱时，有两种姿势可供选择：一种是宝宝背朝成人坐在成人的一只前臂上，成人的另一只手拦住宝宝的胸部，让宝宝的头和背贴靠在成人的前胸；另一种是让宝宝面朝成人坐在成人的一只前臂上，成人的另一只手托住宝宝的头颈、背部，让宝宝的胸部紧贴在成人的前胸和肩部。

如何给新生宝宝洗澡

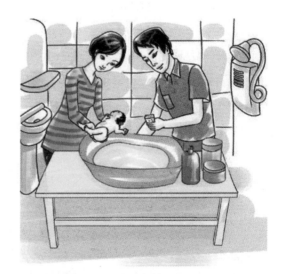

◎ 新生宝宝排出的汗液有限，不必每天都洗澡，热天隔天洗1次、冷天隔2天洗1次即可。

◎ 为新生宝宝洗澡时所用的毛巾要纯棉质且柔软，动作要轻柔、有章法，避免伤及新生宝宝的皮肤和肢体，小心不要让新生宝宝被水呛到。注意清洁皮肤的皱褶处。

◎ 新生宝宝的皮肤酸碱度为6.5～7.5，不具抵抗细菌的能力。为了不提升新生宝宝皮肤的碱性，为新生宝宝洗澡时，用温度适宜的清水擦洗即可。

◎ 每次洗澡新生宝宝身体接触水的时间不宜超过5分钟。洗后用吸水性好的柔软毛巾轻轻擦干新生宝宝的身体，再抹上婴儿专用的润肤油。然后为新生宝宝穿上干净衣物。

新生宝宝的衣食住行

母乳是宝宝最好的食物

母乳主要营养成分是蛋白质、脂肪，还有碳水化合物，它的蛋白质含量适中，蛋白质结构特别适合宝宝消化吸收，含有很多抗体，这些抗体也是母乳当中最天然的。吃母乳的宝宝在出生6个月之内一般都不会得病，因为从妈妈身体来的那些抗体，到6个月时还可以抵抗其他疾病的感染。

早开奶，早哺乳

早开奶是母乳喂养成功的关键，通过吸吮乳头的刺激，产生一系列神经反射和内分泌活动，由垂体释放催乳激素，促使乳房分泌乳汁。因此，越早吸吮乳头也就是越早开奶，乳汁分泌就开始得越早，乳汁也比较充足。

但是这并不等于说晚开奶就不能够成功地进行母乳喂养，事实上，有些新妈妈由于种种原因稍晚才给宝宝喂奶，那么怎么办呢？

首先应该建立在这种情况下母乳喂养能够成功的信心。这是因为母亲喂养是极其自然的现象，在妊娠过程中，由于受胎盘激素的影响，乳腺和乳腺导管都已发育成熟，已经为泌乳做好了相应的准备，一旦分娩，催乳激素开始分泌，如果这时早吸吮即可早泌乳。但是如果没有早吸吮，按自然规律也是可以分泌的。因此必须树立坚持母乳喂养的自信心。

特别提示

人工喂养的话，喂食前一定要用自己的手背试试奶的温度，以免烫伤宝宝。

把握喂奶次数

◎产后2周是建立母乳喂养的关键期，应保证喂奶频率高一些。宝宝出生后，30分钟内应让宝宝吸吮妈妈的乳头，即使开始几天甚至1周都没有大量乳汁分泌，也应每天让宝宝吸吮8～12次。新生宝宝白天至少每1～3小时喂1次，夜里至少喂2～3次。

◎按需哺乳的重要性：过去很多人认为应该定时喂奶，不到时间绝不喂奶，但结果却导致宝宝和妈妈都很紧张，反而使哺乳失败。现在则主张按需哺乳，即宝宝饿了和妈妈感到奶胀时就应该喂。这是因为宝宝尤其是新生宝宝的胃容量比较小，吸吸能力也比较弱，吸吸时间也比较短，不能一次吃很多，同时妈妈的乳房一次分泌乳汁的量不多，这也需要让宝宝频繁地吸吮来满足需要。

◎夜间喂奶的重要性：给宝宝特别是新生宝宝的夜间喂奶次数，应保证至少2次，以夜晚11点和凌晨2～3点为佳。尤其是有些性格比较安静的新生宝宝睡眠时间过长，而其实这时胃里已经没有食物了，宝宝容易出现血糖下降的问题。另外，夜间也让新生宝宝多吸吮，刺激乳头使催乳素大量分泌，有利于乳汁分泌。

帮助宝宝排气的手法

尽可能在宝宝哭着要奶吃之前就给他喂奶。在吃奶前宝宝哭得时间越长，引起胃肠胀气的可能性就越大。

给宝宝喂奶时，要使他的身体保持一定的倾斜度：至少要使宝宝的头部高于肚子。这样胃里的空气就比较容易通过打嗝排出。如果空气被围困在奶汁下面，就容易造成宝宝吐奶或放屁。

每次喂完奶之后，使宝宝上身保持竖直几分钟，让奶汁在宝宝胃部停妥后，再尝试给他催嗝。

如何使用尿布

用一只手抬起宝宝的臀部，然后向臀部下方塞进尿布裤；用湿纸巾将宝宝的下半身擦拭干净，然后擦干；等皮肤干爽后涂上爽身粉或婴儿护肤霜；适度地分开宝宝双腿，然后在双腿之间夹尿布，并自然地调整尿布形状；让尿布贴紧后背，以免从后背流出尿液；左右对称地固定尿布套。如果尿布被挤出尿布裤外面，就应该把尿布塞进尿布裤里去。

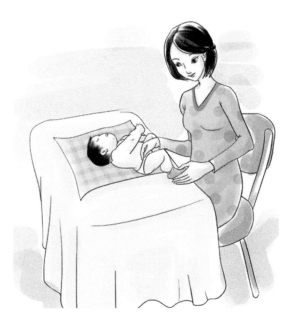

使用尿布的注意事项

清洗尿布时最好用清水，多漂洗几遍，如果还是洗不干净，可以放一点适合宝宝肌肤的温和的洗衣粉，揉搓。洗干净后，需要在太阳下暴晒。

尿布的前后有松紧带用于调整尿布的松紧，尿布包裹得过紧会使宝宝不舒适，过松会造成污物的渗漏。安全的尿布巾带有松紧带可调节尿布的松紧，须要注意的是要随时留意别针是否扣紧以防伤害到宝宝。

婴儿的皮肤极为娇嫩，若长期浸泡在尿液中或因尿布密不透风而潮湿的话，臀部常会出现红色的小疹子或皮肤变得比较粗糙，称作"尿布疹"或"红屁股"。如果宝宝长时间裹湿尿布或脏尿布，皮肤就会受到刺激，形成尿布疹。虽然大部分婴儿会患此病，但有些宝宝对尿布疹的敏感性要比另一些宝宝高。如果宝宝的屁股上有发痒的红色肿块，可能是得了尿布疹。早产低体重儿，配方奶粉喂养的宝宝，腹泻宝宝及刚开始添加辅食的宝宝更易发生尿布疹。

选择纸尿裤的方法

选择纸尿裤首先要考虑的是吸水性和透气性，新妈妈可以多问问身边有经验的亲人和朋友，选择他们使用过的、口碑好的品牌。但是不一定别人家宝宝适用的品牌，你的宝宝就一定适用，因为每个宝宝肌肤的敏感性是不同的。新妈妈可以先借几个试用一下，根据实际使用情况再考虑购买，切不可盲目跟风，既浪费金钱又影响宝宝的身体健康。

纸尿裤也有弊端

纸尿裤具有使用方便、不用清洗、方便携带的优点。一般4~5小时更换1次，尤其受到80后、90后父母的喜爱。但是，和尿布的经济、柔软、吸水等特点相比较，纸尿裤还是有很多缺点：

◎尿路感染：虽然纸尿裤的说明书上称其具有良好的吸水性和透气性，但与纯棉的布尿布相比，纸尿裤的舒适性还差得很远，比如说，宝宝排出来的尿都包在纸尿裤里面，如果没有及时更换，容易造成尿路感染。

◎费用：纸尿裤一般以每片2元，一个小宝宝每天至少用6片，每天花费12元左右，1个月至少360元，对收入一般的家庭来说是一个相当大的经济负担。

◎环境污染：纸尿裤属于一次性产品，如果未经一定处理就随意抛弃，时间一长，必然会对环境造成的污染。

开心一刻

明明3岁了，有一次我跟她爸商量孩子的前途，我说以后学医吧，吃技术饭。明明强烈抗议："我不学1，1太少了，我要学2。"

新生宝宝爱互动

肌肤相亲，传递温暖

新妈妈一定要多和宝宝肌肤相亲，这是因为妈妈的皮肤和温度是宝宝最熟悉的环境，如果妈妈经常抱宝宝的话，能给宝宝传递母爱的信息。

多和宝宝对视

虽然新生宝宝还不能看得很远，但如果你有意识地多和宝宝对视，他会敏锐地捕捉到你温暖的目光。长此以往，宝宝的专注力将会更好，因此，新妈妈要尽量多与宝宝对视。

新生宝宝爱说话

新生宝宝喜欢温和、轻松的声音，他在妈妈肚子里的时候，就对妈妈和爸爸的声音非常熟悉了。当宝宝出生以后，妈妈可以在宝宝的耳边轻声呼唤他的小名，和他说话，如"贝贝，你想不想吃奶？""宝宝尿了吗？要不要妈妈帮忙？"等等，宝宝听到熟悉的声音，脸上会流露出高兴的表情，这种表情本身就是一种呼应，是对妈妈温柔的回应。对于小宝宝而言，妈妈和爸爸的声音是一种心理上的安慰，是一种信息的传递。如果妈妈和爸爸能经常对宝宝说话，不仅有利于宝宝学说话，还有利于宝宝良好性格的养成。

小小手的抓握训练

在宝宝睡醒之后，妈妈可以先轻声地问宝宝："宝宝，想和妈妈一起运动吗？"如果宝宝的表情是配合的，你就可以伸出大拇指或者食指，轻轻放在宝宝的手心里，等宝宝抓牢以后，轻轻上提。或者，悄悄把手指从宝宝的手心移到手掌的边缘，看宝宝是不是有意识去抓握，通过训练使宝宝从无意识的抓握到具有最初的手脑协调能力。

有氧运动，给宝宝一个好身体

让宝宝舒服地仰卧在床上，妈妈轻轻抬起宝宝的胳膊，然后轻轻放下，做一开一合的动作，每个动作要到位。每个动作重复4～5次。然后妈妈可以抬起宝宝的双腿，再轻轻放下，重复4～5次。在做动作的过程中，妈妈可以一边做一边配合有节奏的儿歌，增强宝宝肢体的活力，进行初步的有氧运动，为大动作能力的发育助力。

坚持抚触，传递爱的信息

每次按摩15分钟即可，对大一点的宝宝，需20分钟左右，最多不超过30分钟。一旦宝宝觉得足够了，应立即停止，一般每天进行3次为宜。

◎ 头部按摩。轻轻按摩宝宝头部，并用拇指在宝宝上唇画一个笑容，同一方法再按摩下唇。

◎ 胸部按摩。双手放在宝宝两侧肋缘，右手向上滑向宝宝右肩，再复原。左手以同样方法进行。

◎ 腹部按摩。按顺时针方向按摩宝宝腹部。在脐痂未脱落前不要按摩该区域。

◎ 背部按摩。双手平放在宝宝背部，从颈向下按摩，然后用指尖轻轻按摩脊柱两边的肌肉，再次从颈部向骶部迂回运动。

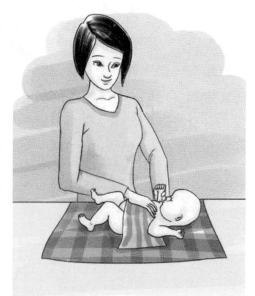

◎ 上肢按摩。将宝宝双手下垂，用一只手捏住其胳膊，从上臂到手腕轻轻挤捏，然后用手指按摩手腕。用同样方法按摩另一只手。

◎ 下肢按摩。按摩宝宝的大腿、膝部、小腿，从大腿至踝部轻轻挤捏，然后按摩脚踝及足部。在确保脚踝不受伤害的前提下，用拇指从脚后跟按摩至脚趾。

幸"孕"加油站 新生宝宝，生命的新希望

面对怀中的宝宝，你所能想到的肯定是为他奉献一切。除了身体上的照顾，还需要考虑到新生宝宝的思想和情感需求。因为宝宝是一个独立的人，他有自己的诉求，有自己的人生，而你们把他带到这个世界上，并不是让他按照你们规定的生活方式来进行，而要理解他自己的选择。

为人父母，你们要做的事情很多。

首先，你们要赋予新生宝宝足够的爱与关怀。一般情况下，新妈妈会做得比较好，新爸爸往往需要比较长的时间来"磨合"，只要多多参与照顾新生宝宝的工作，新爸爸会迅速成长起来。

其次，合理听取过来人的意见，大多数家庭都只有一个宝宝，新爸妈要懂得甄别什么是可取的建议，并调节家庭的气氛，为新生宝宝提供一个温馨的生活环境。

再次，尊重新生宝宝，千万不要认为宝宝每天除了吃就是睡，他们可是有思想的小人儿呢，多和宝宝互动，多做抚触，多进行眼神交流，在这样环境中长大的宝宝会更有爱心。

没有人天生会做父母，养育宝宝，这只是万里长征第一步，你们不仅仅是父母，还是他的导师和朋友，牵着宝宝的小手一起成长，这才是为人父母所必须做的，加油吧，新生代成长的守护者！

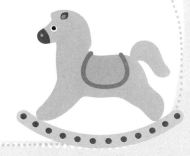

内 容 提 要

　　备孕、怀孕、生孩子、坐月子是每个女人都要经历的人生阶段，如何顺利度过，也是每位即将为人父母的准爸爸、准妈妈最为关注的。本书详细解答了在这几个阶段每对夫妇会遇到的一些难题，并给予详尽、科学的指导方案，同时帮助你：在孕前准备阶段能用最好的状态迎接怀孕、在怀胎十月期间可以健康快乐度过每一天、在面临分娩时刻掌握最实用的安产技巧、在产后调养过程中尽快恢复年轻与美丽、在新生儿护理时更周到细致。

图书在版编目（CIP）数据

　　备孕怀孕+生孩子坐月子（环保安心版）/ 翟桂荣主编. -- 北京：化学工业出版社，2014.2（2016.3重印）

　　ISBN 978-7-122-18941-7

　　Ⅰ.①备… Ⅱ.①翟… Ⅲ.①妊娠期－妇幼保健－基本知识②分娩－基本知识③产褥期－妇幼保健－基本知识 Ⅳ.①R715.3②R714.3③R714.6

　　中国版本图书馆CIP数据核字(2013)第265113号

责任编辑：贾维娜　肖志明　　责任校对：陈静　　装帧设计：胡晶爽

出版发行：化学工业出版社(北京市东城区青年湖南街13号 邮政编码100011)
印　　装：北京画中画印刷有限公司
710mm×1000mm 1/16　印张22　字数350千字　2016年3月北京第1版第7次印刷

购书咨询：010-64518888(传真：010-64519686)　售后服务：010-64518899
网　　址：http://www.cip.com.cn
凡购买本书，如有缺损质量问题，本社销售中心负责调换。

定　　价：36.80元（附赠挂图）　　　　　　　　　　版权所有　违者必究